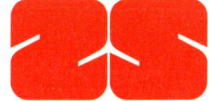

© Verlag Zabert Sandmann
München
1. Auflage 2015
ISBN 978-3-89883-470-4

Grafische Gestaltung	Georg Feigl, Irene Schulz
Cover und Illustrationen	Rocket & Wink
Fotografie	Gulliver Theis
Rezeptentwicklung & Foodstyling	Michael Koch
Workout	Prof. Dr. Stephan Geisler, Vigdis Heisler
Redaktion München	Eva-Maria Hege, Birte Welte, Kathrin Gritschneder
Redaktion Hamburg	Journalistenbüro Hamburg
Redaktionelle Mitarbeit	Martina Solter
Herstellung	Jan Russok, Peter Karg-Cordes
Lithografie	Jan Russok
Druck & Bindung	Mohn Media Mohndruck GmbH, Gütersloh

 Beim Druck dieses Buchs wurde durch den innovativen Einsatz der Kraft-Wärme-Kopplung im Vergleich zum herkömmlichen Energieeinsatz bis zu 52 % weniger CO_2 emittiert.

Besuchen Sie uns auch im Internet unter www.zsverlag.de

ACHIM SAM

CLEAN YOUR LIFE

IN SECHS WOCHEN ZUR BESTFORM

MIT PROF. DR. MICHAEL HAMM UND PROF. DR. STEPHAN GEISLER

FOTOS VON GULLIVER THEIS

ILLUSTRATIONEN VON ROCKET & WINK

REZEPTE VON MICHAEL KOCH

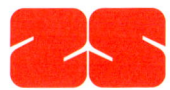

12

INTRO

26

12 GOLDEN RULES

114
CLEAN YOUR LIFE WORKOUT

160
CLEAN EATING REZEPTE

UNSERE ERNÄHRUNG – RISIKO- UND SCHUTZFAKTOR ZUGLEICH

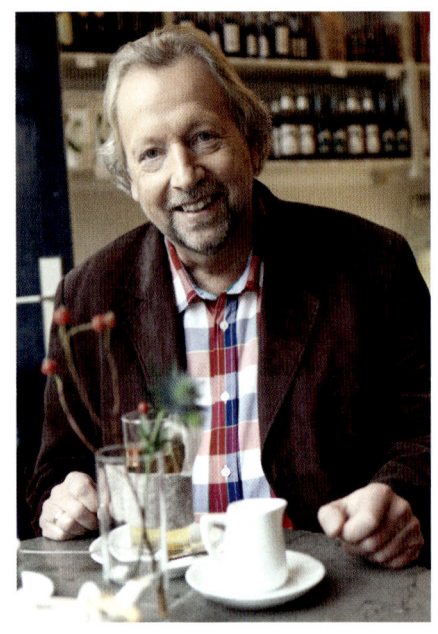

Der Umgang mit Nahrung hat sich in vielerlei Hinsicht geändert. Grundlegend ist der Übergang von einer Mangelsituation, die in der menschlichen Ernährungsgeschichte am längsten vorherrschte, zu einer Situation des potenziellen Überflusses.

Der Traum vom Schlaraffenland ist bekanntlich zum Kalorienalptraum des bewegungsarmen Sitzmenschen geworden. Die Forderung nach Mäßigung beim Essen entsteht im Überfluss. Wer (zu) wenig zu essen hatte, brauchte sich nicht die Sorgen des modernen Essers von heute zu machen. In Zeiten der Not konnte der Mensch nicht wählerisch sein.

Die Last des Wohlstandsessers ergibt sich aus der erleichterten Verfügbarkeit und dem veränderten Nahrungsangebot, das sich in seiner reichhaltigen, teilweise überflüssigen Fülle weitgehend von jahreszeitlichen, regionalen und sozialen Begrenzungen – allerdings nicht immer zum Wohl des Essenden – gelöst hat.

Unsere Ernährung hat einen mächtigen Einfluss. Sie ist Risiko- und Schutzfaktor zugleich. Neben der Bewegung ist sie eine der maßgeblichen Größen, die im eigenen Verantwortungsbereich liegt und sowohl Krankheiten vorbeugen, sie aber auch mit verursachen kann.

»Lass das Natürliche so natürlich wie möglich«, lautet der zentrale Leitsatz der Vollwerternährung und überzeugt auch Feinschmecker. Modern übersetzt entspricht dieses Motto dem Megatrend von Clean Eating, das auch Richtschnur für unsere Powerfood-Rezepte ist. Die regionale und saisonale Küche sind ebenfalls weiterhin gesunde und genussvolle Botschaften.

Welche Ernährungskompetenz brauchen wir wirklich? Vor allem Aufmerksamkeit und Verantwortung gegenüber unserem Essen beim Einkauf und der Zubereitung bis zum bewussten Genuss. Geben Sie Ihrem Körper also die Chance und nehmen Sie sich die erforderliche Zeit für eine Lebensstiländerung im Sinne unseres Clean-Your-Life-Programms. Werden Sie vom Tempo-Esser zum Slow-Food-Genießer. Sie werden mit mehr Wohlbefinden, gesteigerter Fitness, gesünderem Aussehen und stabiler Gesundheit belohnt – nicht zuletzt auch durch mehr Genusserlebnisse beim Essen und bei der Bewegung in der freien Natur. Entdecken Sie Ihre Fähigkeiten als Genussmensch ebenso wie den Umgang mit Ihrem Körper als wichtigstes Trainingsgerät.

Prof. Dr. troph. Michael Hamm, Ernährungswissenschaftler

MEHR BEWEGUNG FÜR DEN UND MIT DEM EIGENEN KÖRPER

Mehr als 150 000 Jahren funktionierte das Prinzip des Jägers und Sammlers ganz gut. Tagtäglich mussten wir uns etliche Kilometer fortbewegen, um entweder zu jagen oder zu sammeln. Daran hat sich die Anatomie unseres Körpers angepasst, er ist zum »Bewegungsapparat« geworden.

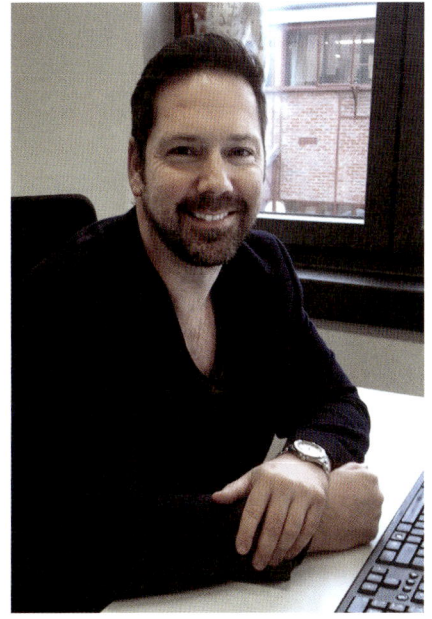

Der erste Schritt zu einem bewegungsärmeren Leben kam zum Ende der letzten Eiszeit (vor ca. 10 000 Jahren), in der das Wild recht knapp wurde und die Menschen sich mehr auf Ackerbau und Viehzucht festgelegten. Sie wurden sesshaft! Der zweite Schritt kam vor etwa 180 Jahren mit der Erfindung der modernen Technik. Ab jetzt mussten die Menschen sich noch weniger bewegen. Heute leben wir beinahe ohne Bewegung in einem Körper, der ursprünglich dafür gemacht wurde. Das Problem liegt auf der Hand. Wir brauchen neben einer natürlicheren Ernährung wieder mehr Bewegung. Genau die finden Sie in diesem Buch.

Bei der Entwicklung der Trainingspläne wurde der Fokus auf Übungen mit dem eigenen Körpergewicht gelegt, da diese sehr ursprünglich und auch sehr effektiv sind. Viele Menschen denken bei sogenannten »Bodyweight Exercises« gern an sanfte, gymnastische Übungen, die man in der Therapie macht. Weit gefehlt! Man kann fast jede Übung mit dem eigenen Körper so stark intensivieren, dass sie noch effektiver wird als klassisches Krafttraining im Fitnessstudio. Elektromyographische Messungen haben gezeigt, dass die Muskelspannung während dieser Übungen mindestens genauso hoch (wenn nicht höher) ist wie bei herkömmlichen Hantel- oder Geräteübungen.

Übrigens: Der menschliche Muskel besitzt keine Augen. Das heißt, er sieht nicht, ob wir die Muskelspannung mit einer schweren Hantel, einem teuren Gerät oder »nur« mit dem eigenen Körpergewicht produzieren. Da scheint es logisch, dass die Wahl der Mittel sekundär ist.

Unsere Trainingsprogramme sind so aufgebaut, dass an je drei Tagen das intensive Krafttraining im Vordergrund steht und an den dazwischenliegenden Tagen das hochintensive Ausdauer-Intervalltraining. Somit soll gewährleistet werden, dass man die Reize nicht mischt und sowohl einen Muskelaufbau als auch einen Fettabbau erreichen kann. Also hoch vom Sofa, ab in den Park und schwitzen! Danach was Gesundes essen und den erholsamen Schlaf genießen!

That's what we mean when we say: Clean your life!

Prof. Dr. Stephan Geisler, Sportwissenschaftler

ICH BIN DANN MAL CLEAN!

Geht nicht, gibt's einfach nicht – beim heutigen Lifestyle-Motto wird der gelegentliche Stressabbau und die eigene Gesundheit oft vernachlässigt. Morgens schnell 'ne Runde joggen, schnell duschen, schnell umziehen, Coffee to go, schnell zum Job oder noch schneller zum Flughafen. Zwischendurch schnell noch einen Fastfood-Happen essen, nebenbei 148 Mails und Facebook checken. Anrufe abfunken, bis die Ohrmuschel glüht. Abends schnell einkaufen, mit Freunden treffen oder kurz auf die Couch, dann schnell ins Bett, damit's morgen mit Vollgas weitergeht. Der ganz normale Wahnsinn. Ein Leben wie im Berufsverkehr – mit 16 bis 18 Stunden Rushhour. Wie sehr einem dieser Nonstop-Alltag auf die Nerven geht, merkt man oft erst, wenn der Körper streikt: Geht nicht, gibt's eben doch.

Bei mir ging's irgendwann an einem Montag nicht mehr: Meine Pumpe galoppierte bis unter die Schädeldecke, kalter Schweiß, Atemnot, Kreislaufkollaps, Krankenhaus. Das kann's doch jetzt nicht gewesen sein? Ich bin doch erst Anfang 30, Ex-Leistungssportler, »nur« Event-Trinker, Nichtraucher und hab ein Herz wie ein Bergwerk! Denkste Achim, das alles ist dem Stress nämlich vollkommen egal, er setzt sich durch – und mich für drei Tage komplett außer Gefecht.

Die Ansage vom Doc: zwei Gänge runterschalten. Sofort. Sonst platzt schon bald der Kompressor. Gesagt, gewagt, ich zieh die Reißleine und bin dann mal weg. Genauer gesagt: auf Kur in Tirol. Irgendwo im Nirgendwo. Kein Empfang, kein Ärger, kein Lärm, kein Stress – nichts. Ein perfektes Refugium, um wieder zu Kräften zu kommen. Dort fasse ich einen Entschluss – ab jetzt soll alles anders werden! Ich nehme mir vor, die nächsten sechs Wochen so gesund wie möglich zu leben. Es soll ein Neustart in ein rundum entspannteres Dasein sein. Außerdem wäre ich gern etwas athletischer – nicht dünner! Und wenn ich schon mal dabei bin, es würde mir auch nichts ausmachen, wenn der Zahn des Alters ab sofort eher in Zeitlupe als im Zeitraffer an mir nagt. Hohe Ziele, aber wie sagt man so schön – nichts ist unmöglich.

WIE AUS DER IDEE EINE EINSTELLUNG WURDE

Bei der Umsetzung meines Vorhabens unterstützten mich zwei der renommiertesten Experten aus den Bereichen Ernährung und Sport. In enger Zusammenarbeit mit Professor Dr. Michael Hamm und Professor Dr. Stephan Geisler entstand ein neues Konzept, nach dem drei meiner Freunde und ich sechs Wochen gegessen, getrunken, gelebt und trainiert haben. Quasi ein modernes Kurprogramm für den Alltag. So viel sei an dieser Stelle schon mal verraten: Die sechs Wochen sind sprichwörtlich kein Zuckerschlecken, aber waren für jeden von uns eine großartige Erfahrung und die längst überfällige Initialzündung in einen rundum gesünderen Lifestyle. Aus den sechs Wochen ist mittlerweile ein knappes Jahr geworden und aus dem Konzept eine Lebenseinstellung: Clean Your Life – zwölf Regeln, die auch dich und dein Leben für immer verändern sollen und werden.

MEINE ERSTEN CLEANEN SCHRITTE

Früher, also vor meiner cleanen Zeit, war ich gerade in Stresssituationen ein absoluter Cola-Junkie. Light, Zero, normal, egal – bis zu drei Liter hab ich davon jeden Tag in mich reingekippt. Dazu »en masse«

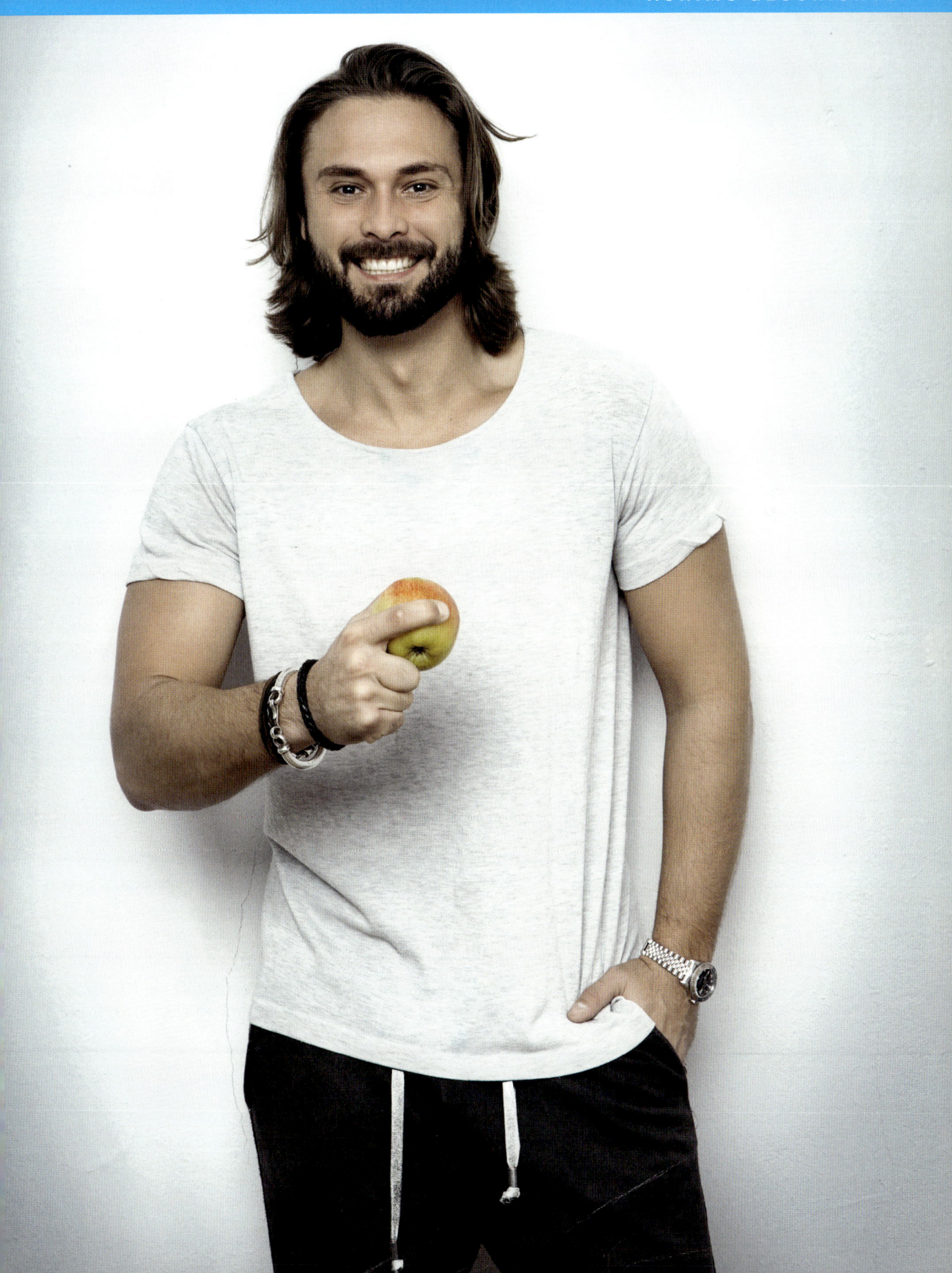

Espresso und/oder Energy Drinks – so viel, dass mir das Zeugs abends schon fast 1:1 wieder aus den Poren kam. Zumindest war meine Haut über den exorbitanten Zuckerkonsum meistens stärker irritiert als ich selbst. Und es ist eigentlich ja auch kein großes Wunder, dass bei dieser Koffeindosis mein Herz ins Schleudern kam. Jetzt trinke ich jeden Tag ausschließlich frisch gezapftes Wasser – direkt aus dem Hahn, rein in den Körper. Sonst nix. Früher hab ich Wasser nur getrunken, wenn's wirklich gar nichts anderes gab und ich kurz vor der absoluten Austrocknung stand – jetzt weiß ich, was reines Wasser alles kann: Ich bin wacher, entspannter und Leistungseinbrüche sind damit genauso seltene Besucher wie dicke Augenringe. Dafür häufen sich doch tatsächlich die Fragen von Freunden und Bekannten, ob ich eine Flatrate beim Faltenbügler gebucht habe! Wie bitte? Nein, hab ich nicht, brauch ich nicht, will ich nicht – Wasser ist meine einzig wahre Anti-Aging-Wunderwaffe!

Aber das ist natürlich lange noch nicht alles, was sich an meinem Ernährungsverhalten verändert hat. Man muss dazu kurz wissen, dass ich aus einer Metzgersfamilie stamme, ich bin sozusagen mit vollen Tellern groß und schließlich auch rund geworden. Kurzum, ich war als Jugendlicher bereits ziemlich dick, bis ich später rund 20 Kilo abspeckte. Damit will ich nur sagen: Ich bin ganz gewiss kein Kostverächter. Mein Gewicht habe ich mittlerweile zwar gut im Griff, aber ich ertappte mich zunehmend dabei, wie mein Genussanspruch in Richtung Fast-Food- und Convenience-Niveau verkümmerte.

Mein Essen sollte daher in Zukunft nicht mehr aus Plastikverpackungen, sondern direkt aus der Natur kommen – ganz ohne Konservierungsstoffe, Geschmacksverstärker und ohne Industriezucker. Einfach wieder so natürlich wie möglich essen. Ich fing also an, samstags auf Wochenmärkte statt zum Discounter zu gehen und frisch Geerntetes beim Bauern zu kaufen. Ich entdeckte, wie lecker frisches Gemüse aus der Bio-Kiste schmeckt und wie gut es tut, wenn man es auch noch selbst zubereitet. Ich machte das Essen von der einstigen Neben- zur Hauptsache: Ich setze mich dafür hin, versuche zumindest jeden Bissen bis zu 20-mal zu kauen. Dafür brauche ich zwar mindestens eine halbe Stunde, bin danach aber pappsatt und habe zwischendurch keinen Heißhunger mehr – und das ist nur einer der vielen, netten Nebeneffekte.

AUCH BEIM SPORT WURDE ICH CLEAN

Ich kündigte meinen Fitnessclub – dort habe ich sowieso immer mehr Zeit mit Smalltalk und am Eiweißshake-Tresen verbracht als an den Geräten. Dafür hab ich jetzt 60 Euro pro Monat gespart und für null Euro eine globale Mitgliedschaft mit Mama Natur abgeschlossen. Gut, das Wetter ist unter freiem Himmel nicht so beständig wie im Kraftraum, dafür fühle ich mich nach meinem Workout an der Alster bei Wind und Regen, als ob mir Flügel wachsen – wie Rocky Balboa, wenn er die Treppe zum Museum of Art in Philadelphia hochsprintet und im Hintergrund ein Chor trällert: »Getting strong now ... gonna fly now ... flying high now ... gonna fly, fly, fly ....« Sylvester Stallone erzählte mir mal, dass diese Szene eine seiner intensivsten und emotionalsten Momente war, die ihn immer wieder motiviert. Klingt kitschig, aber mir geht's genauso – nach so einem »echten« Training schlagen die Endorphine in mir Purzelbäume und ich bin den ganzen Tag wie high. In der Muckibude hatte ich solche Hochgefühle nie. Training nur mit dem eigenen Körper, unter freiem Himmel – das ist für mich inzwischen das beste Workout!

ES GIBT VIELE GUTE ARGUMENTE

Die cleane Lebensweise hat viele gewichtige Vorteile – für mich, für dich und für unsere Umwelt. Aber ich möchte keinen Hehl daraus machen: Die Umsetzung von Clean Your Life erfordert schon eine ordentliche Portion Disziplin und den festen Willen, grundsätzlich etwas zu verändern. Doch wer wirklich will – und das zeigst du ja bereits, indem du dieses Buch in deinen Händen hältst –, der kann auch Großes erreichen. Die erste Woche ist anstrengend, ich hatte einige Momente, da hätte ich am liebsten alle guten Vorsätze über Bord geworfen. Aber wenn der Kopf über die Gewohnheit siegt, dann ist das die mächtigste Motivation. Ich kam schon in der zweiten Woche in den »Clean Flow« und hatte überhaupt keine Lust mehr auf Junkfood, Cola und Co. Und ganz nebenbei machen sich nach und nach all die schönen Vorteile bemerkbar. Bei mir hat sich in sechs Wochen Clean Your Life das alles verändert:

Mein Wohlbefinden und meine Körperwahrnehmung haben sich massiv verbessert.

Meine Haut ist sichtbar reiner und ich habe tatsächlich weniger Falten.

Ich bin nachmittags nicht mehr müde.

Ich habe nach dem Essen keinen Blähbauch mehr.

Ich schmecke insgesamt viel intensiver und nehme Gerüche besser wahr.

Ich schlafe nachts durch und komme morgens ohne Probleme aus dem Bett.

Mein Körperfettanteil reduzierte sich von 18 auf elf Prozent.

Gleichzeitig stieg meine Muskelmasse um 1,2 Kilogramm.

Ich begann mit zwei Klimmzügen – jetzt schaffe ich 20 am Stück.

Rückenschmerzen kenne ich nicht mehr.

Meine Cholesterinwerte könnten nicht besser sein.

Meine Triglyceride (Risikofaktor für Gefäßerkrankungen) sind jetzt ebenfalls top.

Ich könnte die Liste jetzt noch ziemlich lange so weiterführen, aber ich glaube, es wird damit schon klar, wie Clean Your Life mein Leben und vor allem meine Gesundheit positiv bereichert hat. Es geht mir nicht darum, aus Clean Your Life ein neues Glaubensbekenntnis zu machen. Ich bin auch noch lange nicht 100-prozentig clean, das werde ich nie und das muss auch gar nicht sein – aber es ist einfach gut zu wissen, was in unserem Essen drin- beziehungsweise nicht drinsteckt und wie du dir und deinem Körper etwas Gutes tun kannst. Selbst wenn du in Zukunft nur einen cleanen Tag pro Woche einlegst, hast du schon einen guten Beitrag für deine Gesundheit und für deine Umwelt geleistet. Und du kannst stolz auf dich sein. Wenn es mehr werden, umso besser. Wenn mich das alles in Zukunft nur vor so einer blöden Herzattacke bewahrt, dann hat es sich für mich schon mehr als gelohnt. Lass es also am besten erst gar nicht soweit kommen und programmier deine Festplatte gleich auf gesund und glücklich – mit diesem Buch bist du bereits auf dem besten Weg!

Nicht lange nachdenken – einfach loslegen!

Dein Achim

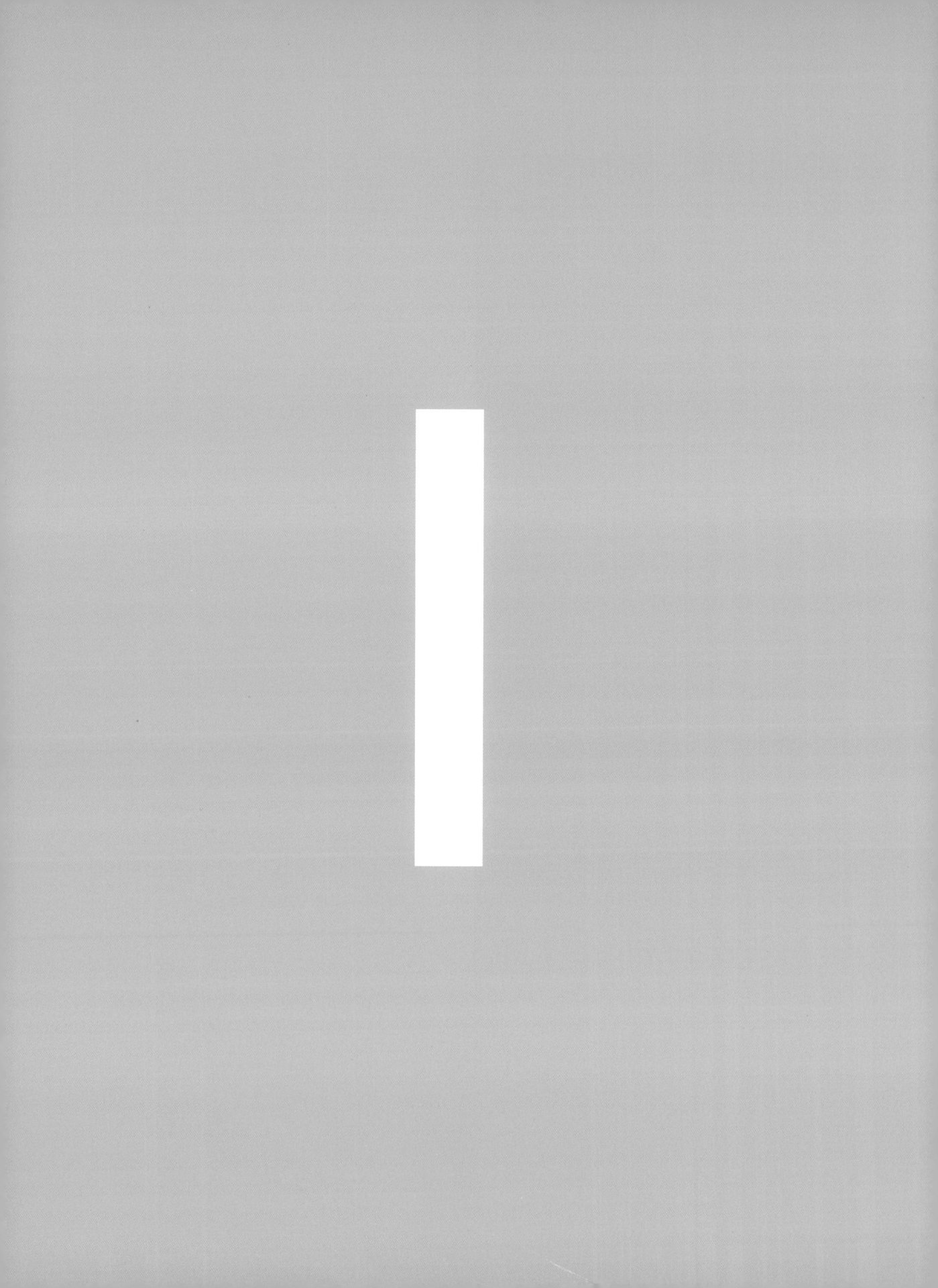

INTRO

CLEAN YOUR LIFE – KOMPLETT-PROGRAMM FÜR EIN BESSERES LEBEN

Wir haben es satt. Immer mehr Menschen wünschen sich gesundes, natürliches Essen, mehr Bewegung, weniger Stress und klare Anweisungen statt Auswahl im Überfluss. Clean Your Life (CYL) ist die perfekte Antwort auf diese neue Back-to-Nature-Bewegung.

Ungesundes Essen im Schnelldurchgang, hektische Tage, kaum Bewegung und nicht mal Zeit zum Frischluft-Schnappen. So kann es nicht weitergehen. Immer mehr Menschen in der Überflussgesellschaft fürchten sich vor den Folgen des ewigen Zuviels in der globalen Welt. Sie fühlen sich überfordert, leiden an Zivilisationskrankheiten und sehnen sich zurück nach einem überschaubaren Leben. Wollen weniger, aber dafür besser essen. Sich mehr bewegen und gleichzeitig im Einklang mit der Natur leben. Sie mögen ihren Job und die Herausforderungen des Alltags, fühlen sich aber verfolgt vom Druck des Immer-erreichbar-Seins. In der Rushhour des Lebens fehlt die Zeit für Muße. An erholsamen Schlaf ist oftmals kaum noch zu denken.

DIE ALLTÄGLICHE ERNÄHRUNG IST ZUM RISIKO GEWORDEN

Schätzungen zufolge beruhen zwei Drittel aller Zivilisationskrankheiten auf einem schlechten Lebensstil. Herz-Kreislauf-Leiden, Diabetes, Lungenkrankheiten und Krebs sind die Folgen. Das ist nicht nur auf Rauchen oder Alkoholmissbrauch zurückzuführen. Inzwischen ist auch die alltägliche Ernährung ein Risiko geworden. Ungesundes Essen und zu wenig Bewegung gelten als Hauptursachen, obwohl sich dagegen relativ leicht etwas tun lässt.

Der Unmut ist groß. In Berlin gehen Zehntausende von Menschen auf die Straße, um zu verkünden: »Wir haben es satt.« Bauern, Verbraucher, Tier- und Umweltschützer demonstrieren mit Traktoren, Plakaten und Wut im Bauch gegen schlechtes Essen, gegen die industrielle Landwirtschaft, Massentierhaltung und Gentechnik. Sie wollen, dass der Antibiotikaverbrauch in Ställen eingedämmt wird. Dass mehr nachwachsende Rohstoffe genutzt und die Menschen vor Lebensmitteltäuschungen besser geschützt werden.

WOHLFÜHLEN, GUT AUSSEHEN UND LEBENSJAHRE GEWINNEN

Kein Wunder, dass wir neue Konzepte brauchen. Clean Your Life ist unsere Antwort auf drängende Fragen der modernen Leistungsgesellschaft. Anders als in den USA, wo Clean Eating vor allem als Erfolgsdiät zum Abnehmen gefeiert wird, geht es bei uns um ein Komplett-Programm für einen umfassenden neuen, besseren Lebensstil, der sich an klaren Regeln orientiert. Das ist nicht wenig, aber es lohnt sich: Du wirst kurz und hart trainieren, natürlich essen, nebenbei einige Kilos verlieren, dich wohler fühlen, besser schlafen, deinen Körper entgiften und gesünder werden. Erwiesenermaßen verbessern sich deine Blutwerte und die Verdauung. Du wirst jünger aussehen. Denn auch deine Haut mag sauberes Essen. Und wenn du länger durchhältst, erhöht sich sogar deine Lebenserwartung.

Clean Your Life ist keine Diät zum Abnehmen. Du änderst zwar deine Essgewohnheiten und dein Verhalten. Doch du musst keine Angst vor einseitiger Ernährung oder Mangelerscheinungen haben. Wenn du dich fest an die Regeln hältst, wird es dir an nichts fehlen. Das solltest du sechs Wochen durchhalten. Natürlich bist du danach nicht verpflichtet, für immer nach festen Plänen zu leben. Pick dir raus, was dir gefällt. Und zwar ohne dich zu stressen. Du gehst kein Risiko ein. Das gilt auch für den Anfang. Starte ruhig mit einzelnen cleanen Mahlzeiten oder Tagen, bevor du die Sechs-Wochen-Challenge beginnst und versuchst, sie konsequent durchzuhalten.

ZWÖLF REGELN FÜR MAXIMALE GESUNDHEITSFÖRDERUNG

Das CYL-Programm umfasst mit seinen Regeln die wichtigsten Gesundheitsbereiche deines Lebens und ist dabei maximal gesundheitsfördernd. Unsere zwölf Rules greifen so ineinander, dass eine die andere beflügelt. Zum Beispiel:

Du isst vorm Sport nicht irgendetwas, sondern einen selbst gemachten Snack aus Eiweiß und Kohlenhydraten, der dein Training optimal unterstützt.

Dein Abendessen macht dich nicht nur satt, sondern fördert gleichzeitig den guten Schlaf.

Nach dem Mittagessen fühlst du dich nicht vollgestopft und müde, sondern fit und gut aufgestellt für den Nachmittag im Büro.

Was heißt das im Einzelnen? Du isst Lebensmittel, wie die Natur sie schuf. Gemüse, Obst, Salat, Fleisch, Fisch, Eier, Nüsse, Samen und gute Fette stehen dabei im Vordergrund. Wann immer es möglich ist, besorgst du dir dein Essen in der Region, machst aber bei unseren Superfoods Ausnahmen. Denn diese Power-Lebensmittel wachsen meist in fernen Ländern. Getrunken werden Wasser, Tee oder gesundheitsfördernde Smoothies. Wenn du dich daran hältst, verzichtest du automatisch auf industriell bearbeitete Lebensmittel, künstliche Zusatz-, Farb- und Aromastoffe, Industriezucker und Geschmacksverstärker. Der Nebenbei-Effekt: Fast-Food-Buden, Schnellimbisse, Süßigkeiten, Fertiggerichte, Zuckerbäcker – all das bleibt Ausnahme.

Im Rahmen eines kurzen, knackigen Fitnesstrainings baust du Muskeln auf, trainierst deine Ausdauer und Beweglichkeit ganz ohne Geräte – nur mit der Kraft deines eigenen Körpers. Deinen Leistungslevel bestimmst du selbst, indem du die richtige Schwierigkeitsstufe für dich findest und dein Pensum so festlegst, dass es dich herausfordert und weder zu viel noch zu wenig von dir verlangt.

Gleichzeitig nutzt du deine Clean-Your-Life-Challenge, um auf Rauchen, Alkohol und Aufputschmittel zu verzichten, mehr Zeit für Entspannung zu finden und deine Schlafqualität zu verbessern. Du begeisterst dich selbst, indem du bewusst Motivations-Strategien einsetzt.

WIE IST DIESES BUCH AUFGEBAUT?

TEIL 1

Zuerst lernst du die Tester kennen: Wir sind Vigdis, Oleg, Anni und Achim und haben das Konzept ausprobiert. Wir haben sechs Wochen lang Fitness und Gesundheit in den Mittelpunkt unseres Lebens gestellt, um das Bestmögliche aus uns herauszuholen. Wir haben gegessen, was die Natur hergibt. Hart trainiert, relaxt, genossen – und berichten von unseren Erfahrungen.

TEIL 2

Hier erklären wir dir die Grundlagen in Form von zwölf Regeln:

RULE 01: EAT LOCAL

Iss, was nebenan wächst: Natural Food statt Fast Food
Warum Lebensmittel vom Bio-Bauern um die Ecke unschlagbar gut sind.

RULE 02: CHECK YOUR FOOD

Werde zum Lebensmittel-Scanner – und lass dich nicht täuschen
Wie du der Werbeflut und dem Zutaten-Wirrwarr ein Schnippchen schlägst.

RULE 03: COOK SMART

Wer clever kocht, braucht keine Vitaminpillen
Perfekt dünsten, braten, dämpfen – bitte lass die Power-Stoffe leben.

RULE 04: FIND GENTLE OPTIONS

Laktose, Fruktose, Gluten – vermeide Lebensmittel, die dich lahmlegen
Darm-Rebellion oder Kopfschmerzen? Tausche aus, was dich belastet.

RULE 05: TIME YOUR MEAL

Clever Essen statt Doping – iss das Richtige zur optimalen Zeit
Erstaunlich: Was du mit perfektem Mahlzeiten-Timing alles erreichen kannst.

RULE 06: EAT FAT

Fitmacher Omega-3 – Fett macht nicht dick, sondern stark und schlank
Wie du lernst, zwischen guten und schlechten Fetten zu unterscheiden.

RULE 07: DETOX YOURSELF

Reinige dich von innen – die Befreiungskur für deinen Körper
Warum die richtigen Lebensmittel oft besser sind als Medikamente.

RULE 08: TIME FOR REHAB

Starte deine persönliche Gegenbewegung zu Zigaretten, Alkohol und Co.
Wie du durch Verzicht auf ungesunde Genussmittel Lebensjahre gewinnst.

RULE 09: ENJOY YOUR MEAL

Lerne, in Ruhe zu essen, zu schmecken und richtig zu genießen
Warum Essen to go dich unzufrieden macht und wie du das verhinderst.

RULE 10: TRAIN FUNCTIONAL

Mach aus deinem Körper den perfekten Kraftraum
Echte Wunderwerke: Was Muskeln alles können, wenn du sie herausforderst.

RULE 11: RECOVER EFFICIENTLY

Guter Schlaf ist wichtig für deine sportliche Performance
Reparieren und Regenerieren: Wie du dich über Nacht in Bestform bringst.

RULE 12: USE YOUR MIND-POWER

Mit Profi-Tipps an den Start: Erfolg beginnt im Kopf
Wie du dich selbst mit den richtigen Zielen und Wegen motivierst.

TEIL 3

Von der Theorie in die Praxis: Im Trainingsteil beantworten wir zuerst die wichtigsten Fragen zum Clean-Your-Life-Workout. Dann zeigen Vigdis, Oleg, Anni und Achim jede Übung, teilweise in den verschiedenen Schwierigkeitsstufen. Anschließend erklären wir, wie die drei Trainingspläne für Einsteiger, Trainierte und Fortgeschrittene funktionieren, die du am Ende dieses Buches findest.

TEIL 4

Von wegen langweiliges Gemüse. Im Rezeptteil zeigen wir, wie vielseitig und lecker Clean Eating sein kann. Du findest 60 Ideen für morgens, mittags, abends und zwischendurch – jeweils mit ihren Besonderheiten gekennzeichnet. Zum Beispiel: laktose-, glutenfrei, fruktosearm oder vegan. Dazu gehören auch spezielle Schlemmer-Mahlzeiten für Refeed-Tage und Power-Snacks fürs Training (Pre-Workout-Rezepte).

1

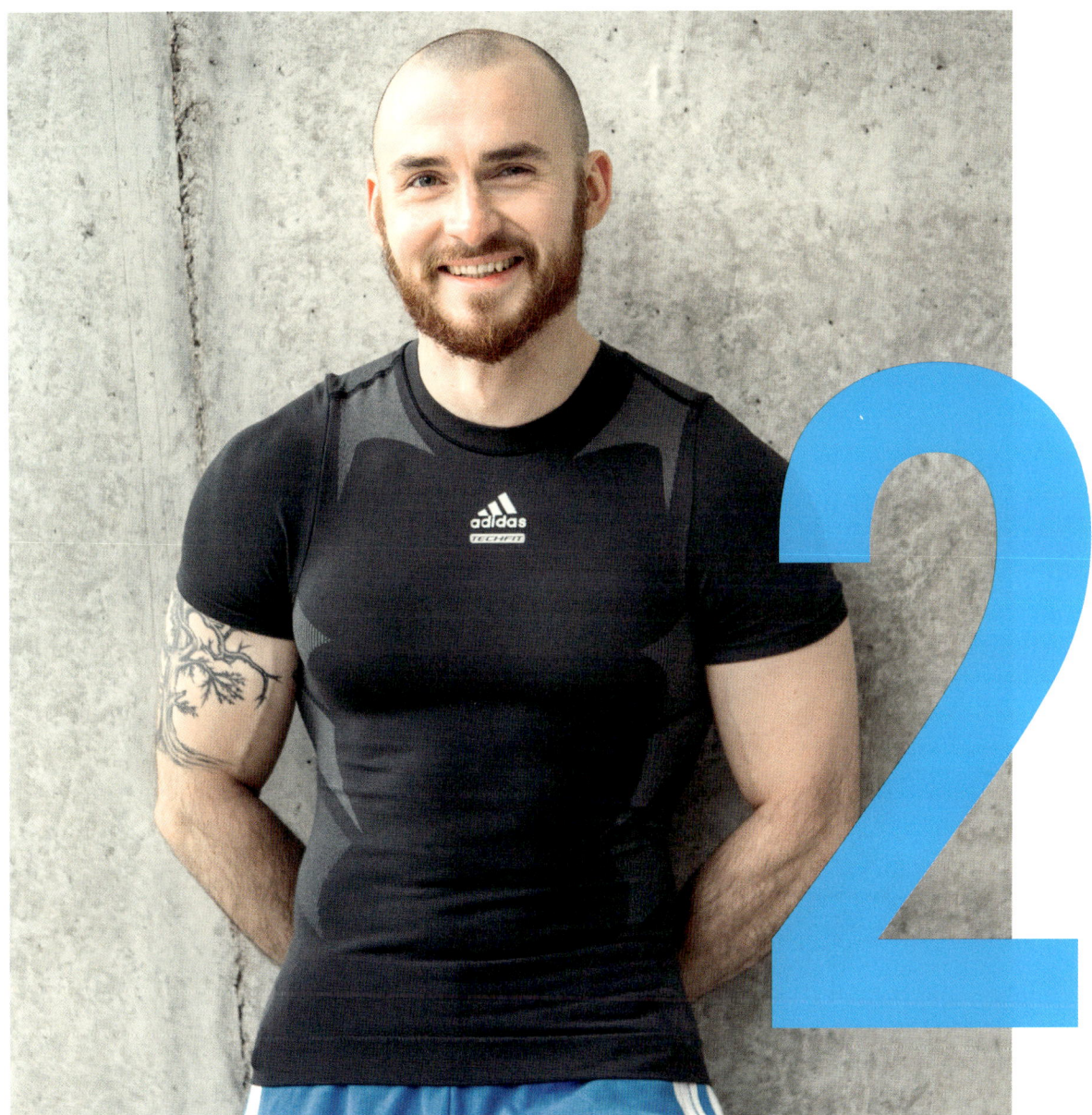

1 VIGDIS Jahrgang 89, angehende Sport- und Fitness-Betriebswirtin und ehemalige Hamburger Meisterin im Rock 'n' Roll, macht schon länger Krafttraining. Sie entdeckte CYL, »weil ich gerne viel esse, keine Nahrungsergänzungsmittel nehmen wollte und nicht mehr weiterkam.«. Da sie nachts jobbt, schlief sie oft schlecht. Die zwölf Rules gaben ihr die nötige Struktur. Jetzt läuft's bei ihr rund.

2 OLEG Jahrgang 86, war als Kind Kunstturner, später Kampf- und jetzt Kraftsportler. Der Umstieg vom klassischen Training mit Gewichten auf die funktionalen CYL-Übungen und cleanes Essen begeistern den Sicherheitsingenieur: »Es ist vielseitiger, macht mir mehr Spaß, meine Kondition hat sich verbessert, mein Fettanteil ist geringer. Ich bin noch härter geworden.«

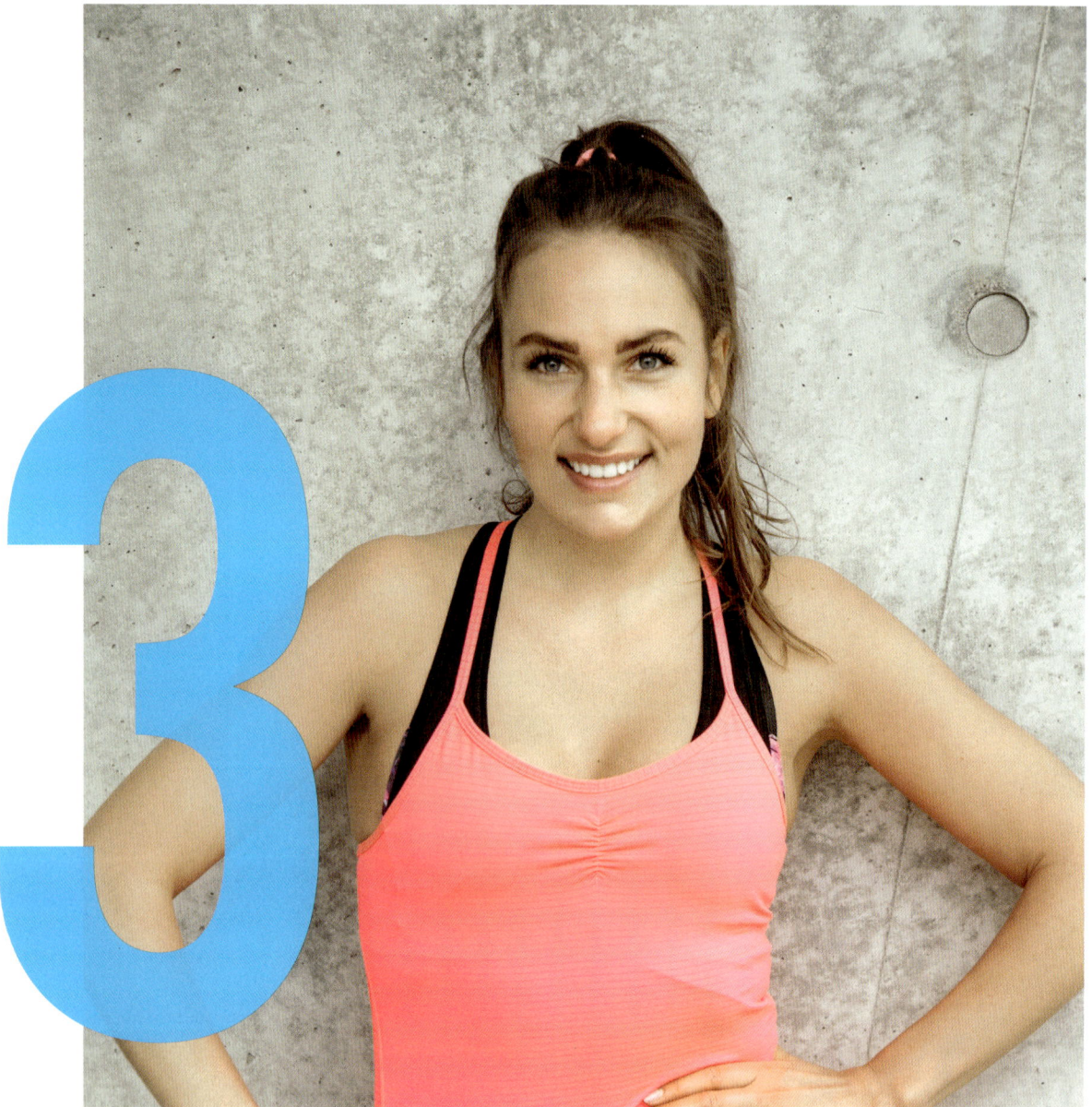

3 Anni Jahrgang 91, wog mal 30 Kilo mehr. In ihrer Kindheit kämpfte sie häufig mit zwei Brüdern ums Essen. Der schnellste Schlinger gewann. Ein Jahr Australien (»ich habe nur gekauft, was billig war«) hinterließ Übergewicht und gesundheitliche Probleme. Anni zog die Reißleine. Sport und Clean Eating passten perfekt. Heute jobbt die Lehrerin nebenbei als Model.

4 Achim Jahrgang 80, nutzte Clean Your Life zur Selbstheilung. Der Ökotrophologe und Bestseller-Autor änderte sein allzu stressiges Leben nach einem Herz-Kreislauf-Zusammenbruch. Er machte sich die Rules und Rezepte zu eigen und schrieb dieses Buch darüber. Natürliches Essen, Training draußen und regelmäßig abschalten – das ist für ihn inzwischen selbstverständlich.

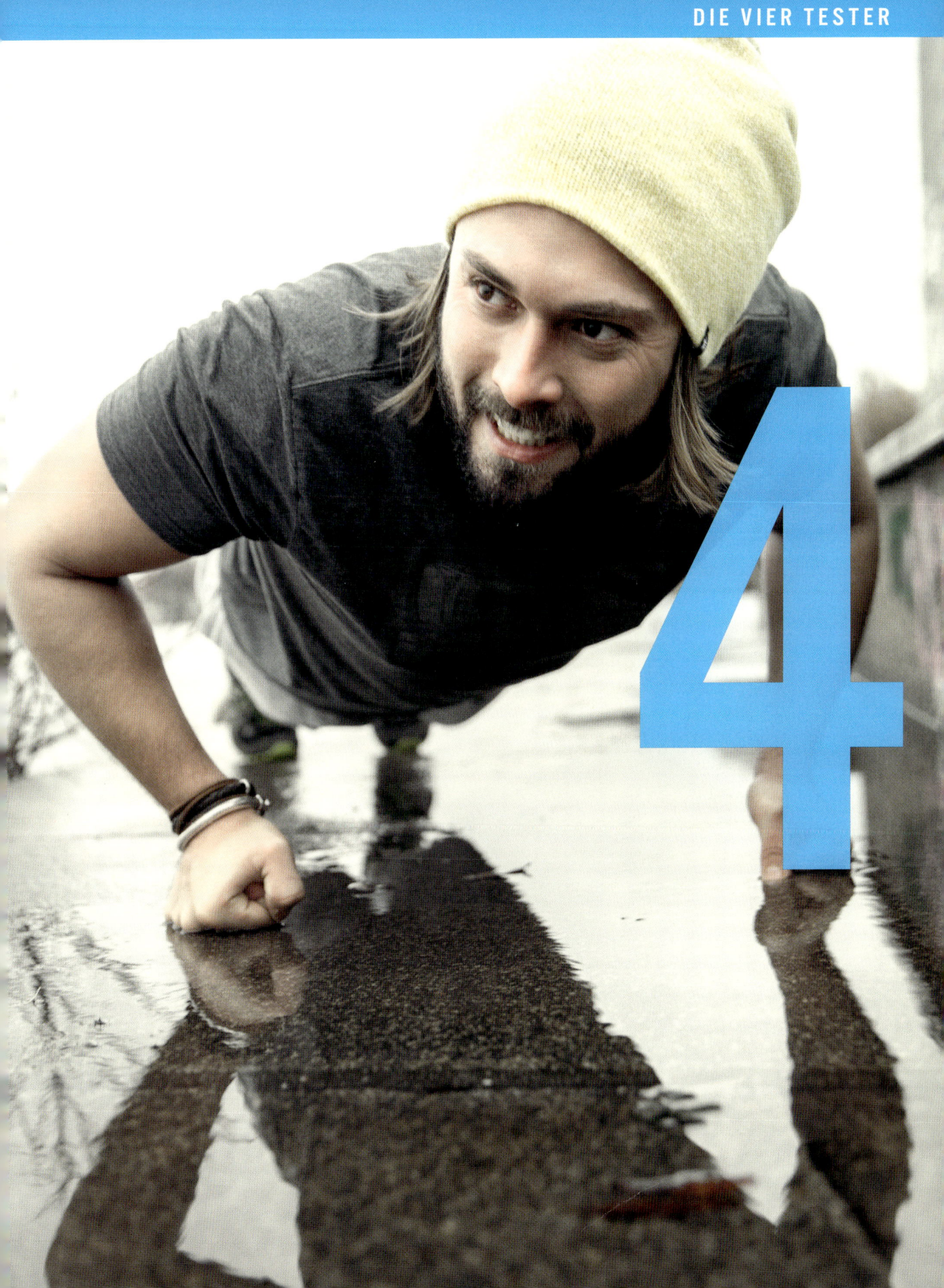

DAMIT DAS MÖGLICHE ENTSTEHT, MUSS IMMER WIEDER DAS UNMÖGLICHE VERSUCHT WERDEN.

Hermann Hesse

DER KOPF FORM

WHAT YOU EAT IN PRIVATE YOU WEAR IN PUBLIC.

FANGE NIE AN, AUFZUHÖREN UND HÖRE NIE AUF, ANZUFANGEN!

Cicero

DU HAST NUR VERLOREN, WENN DU ES NICHT VERSUCHST.

JEDER ERFOLG BEGINNT MIT EINER SEHNSUCHT.
Napoleon Hill

T DEN KÖRPER

LASS DIE ANGST VOR DEM SCHEITERN NICHT GRÖßER SEIN ALS DIE LUST AUF DAS GELINGEN.
Robert Kiyosaki

TRAU LIEBER DEINER KRAFT ALS DEINEM GLÜCK.
Cicero

 # WORK HARD IN SILENCE, LET SUCCESS MAKE THE NOISE!

JETZT BIST DU DRAN –
DEINE 6-WEEKS-CLEAN-YOUR-LIFE-CHALLENGE!

Du hast Lust bekommen, dich und deinen Körper zu verändern? Und du willst sofort oder demnächst loslegen? Dann tu es. Versuche am besten das Clean-Your-Life-Programm sechs Wochen durchzuziehen. Danach wirst du bereits eine massive Veränderung spüren und sehen. In den sechs Wochen wirst du eine Rundum-Body-and-Mind-Transformation erleben. Und anschließend wirst du dich besser fühlen als je zuvor. Hier findest du Tipps zur Vorbereitung des perfekten Starts.

Leiste Aufklärungsarbeit. Deine Mitmenschen werden skeptisch sein. Annis und Olegs Eltern fanden den neuen Lebensstil ihrer Kinder anfangs zu extrem. Doch nach ein bisschen Aufklärungsarbeit änderte sich das. Annis Mutter machte mit und nahm 20 Kilo ab. Vigdis' Kollegen erkannten, dass Abende auch ohne Alkohol Spaß machen können. Achim infizierte ganze WGs. Das hat mehrere Vorteile: Du wirbst um Verständnis, und du gewinnst Gleichgesinnte, die dich unterstützen.

Der richtige Zeitpunkt: Heute, morgen oder am nächsten Wochenende? Du musst dich entscheiden, wann du startest. Zögere es nicht zu lange hinaus. Den ersten Schritt solltest du innerhalb von 72 Stunden tun. Am besten eignen sich Zeiten, in denen sonst nicht viel los ist. Ein Wochenende oder freie Tage zwischendurch sind ideal. Wenn du nicht sofort alles umstellen willst, fang mit einzelnen cleanen Mahlzeiten und Trainingseinheiten an. Hauptsache, du tust überhaupt etwas.

Aufrüstung in Sachen Ausrüstung: Besorg dir ein paar hochwertige Snack-Dosen, in denen du dein selbst gemachtes cleanes Essen mitnehmen kannst. »Für meine Kollegen bin ich die Tupper-Anni«, sagt Anni. Olegs Freunde belächelten seine Plastikkisten am Anfang; inzwischen haben sie selbst welche. Denn ohne geht's nicht. Wichtig: Die Verschlüsse müssen absolut wasserdicht sein. Ausgelaufenes Essen in der Tasche verdirbt den Spaß.

Auswärts essen? Ja bitte. Achte darauf, dass du nicht ausgeschlossen wirst, wenn andere sich zum Essen treffen. Finde heraus, wo es passende Restaurants gibt. Wenn du nichts Spezielles entdeckst, bestelle im normalen Restaurant ein Gericht mit viel Gemüse. Das ist besser als gar nicht mehr auszugehen. Frag den Kellner, ob mit natürlichen Lebensmitteln gekocht wird.

Achtung Ausnahmen: Die sind erlaubt, wenn ein Familienfest, eine Party oder eine Geschäftsreise anstehen. Oder du einfach nicht dauerhaft auf ein paar Genüsse verzichten willst. Entwickle nach Abschluss der sechs Wochen dein eigenes Ausnahmen-Konzept. Zum Beispiel: Einmal im Monat trinke ich Alkohol. Jeden Sonntag gibt's ein Stück Kuchen. Solange die Ausnahme nicht zur Regel wird, ist das okay.

Vertraue auf den Gewöhnungseffekt. Auch wenn du es am Anfang noch nicht glauben kannst, wird eine Zeit kommen, in der du dich fast nur noch mit cleanem Essen wohlfühlst. Anni hat zum Beispiel gar keine Lust mehr auf Pizza und Co., weil sie weiß, dass es ihr am Tag danach schlecht geht.

Gib deinem Vorhaben Struktur. Unregelmäßige Arbeitszeiten, zu wenig Schlaf, danach keine Power fürs Training, Essen ohne festen Rhythmus – wenn deine Entwicklung stagniert, kann das daran liegen, dass dir klare Strukturen fehlen. Vigdis zum Beispiel kam erst weiter, als sie sich an den zwölf Regeln orientierte.

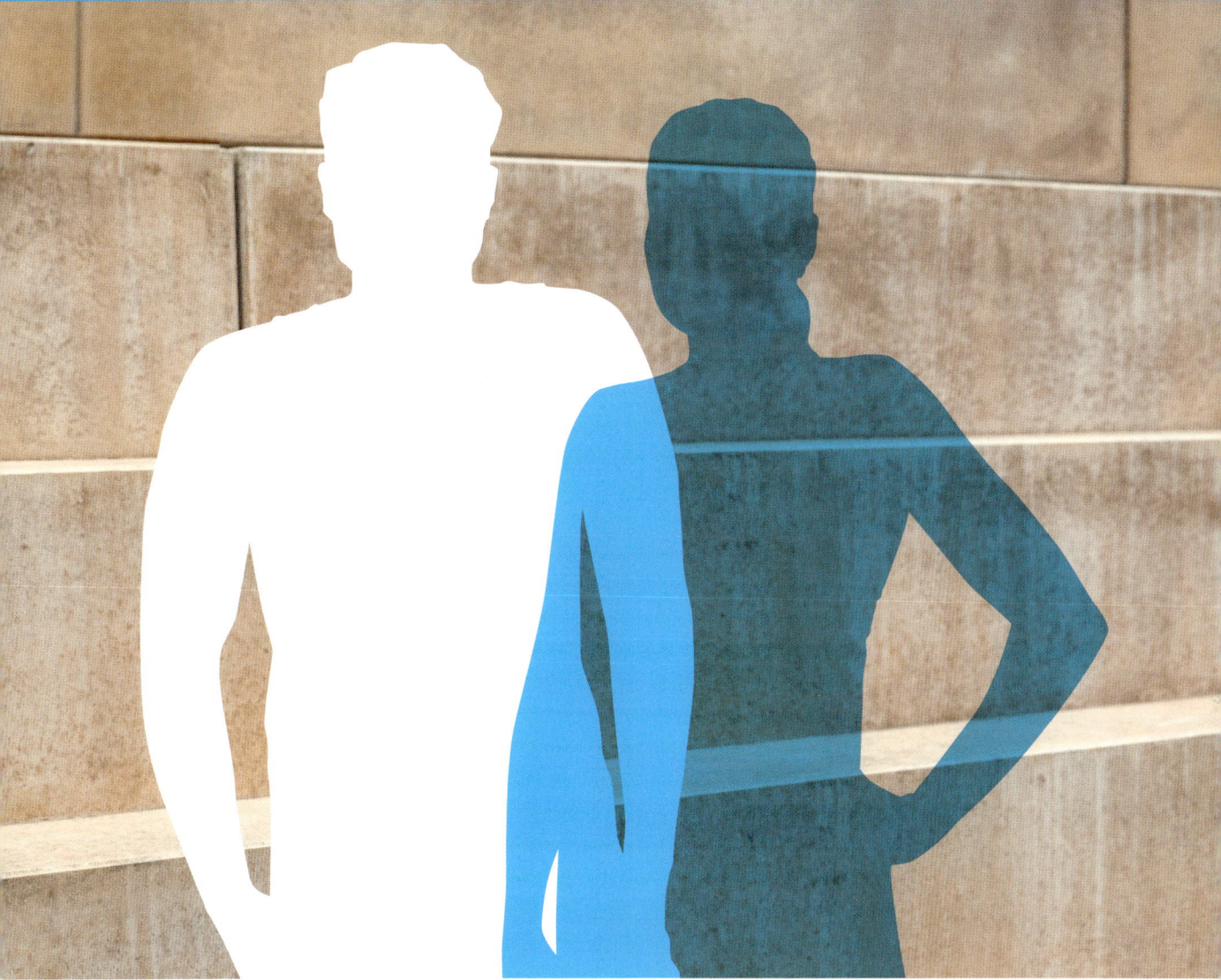

 # Küche aufräumen: Mach klar Schiff in deiner Vorratskammer und entsorge alles, was du nicht mehr essen willst. Eine Vorratsliste mit Lebensmitteln, die du für die CYL-Rezepte im Haus haben solltest, findest du auf Seite 167. Leg dir ein Gemüselager zu, aus dem du in kurzer Zeit immer etwas machen kannst.

 # Einzelne Regeln als Initialzündung: Du möchtest dich erst noch etwas länger mit dem Thema Clean Your Life beschäftigen, aber schon mal etwas Gutes tun? Dann lege zum Start Tage ein, an denen du dir aus den zwölf Regeln zunächst einmal eine vornimmst und nach den Rezepten kochst. Am besten legst du dazu noch ein Test-Workout ein – dabei gehst du aber nicht aufs Ganze, sondern gewöhnst dich zunächst einmal an einen flüssigen Ablauf der einzelnen Übungen.

 # Wie geht es danach weiter? Im Idealfall setzt du das Programm freiwillig fort, weil du gar keine Lust mehr hast, anders zu essen, und dich ohne Sport nicht mehr wohlfühlst. Du kannst aber auch das für dich Beste aus dem Clean-Your-Life-Programm beibehalten und trotzdem ein paar alte Gewohnheiten genießen, von denen du dich erst später verabschieden willst. Oleg zum Beispiel isst noch hin und wieder Schokolade, will sich das aber langsam abgewöhnen.

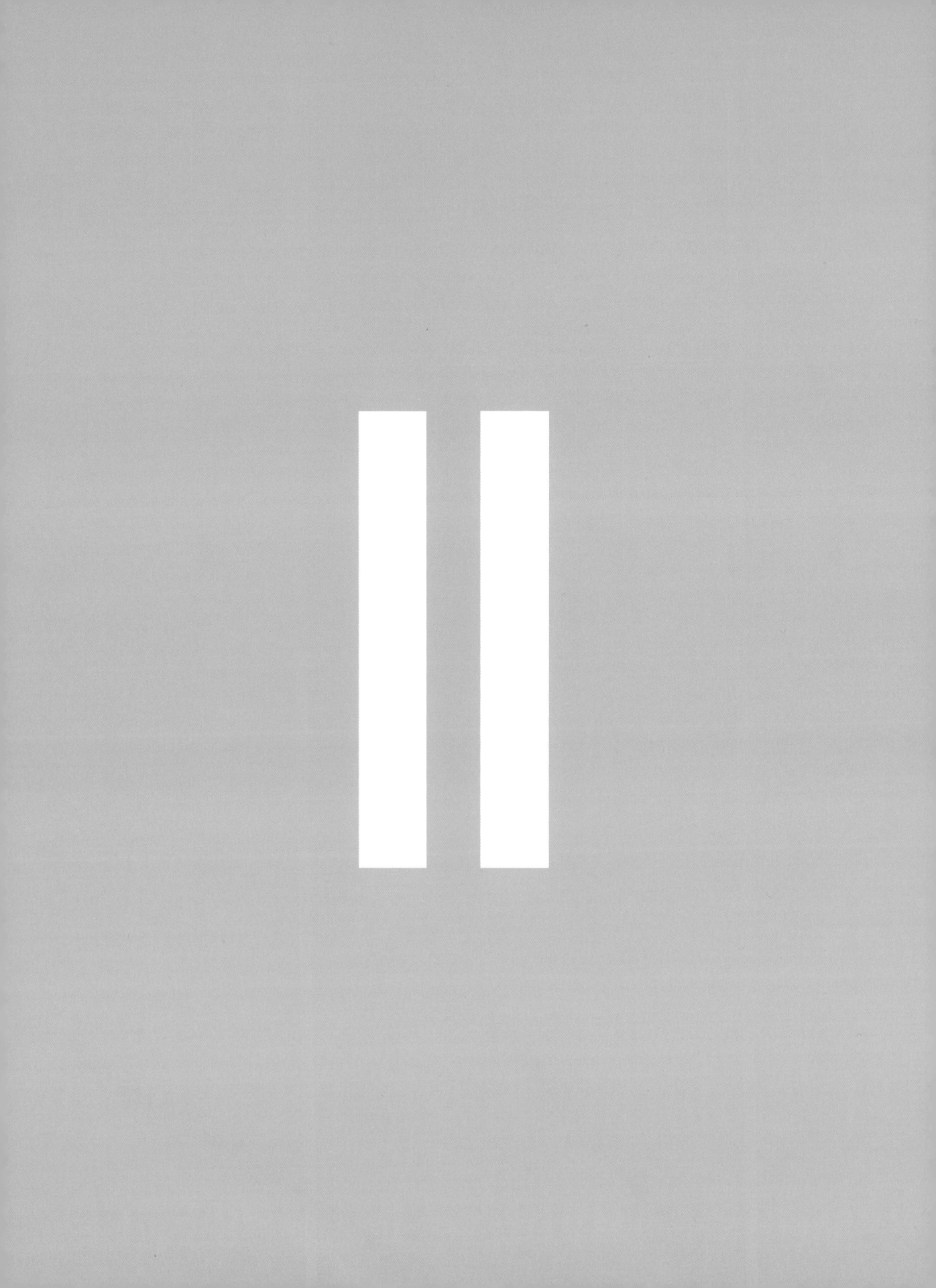

12
GOLDEN
RULES

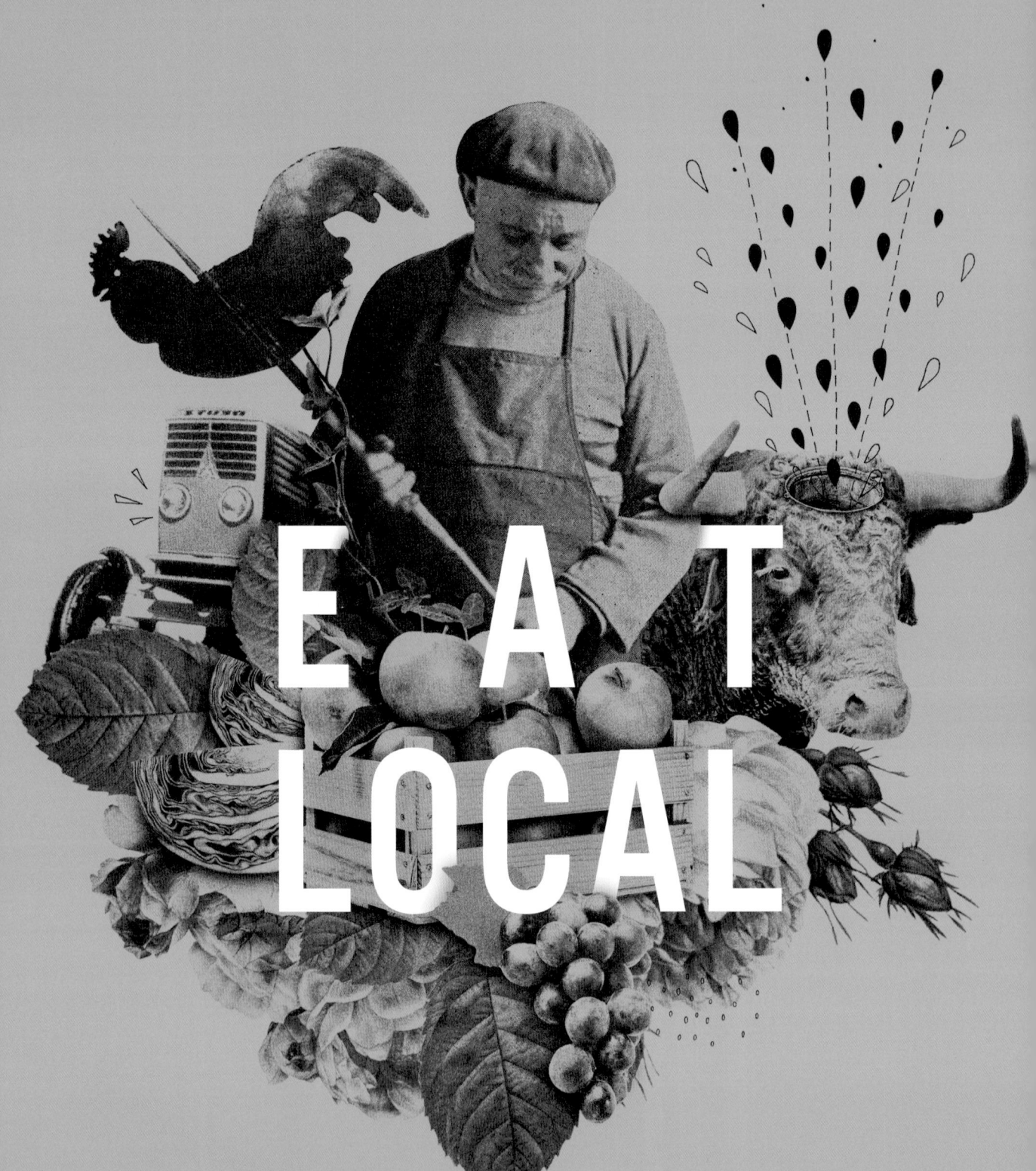

EAT
LOCAL

RULE 01

ISS, WAS NEBENAN WÄCHST: NATURAL STATT FASTFOOD

Gesundes Powerfood wächst gleich um die Ecke. Frisch vom Feld direkt auf den Teller, vollwertig und nach Saison zusammengestellt – nichts ist besser als Lebensmittel vom Bio-Bauern nebenan. Doch auch wer nicht neben einem Öko-Hof wohnt, kann sich inzwischen ganz easy mit Frischem aus der Heimat versorgen. Das Motto »Iss regional, was die Natur dir liefert« funktioniert genauso in der Großstadt.

AM BESTEN ALLES AUS DEINER REGION

Der Bio-Bauer beackert sein Feld nur 20 Kilometer entfernt. Doch im Supermarkt lacht dich Salat aus Andalusien an. Du könntest einen kleinen Landausflug zum Öko-Hof machen und dir Obst frisch vom Baum pflücken. Doch deine Äpfel kommen mit dem Flieger aus Chile. Absurd? Ja. Aber es ist in Zeiten der weltweiten Verfügbarkeit von Nahrung offenbar normal geworden, ohne Nachdenken das zu essen, was gerade auf den international gleichen Markt kommt.

In Amerika hat der neue Eat-Local-Trend bereits einen Namen: »Locavores« oder Locavoren (vom lateinischen vorare = verschlingen) sind Menschen, die es sich zum Ziel gemacht haben, nur Lebensmittel zu essen, die aus einem Umkreis von maximal 150 Kilometern stammen. Der Lebensstil der »Nah-Esser« lässt sich zwar nicht überall umsetzen. Doch du kannst eine Grundregel befolgen: »Je näher, desto besser«.

Stehst du an den Apfelkisten vor der Wahl zwischen Argentinien und Altem Land, entscheidest du dich für den lokalen Anbieter. Das ist nicht nur umweltfreundlich – schließlich lassen sich energieaufwendige Lebensmitteltransporte vermeiden. In der Region geerntetes Obst und Gemüse sind voll mit guten Inhaltsstoffen, die auf langen Reisen kaputtgehen würden. Dass du nebenbei die einheimische Landwirtschaft und die Wirtschaft vor Ort unterstützt, nimmst du als angenehmen Nebeneffekt fürs gute Gewissen mit. Je mehr Leute regional und saisonal kaufen, desto besser – global und lokal gesehen.

OPEN AIR: ECHTE SONNE MACHT DEIN GEMÜSE FIT

Wenn möglich, wähle Freilandgemüse. Das ist nitratärmer als Gemüse, das unter Glas oder im Treibhaus wächst. Je nachdem wie Gemüse gelagert und zubereitet wird, kann Nitrat durch Bakterien in gesundheitlich bedenkliches Nitrit umgewandelt werden, was vor allem für Kinder gefährlich ist. Zusammen mit Eiweißbausteinen bildet es im Körper krebserregende Nitrosamine. Sonnenstrahlen fördern den Nitratabbau in der Pflanze – Gemüse, das unter freiem Himmel wachsen darf, enthält deshalb weniger Nitrat. Wer Salat im eigenen Garten hat, erntet am besten abends.

DELICIOUS: NATÜRLICH GEREIFTES HAT MEHR GESCHMACK

Alles, was natürlich reift und in der Saison geerntet wird, ist nicht nur gesünder, sondern schmeckt auch besser. Ein typisches Beispiel sind Erdbeeren. Die solltest du nicht im Winter als Export aus fernen Ländern kaufen, sondern von Mai bis Juli, wenn sie in Deutschland Saison haben. Probiere einfach mal eine Erdbeere, die im Februar im Supermarkt angeboten wird. Meist ist sie hart, trocken und schmeckt nach fast nichts – vor allem kaum nach Erdbeere.

In der Saison gereifte und geerntete Produkte schmecken besser, weil sie im Freien groß werden. Obst und Gemüse wachsen langsamer und enthalten deshalb bis zu 20 Prozent weniger Wasser. In Kombination mit frischer Luft und Sonne entwickelt sich das Aroma besser, Nährstoffe bilden sich optimal. Die Produkte kommen in den Verkauf, wenn sie ihren geschmacklichen Höhepunkt erreicht haben.

Erntezeitpunkt, Klima und Sonneneinstrahlung spielen auch für den Gehalt von Nähr- und Schutzstoffen eine große Rolle. Tomaten aus dem Gewächshaus enthalten zum Beispiel weniger Vitamin C und weniger Tomatencarotin als Freilandtomaten. Andererseits könnten wir ohne Gewächshäuser nicht rund ums Jahr mit frischem Gemüse versorgt werden. Hier gilt es abzuwägen: Gewächshauspflanzen enthalten zwar weniger gesundheitsfördernde Stoffe, sind aber besser als gar kein Gemüse.

Du kannst auch auf Tiefkühlkost (möglichst ohne Zusatzstoffe) zurückgreifen. Kälte macht jahreszeitlich korrekte Produkte haltbar. Frisch vom Feld in den Froster – da gehen kaum Nährstoffe verloren. Ohne Tiefkühlkost ist es oft schwierig, abwechslungsreich Gemüse, aber auch Fisch zu essen.

FERNREISEN SIND BEI OBST UND GEMÜSE OUT

Bei Flugware entsteht eine bis zu 300-fache Umweltbelastung gegenüber regionalen Produkten. Dabei bleiben auch viele gesunde Inhaltsstoffe auf der Strecke. Deshalb:

\# Je kürzer die **Transportwege,** desto besser.

\# Kauf möglichst **keine Flugware** wie zum Beispiel Erdbeeren aus Südamerika.

\# Geh am besten auf den **Öko-Wochenmarkt** oder direkt zum **Bio-Bauern** deines Vertrauens.

FOODFORSCHER: WO KOMMT MEIN ESSEN HER?

Ob Obst oder Gemüse – bei frischen Waren muss das Ursprungsland fast immer angegeben werden. Es gibt zwar Ausnahmen (zum Beispiel bestimmte Kartoffeln, Bananen, Kokosnüsse, Oliven), doch hier können Händler und Hersteller freiwillig die Herkunft verraten. Bei frischen regionalen Lebensmitteln tun sie das meist gerne, schließlich ist es gute Werbung. Ansonsten lohnt es sich nachzufragen.

Schwieriger wird es bei verpackten Produkten. Da muss die Herkunft zwar auf der Verpackung stehen, doch das ist nicht immer sofort sichtbar. Herstellungs- und Vermarktungsbetriebe, die in Deutschland zugelassen sind, besitzen Betriebsnummern, die auf die Verpackung gehören. Damit kannst du herausfinden, woher etwas kommt.

Tipp: Das unabhängige Portal das-ist-drin.de bietet ein Verzeichnis mit registrierten Betriebsnummern. Damit du dir die komplizierten Nummern nicht merken musst, kannst du mit einer App fürs iPhone gleich am Supermarktregal checken, wo die Milch herkommt. Die Foodtracker-App ist kostenlos.

VERTRAUENSSACHE: AUF KONTROLLIERTE ANBIETER IST VERLASS

Die einfachste Möglichkeit, an cleane und gesunde Lebensmittel zu kommen, besteht darin, dass du regionale Bio-Produkte kaufst. Beim Anbau wird auf chemisch-synthetische Spritzmittel verzichtet. Obst und Gemüse aus ökologischer Landwirtschaft enthalten weniger Pestizidrückstände als solches aus konventionellem Anbau. »Aber das kann ich doch gar nicht überprüfen.« »Wer weiß, ob die Anbieter nicht schummeln?« Natürlich kann niemand eine Gewähr dafür geben, dass keine schwarzen

Schafe unterwegs sind. Doch im Durchschnitt bestätigen unabhängige Institute – wie zum Beispiel das Hygiene-Institut Hamburg –, dass die kontrollierten Öko-Anbieter und Bio-Betriebe ihrem Anspruch rundum gerecht wurden, rückstandsfreie Lebensmittel zu erzeugen.

GOOD BY NATURE: BIO-PRODUKTE SIND VIEL, VIEL GESÜNDER

Eine aktuelle Studie der Universität Newcastle bestätigt, dass Bio-Lebensmittel gesünder sind als herkömmliche. Das betrifft vor allem die Konzentration an Antioxidantien, die in verschiedenen Bio-Produkten um 18 bis 69 Prozent höher ist. So kann gesundes Essen teure Vitaminpillen oder Nahrungsergänzungsmittel ersetzen und die Haushaltskasse schonen.

Wie kommt es zu dieser guten Gesundheitsbilanz? Zum einen werden Bio-Lebensmittel nicht mit Pestiziden behandelt. Gegen Fressfeinde und Krankheiten müssen sie sich selbst helfen, indem sie Abwehrstoffe wie Antioxidantien bilden. Auch von synthetischem Dünger bleiben Öko-Produkte verschont. Der führt bei herkömmlich gezüchteten Pflanzen dazu, dass sie schneller wachsen, indem sie mehr Wasser aufnehmen. Und: Bio-Produkte werden in der Regel saisonal und regional geerntet – damit reifen sie im Freien und häufen massenweise Gesundheitsstoffe an.

Alles bio oder was? Viel zu teuer, heißt es oft. Doch Qualität sollte dir den Aufpreis wert sein – vor allem, wenn du an die Alternative denkst: Dein Essen wächst unter Plastik statt unterm Himmel. Wurzeln stecken in Rinnen statt im Boden, werden computergesteuert mit Wasser am Leben gehalten und mit chemischem Dünger aufgepimpt. Übrigens: Wenn Du mehr bio kaufst, sparst du meist gleichzeitig viel Geld für teure Fertigprodukte.

DIE 7 MUST-HAVE-ORGANIC-PRODUKTE

Äpfel: Vor allem importierte Ware ist meist mit Pestiziden belastet. Deshalb am besten nur die Bio-Äpfel aus deiner Region kaufen – wenn es nicht anders geht, die konventionelle Ware bitte schälen.

Kartoffeln: Bio-Bauern lassen die Kartoffeln auf dem Feld länger reifen, sodass sie natürliche Abwehrstoffe entwickeln. Diese sekundären Pflanzenstoffe kommen auch dir zugute.

Kohl: Er ist in Bio-Qualität bekömmlicher, denn der typisch strenge Kochgeruch entsteht durch zu viel Düngemittel. Öko-Köpfe enthalten auch mehr Vitamin C.

Paprika: Die dünne Haut nimmt schnell ungesunde Düngemittel auf. Wie bei allem Feingemüse, das man nicht schält, ist die Bio-Variante auch hier die gesündere.

Salatgurken: Konventionell produzierte Gurken enthalten oft so viele Pestizide, dass du sie nur geschält essen solltest. Bei Bio-Gurken darf die Schale dranbleiben.

Trauben: Leider sind Trauben oft stark mit Spritzmitteln belastet. Bei den wertvollen Früchten zerstören Schadstoffe im konventionellen Anbau Antioxidantien und Vitalstoffe.

Zitrusfrüchte: Die Schalen von Zitrone, Orange, Limette und Co. sind bei herkömmlich produzierten Früchten stärker mit Pestiziden belastet als bei Bio-Ware.

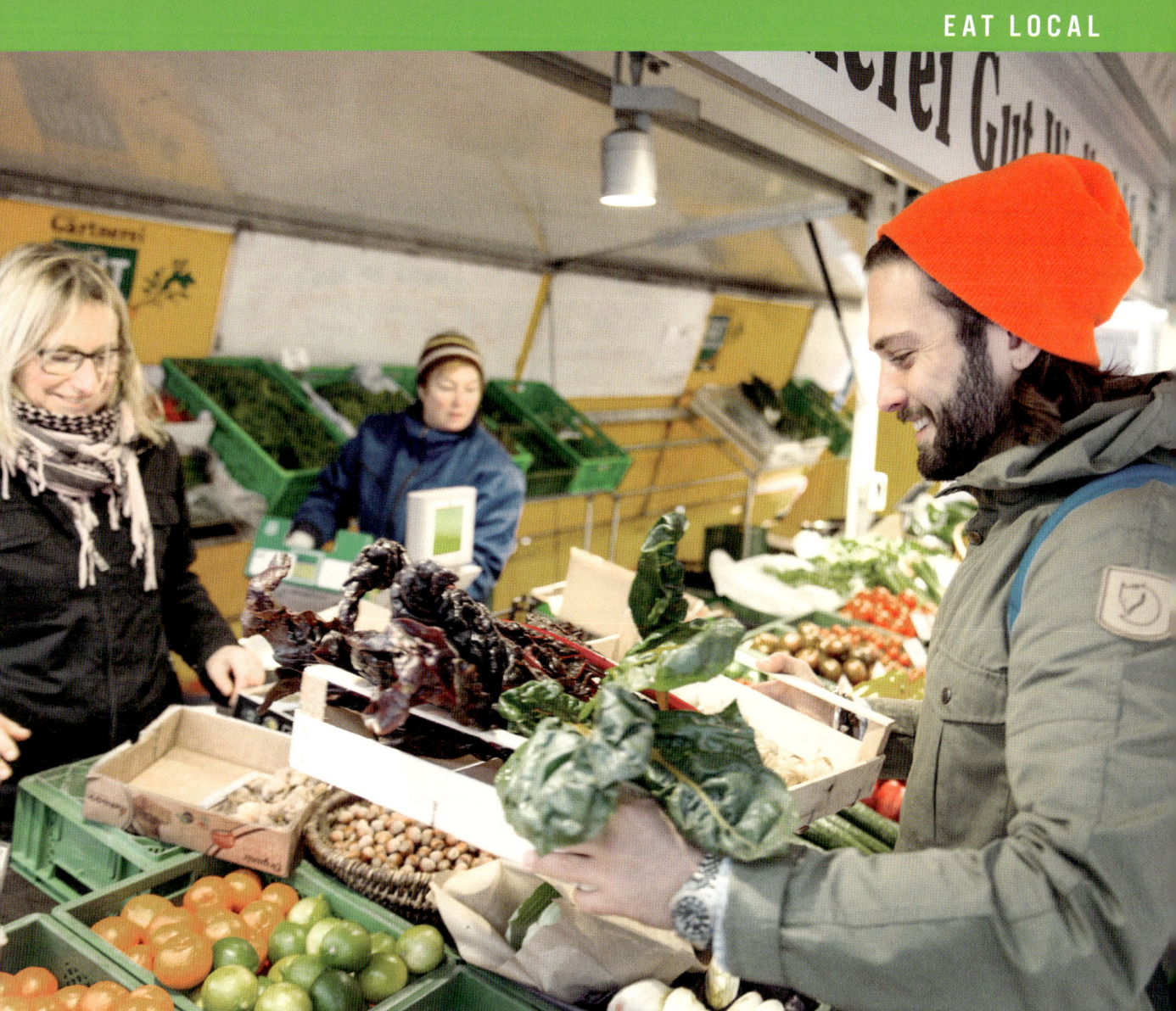

HOMESERVICE: HOL DIR 'NE BIO-KISTE IN DIE BUDE

Wo bekommst du die besten Lebensmittel? Frische Produkte, die der Jahreszeit entsprechen, sollten aus ökologischem Anbau stammen – auch der Umwelt zuliebe. Sehr praktisch, wenn du dich nicht selbst ums Einkaufen kümmern willst oder kannst: Du bestellst dir jede oder jede zweite Woche eine Kiste mit Bio-Obst und -Gemüse. Die kommt entweder wie ein Postpaket oder per Lieferdienst ins Haus. Mit dem Suchbegriff »Bio-Kiste« oder unter oekokiste.de stößt du im Internet auf umfassende Angebote in vielen verschiedenen Größen und Zusammensetzungen.

Häufig gehört auch ein Versandhandel für andere Öko-, Bio- und Naturprodukte dazu – du kannst also gleich Bio-Pasta, -Tofu, -Milch, -Eier etc. mitbestellen. Der Vorteil: Du schaffst dir selbst einen gewissen Druck, um die guten Vorsätze durchzuhalten. Und du musst dich nicht selbst mit der Auswahl beschäftigen, sondern wirst überrascht. Trotzdem kannst du mitbestimmen und zum Beispiel bestimmte Sachen ausschließen, weil du sie nicht magst oder nicht verträgst.

FOUR SEASONS: OBST UND GEMÜSE BITTE NACH JAHRESZEIT

Wenn du dich nachhaltig vom gesündesten und leckersten Essen durchs Jahr begleiten lassen willst, orientierst du dich am besten an einem Saisonkalender (findest du detailliert im Internet, meist unterteilt in Salate, Gemüse und Obst). Hier ein kurzer Überblick, was in welcher Jahreszeit bei uns wächst:

\# Im **Januar und Februar** sind die Angebote knapp: Hier haben Rosen- und Grünkohl, wie auch schon im November und Dezember, weiterhin Saison. Im März wird es noch enger. In dieser Zeit musst du auf Gelagertes oder ganzjährig Verfügbares zurückgreifen: Kartoffeln, Möhren, Lauch, Zwiebeln, Pastinaken, Rote Bete, Spinat, Topinambur, Weißkohl und Wirsing stehen aus Lagern zur Verfügung.

\# Im **Frühjahr und Sommer** kommt Obst groß heraus: Rhabarber erreicht schon im April seinen Höhepunkt. Beeren – vor allem die beliebten Erdbeeren – folgen ab Mai. Im Juni sind dann auch Blau-, Him-, Johannis-, Stachelbeeren und Kirschen reif. Birnen, Weintrauben und Pflaumen kommen etwas später, sind aber dafür noch bis Oktober genießbar. Beim Gemüse haben zeitgleich Blumenkohl, Kohlrabi, Frühlingszwiebeln, Mangold, Radieschen, Spargel und Spitzkohl Saison.

\# Im **Sommer und Spätsommer** – von Juni bis Oktober – ist die Gemüseauswahl am größten. Auch beim Salat findest du reichlich Abwechslung. Sorten wie Eisbergsalat, Eichblattsalat, Lollo Rosso, Endiviensalat, Kopfsalat, Batavia und Rucola werden regional geerntet.

\# Im **Herbst und Winter** werden Grünkohl (November bis Februar), Rosenkohl (von Oktober bis März) und Butterrüben (bis Dezember) geerntet. Salat bringt auch in den dunklen Monaten Abwechslung: Feldsalat und Chicorée sind Wintersalate. Portulak wächst ebenfalls – außer im Mai und im Juni – in der Region. Radicchio ist von Dezember bis Februar als Lagerware regional verfügbar.

\# Und dann gibt es auch noch ein paar Lebensmittel, die **das ganze Jahr über** – zumindest aus dem Lager – angeboten werden. Dazu gehören Zwiebeln, Lauch, Kartoffeln, Rotkohl und Champignons. Auch Äpfel kannst du fast rund ums Jahr vor Ort kaufen. Nur im Hochsommer (Juni, Juli) gibt es meist keine aus der Region – aber dafür zum Beispiel die ersten Beeren.

KURZ UND KNACKIG

» Mach deinen Einkauf zum Heimspiel. «

» Nerve die Verkäufer – du willst immer wissen, wo dein Essen herkommt und wann es geerntet wurde. «

» Du stehst auf junges Gemüse der Saison. «

» Besser Bio aus der Kiste als Gespritztes aus dem Beutel. «

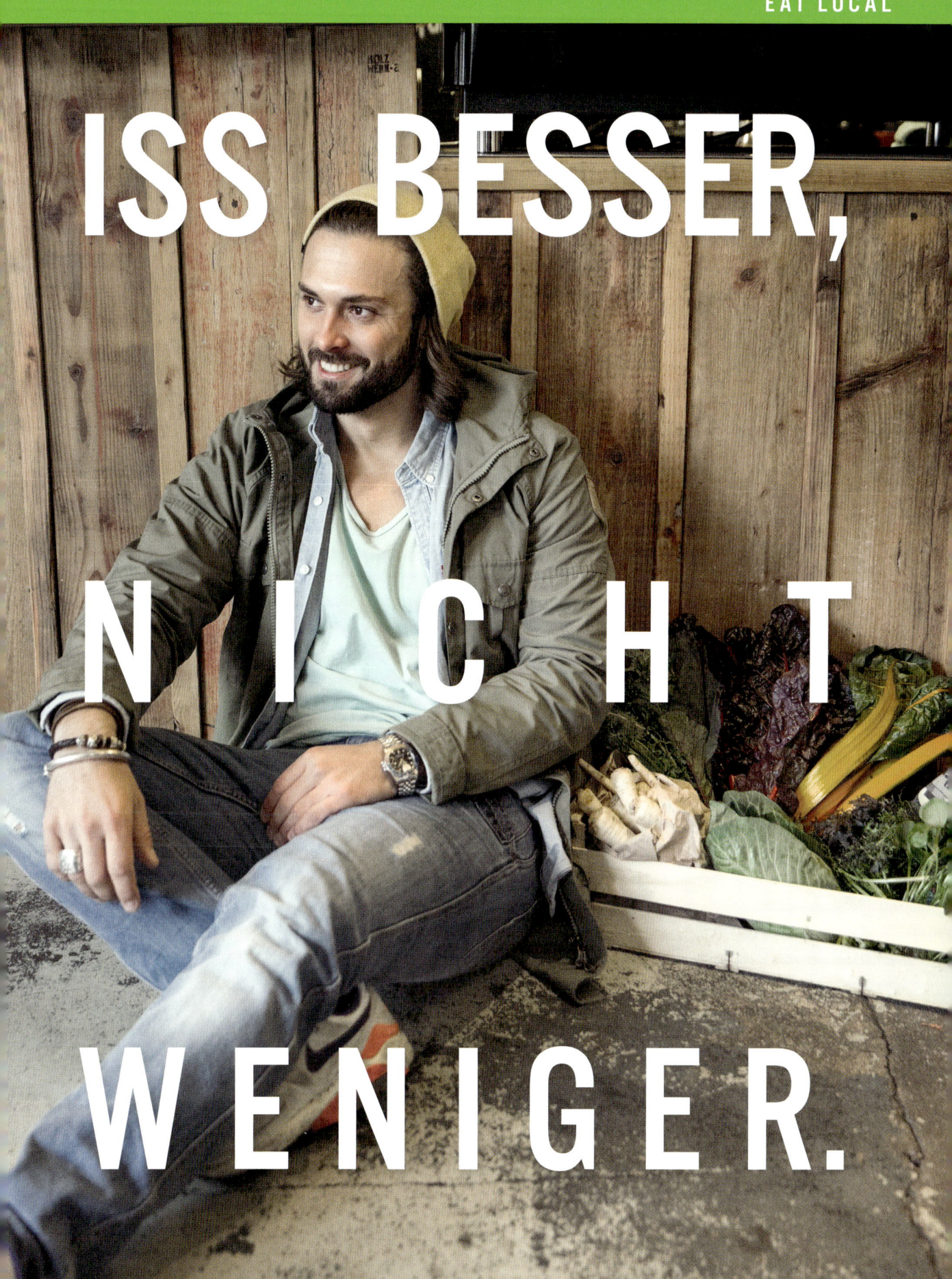

ISS BESSER,

NICHT

WENIGER.

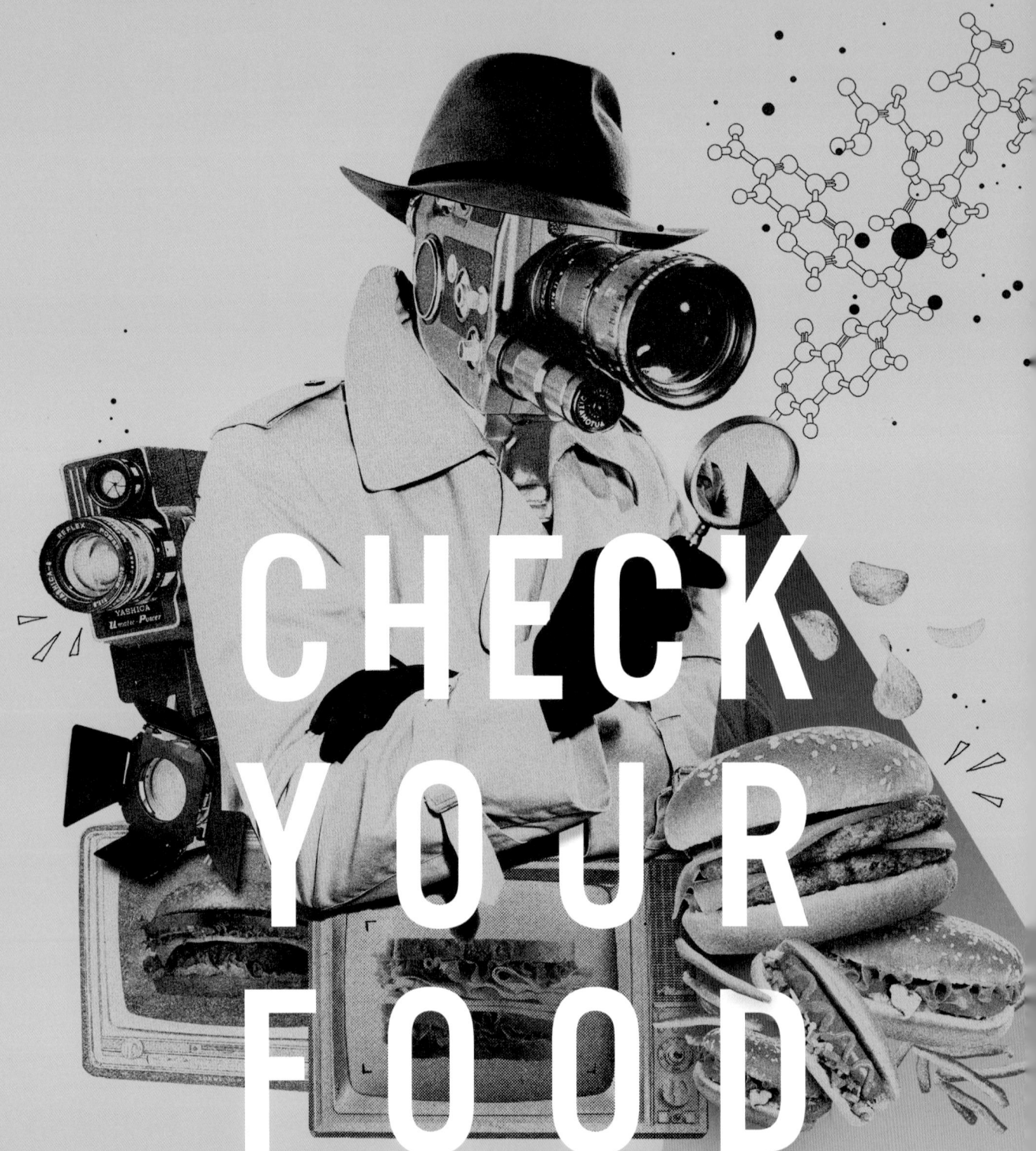

RULE 02

WERDE ZUM LEBENSMITTEL-SCANNER – UND LASS DICH NICHT TÄUSCHEN!

Zutaten-Wirrwarr muss dich nicht fertig machen. Schlag der Werbeflut ein Schnippchen. Übe dich als Food-Detektiv und entlarve die Verführer. Kaufe dein Essen unbearbeitet. Deine Aufgabe als Lebensmittel-Scanner besteht darin, herauszufinden, was in einem Produkt wirklich steckt, obwohl es dir die Hersteller nicht gerade leicht machen.

STUDIEREN GEHT ÜBER PROBIEREN: DAS KLEINGEDRUCKTE

Das muss dich nicht irritieren. Auch wenn wir oft im Lebensmitteldschungel überfordert sind, helfen ein paar Tipps, um den Durchblick zu behalten. Mach dich selbst zur Spürnase und entdecke, was dir gut tut. Werde zum Food-Detektiv. Tappe nicht in die Verführfalle. Dafür musst du nicht mit der Lupe an den Regalen entlanglaufen. Konzentriere dich auf das, was dir wichtig ist.

Wenn du dich für ein Produkt interessierst, wirf sofort einen Blick auf die Zutatenliste. Erscheint sie dir unendlich lang? Dann stellst du das Teil zurück und machst dir gar nicht die Mühe zu entziffern, was dort steht. Erstens ist es so klein, dass du es sowieso kaum lesen kannst. Und zweitens tarnen sich schlechte Stoffe gerne hinter verwirrenden Namen und Begriffen, die du nicht kennst – und für eine gesunde Ernährung auch gar nicht kennen musst. Für dich gilt: Bleib kritisch!

VERWANDLUNGSKÜNSTLER: ZUCKER UNDERCOVER

Angeführt wird die Zutatenliste meist von Zucker, auch wenn das Wort »Zucker« dort gar nicht auftaucht. Um das zu verstehen, muss man wissen, wie Zutatenlisten aufgebaut sind. Ganz oben steht das, was den größten Anteil ausmacht. So schreibt es das Lebensmittelrecht vor. Enthält ein Produkt viel Zucker, müsste es eigentlich an erster Stelle stehen. Doch das macht keinen guten Eindruck. Also werden andere Worte für Zucker gewählt. Ein Marktcheck der Verbraucherzentralen ergab: Zucker kann sich hinter zahlreichen verschiedenen Namen verstecken. Ob es sich dabei um Zuckeraustauschstoffe, Süßstoffe oder andere Süßungsmittel handelt – da kann kaum jemand durchblicken. Verdächtig sind zum Beispiel Stoffe, die auf -ose enden, doch es gibt auch andere wie Maltodextrin. Stehen diese auf der Zutatenliste, sind Hersteller nicht verpflichtet, den Begriff »Zucker« aufs Etikett zu drucken.

CODENAMEN

für Zucker:

Ahornsirup # Fruchtzucker # Fruktose # Glukose # Glukosesirup # Honig # Invertzuckersirup # Krokant # Karamell # Laktose # Maltodextrin # Maltose # Kristallzucker # Rohrohrzucker # Palmzucker # Saccharose # Traubenzucker

für Süßstoffe und Süßungsmittel:

Acesulfam-K # Aspartam # Cyclamat # Isomalt # Laktit # Maltit # Mannit # Neotam # Saccharin # Sorbit # Stevia # Thaumatin # Xylit

Du weißt es längst: Industriezucker ist ungesund, kann zu Herzkrankheiten, Diabetes, Übergewicht und Karies führen. Je weniger du davon zu dir nimmst, desto besser. Eigentlich ganz einfach. Trotzdem ist unser Zuckerkonsum noch immer hoch. Denn auch wenn du nicht löffelweise aus der

Zuckerdose naschst, nimmst du nebenbei mehr Süßes zu dir als du ahnst. Und zwar nicht nur in Süßigkeiten. Ob Krautsalat oder Ketchup, Fertigsauce oder Softdrink – wer auf Fertigprodukte nicht verzichtet, isst (statistisch gesehen) täglich etwas mehr als 19 Teelöffel versteckten Zucker. Zwischen 15 und 18 Prozent der gesamten Kalorien, die wir jeden Tag aufnehmen, bestehen heute aus Zucker, während es früher nur drei bis vier Prozent waren. Die Weltgesundheitsorganisation (WHO) empfiehlt aktuell nicht mehr als fünf Prozent.

Für den amerikanischen Arzt Robert Lustig ist Industriezucker heute schlimmer als Fett. »Zucker ist Gift«, sagt der Mediziner der Universität von Kalifornien und fordert, Zucker aus der alltäglichen Ernährung zu verbannen. Seine Kritik trifft vor allem Fertigprodukte und Softdrinks. Dass Fett jahrelang verteufelt wurde, sieht er mittlerweile als Fehler.

STEVIA – SWEETHEART ODER SCHWINDEL?

Egal ob im Bio-Markt oder im Discounter: Stevia wird aktuell als Zuckeralternative groß abgefeiert. Ganz natürlich Süßen ohne negative Folgen für Zähne, Figur und Gesundheit – das sind die angeblichen Benefits. Die Zulassung von Stevia war bereits in den 90er-Jahren in der Diskussion und wurde wegen vermuteter erbgutschädigender Auswirkungen verhindert – und das Thema ist noch lange nicht vom Tisch. Denn zugelassen sind nur bestimmte Extrakte der Steviapflanze, die lange nicht so natürlich sind, wie es den Anschein hat. Die Steviabestandteile werden über einen aufwendigen, mehrstufigen chemischen Prozess aus den Blättern isoliert. Bei jedem anderen Lebensmittel würde der Konsument nach einer solchen »Behandlung« den Ausdruck »natürlich« als Verbrauchertäuschung entlarven. Ganz nebenbei: Die Zuckergewinnung ist dagegen vergleichsweise harmlos.

STEVIA UND SÜSSSTOFFE TRICKSEN DEINE PSYCHE AUS

Insofern ist Stevia eher mit Süßstoffen als mit natürlichen Süßungsmitteln gleichzusetzen, nur dass es zu Stevia bei Weitem nicht so viele Langzeitstudien gibt wie zu den meisten Süßstoffen. Außerdem wird in Fertigprodukten oft nur ein Teil des Zuckers durch Stevia ersetzt. Oder die aus der Pflanze gewonnenen Stoffe sind mit anderen Süßstoffen kombiniert.

Das bringt zwar Kalorieneinsparungen und kann beim Abnehmen helfen. Doch wir neigen dazu, uns selbst zu beschwindeln. Das Wissen »da ist ja kein Zucker drin« führt häufig dazu, dass wir genau deshalb gleich doppelt zugreifen und der Einspareffekt im Nu weg ist. Bleib deshalb lieber streng mit dir. Erlaube dir Sweets nur in kleinen Mengen und in Ausnahmefällen. Versuche gleichzeitig, dich von deinen Süßgewohnheiten zu trennen – gerne auch schrittweise.

GLUTAMAT – EBENFALLS SCHWER VERDÄCHTIG

Auch auf die Verpackungs-Slogans ist meist kein Verlass. Da wimmelt es nur so von tollen Versprechen: Kontrollierte Qualität, mit Liebe gemacht, von Meisterhand herstellt, nach Großmutters Rezept gebacken – solche Banner sind meist nicht mehr als ein großer Bluff. Besondere Vorsicht ist bei Fastfood, Fertiggerichten und Knabberkram wie Chips geboten.

Steht das Wort »Glutamat« auf der Liste, sind viele Verbraucher verunsichert. Dieser Geschmacksverstärker steht im Ruf, den Appetit unnötig anzuregen und ein künstliches Hungergefühl zu simulieren. Im Rahmen einer Studie in China konnte kein Zusammenhang zwischen Glutamat und Übergewicht hergestellt werden, während amerikanische Wissenschaftler nach Studien ein Übergewichtsrisiko zumindest vermuten. Du gehst auf jeden Fall auf Nummer Sicher, wenn du auf Glutamat verzichtest.

GESCHMACKSVERSTÄRKER, NEIN DANKE!

Der industriell hergestellte und zugesetzte Geschmacksverstärker Glutamat ist jedoch nicht mit Gewürzen zu verwechseln. Die Verwendung von Glutamat muss für die Verbraucher sichtbar werden. Hersteller kennzeichnen es auf ihren Produkten auch als »Geschmacksverstärker Mononatriumglutamat«, »E 621« oder »Hefeextrakt«. Warum ist das bedenklich? Wer Mononatriumglutamat in großen Mengen isst, kann davon Kopfschmerzen, Schwäche- und Taubheitsgefühle bekommen. Das stellten Wissenschaftler schon in den 60er-Jahren fest und prägten den Begriff »Chinarestaurant-Syndrom«. Der Geschmacksverstärker wurde besonders gern in chinesischen Gerichten verwendet. Auch wenn kleine Mengen ungefährlich sein sollen, gibt es Menschen, die empfindlich darauf reagieren. Gehörst du dazu, solltest du Sojasauen und asiatisches Essen meiden, bei dem du die Zutaten nicht genau kennst.

DRESSINGS UND SAUCEN SELBST MACHEN

Um dich vor unerwünschten Stoffen zu schützen, gilt die Clean-Eating-Regel »Iss so viel wie möglich frisch!«. Salatdressings oder andere Saucen bereitest du selbst aus unbehandelten und aromareichen Zutaten zu – zum Beispiel aus Essig und Öl, Naturjoghurt, Zitrone und Gewürzen. Hier ein paar Beispiele, wie du dein Essen ganz ohne Glutamat und Co. aufpeppst:

Bärlauch – die sanfte Variante von Knoblauch, passt zu Suppen und Salaten. Wenn du die schlanken Blätter selbst in der Natur pflückst, die Saison beachten!

Dill – für herb-würziges Aroma, eignet sich perfekt für Gurken, verfeinert (sparsam verwendet) Salate. Schmeckt nicht nur zu Lachs, sondern auch zu anderen Fischen.

Estragon – kommt zum Einsatz, wenn du Saucen, Suppen, Salate, Gemüse, Geflügel oder Fisch gerne etwas süßlich magst.

Kerbel – würzt klassische Saucen und Suppen, passt zu Fisch und Fleisch, kommt gehackt über Pellkartoffeln und Omelett.

Majoran – das herbe Gewürz peppt Deftiges auf, zum Beispiel Gerichte mit Wurst, Eintöpfe oder Pizza. Stammt übrigens ursprünglich aus dem nahen Osten.

Zitronenmelisse – sieht nicht nur im Obstsalat schön aus, das erfrischende Küchenkraut verfeinert viele Gerichte mit zitronigem Aroma.

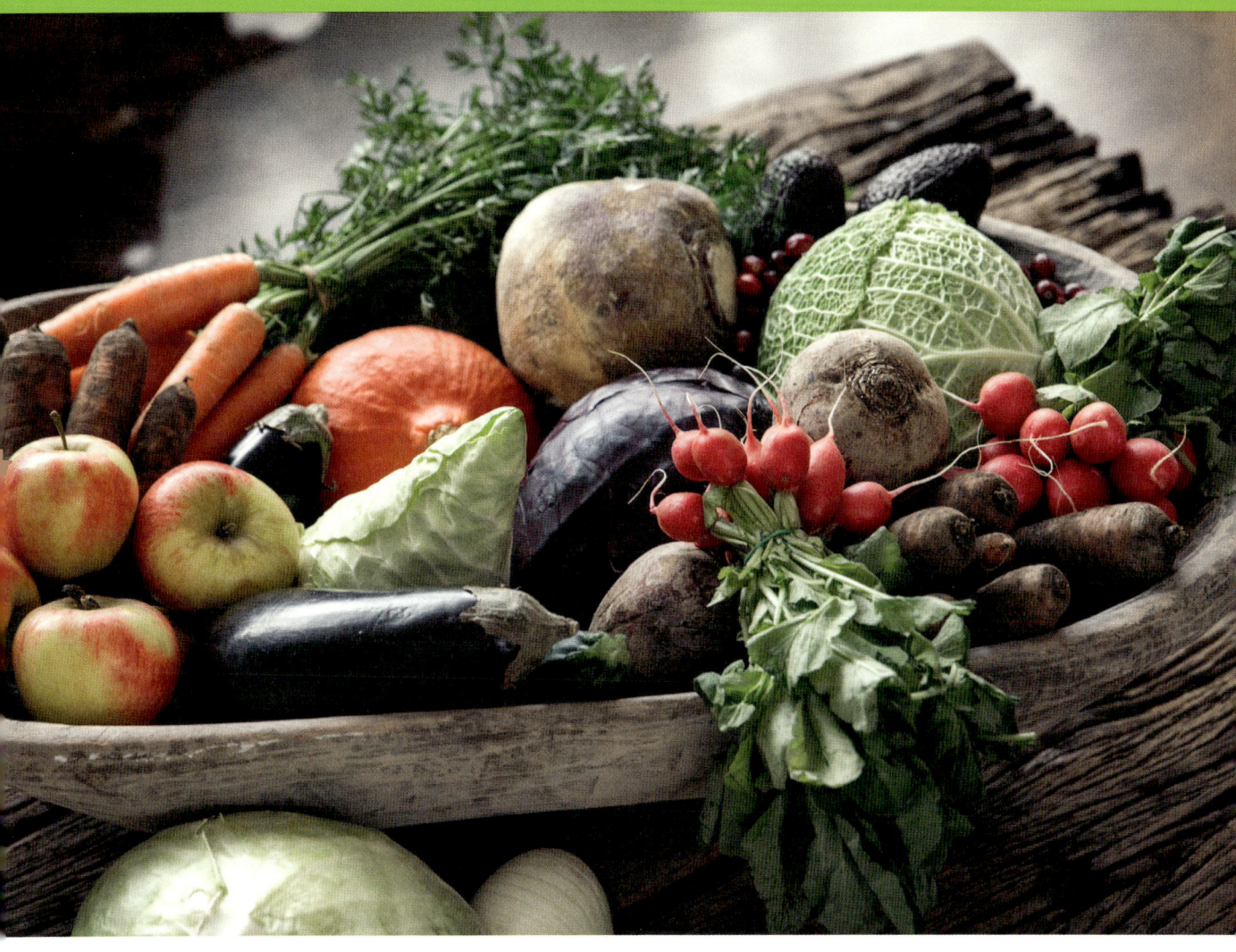

FERTIGFUTTER: DIE HEIMLICHEN DICKMACHER

Es gibt noch einen weiteren Grund, die Anzahl der Zusatzstoffe so weit wie möglich zu reduzieren. Fertiggerichte stehen nämlich im Ruf, selbst dann heimliche Dickmacher zu sein, wenn sie nicht gerade zur Kategorie der Kalorienkracher gehören. Hier spielt das Gehirn die entscheidende Rolle. Wird ihm Süßes statt mit echtem Zucker mit Süßstoff vorgegaukelt, denkt es, dass ein Energieschub unmittelbar bevorsteht und stellt sich und den ganzen Körper darauf ein. Es aktiviert schon mal Stoffwechselprozesse, setzt die Insulinausschüttung in Gang und ist irritiert, wenn dann keine Energie kommt.

Das kann zu übermäßigem Essen und in Folge davon zu Übergewicht führen, meinen Forscher wie der Lübecker Professor Achim Peters, der die Theorie vom egoistischen Gehirn entwickelte. Demnach versorgt das gesunde und fitte »Selfish Brain« sich selbst immer zuerst, indem es sich Energie in Form von Glukose aus der Nahrung zieht. Erst danach werden andere Organe versorgt. Ist dieser Ablauf gestört – zum Beispiel genetisch, psychisch, gesundheits- oder stressbedingt –, bekommen die anderen Organe ihre Energie zuerst. Auch schlechtes Essen und Alkohol können Stressauslöser sein. Das Gehirn bleibt hungrig und funkt entsprechende Signale. Der Mensch isst mehr, um sein Gehirn zu beruhigen. Kein Wunder, dass er bald dick ist.

TAKE IT EASY: SO KLAPPT DIE UMSTELLUNG

Bei Clean Eating geht es darum, so oft wie möglich unverarbeitete Nahrungsmittel zu sich zu nehmen. Denn das ist die gesündeste Form des Essens. Je mehr ein Produkt verändert wird, desto ungesünder ist es für den Körper, denn wertvolle Nährstoffe werden zerstört. Zusätze dienen in der Regel nicht der Gesundheit; sie werden eingesetzt, damit Lebensmittel besser schmecken, länger halten, schicker aussehen oder schädlingsfrei aufwachsen. Mit den folgenden Maßnahmen erleichterst du dir die Umstellung auf Clean Eating:

Color your food: Wenn du Farbe in deinem Essen brauchst, bevorzuge mit natürlichen Farbstoffen gefärbte Produkte – zum Beispiel mit Fruchtmark oder Rote-Bete-Pulver.

Denk um: Du siehst einen leckeren Pflaumenkuchen beim Bäcker? Trickse dich selbst aus und stille deine Sehnsucht danach, indem du zum Beispiel Pflaumen mit Quark isst.

Vom Markt statt aus Truhe oder Dose: Kartoffelpuffer, Pommes und Co. müssen nicht aus dem Tiefkühler kommen. Die Herstellung von Tiefkühlprodukten und Konserven schluckt Unmengen an Energie. Mit unseren Rezepten (siehe S. 168 ff) kannst du dir aus marktfrischen Nahrungsmitteln ruck, zuck eine cleane, frische und gesunde Version zaubern.

Smarter süßen: Verzichte am besten auf weißen gewöhnlichen Haushaltszucker. Wenn du dennoch deine Süße brauchst, geht's gesünder mit reifen Früchten – zum Beispiel in deinem Müsli – oder mit kleinen Mengen von Ahornsirup, Fruchtdicksäften, Melasse und Rübenkraut.

»Ohne« hat Vorfahrt: Produkte mit Angaben wie »ohne Farbstoffe«, »ohne künstliche Aromen« oder »ohne Konservierungsmittel« solltest du bevorzugen. Aber Achtung, auch hier gibt es Fallen: »Natürliche Aromen« werden zum Beispiel aus pflanzlichen oder tierischen Ausgangsstoffen gewonnen. Dazu gehören auch Schimmelpilze oder Bakterienkulturen. »Naturidentische Aromastoffe« kommen ursprünglich aus der Natur, werden hier jedoch im Labor synthetisiert.

To do für Lebensmittel-Scanner: Vergleiche mehrere Produkte und nimm das mit der kürzeren Zutatenliste. Jede Marke hat nämlich in der Regel unterschiedliche Mengen an Zusatzstoffen.

KURZ UND KNACKIG

» Je kürzer die Zutatenliste, desto gesünder ist das Lebensmittel. «

» Frag Omi: Was sie nicht als Lebensmittel erkennt, solltest du nicht essen. «

» Mundprobe: Kaufe grundsätzlich nichts, was du nicht aussprechen kannst. «

» Fastfood und Fertiggerichte sind ab jetzt Vergangenheit. «

DEIN ESSEN KANN ENTWEDER DIE WIRKSAMSTE UND KRAFTVOLLSTE MEDIZIN ODER DIE SCHLEICHENDSTE FORM VON GIFT SEIN.

ANN WIGMORE (ROHKOST-PIONIERIN)

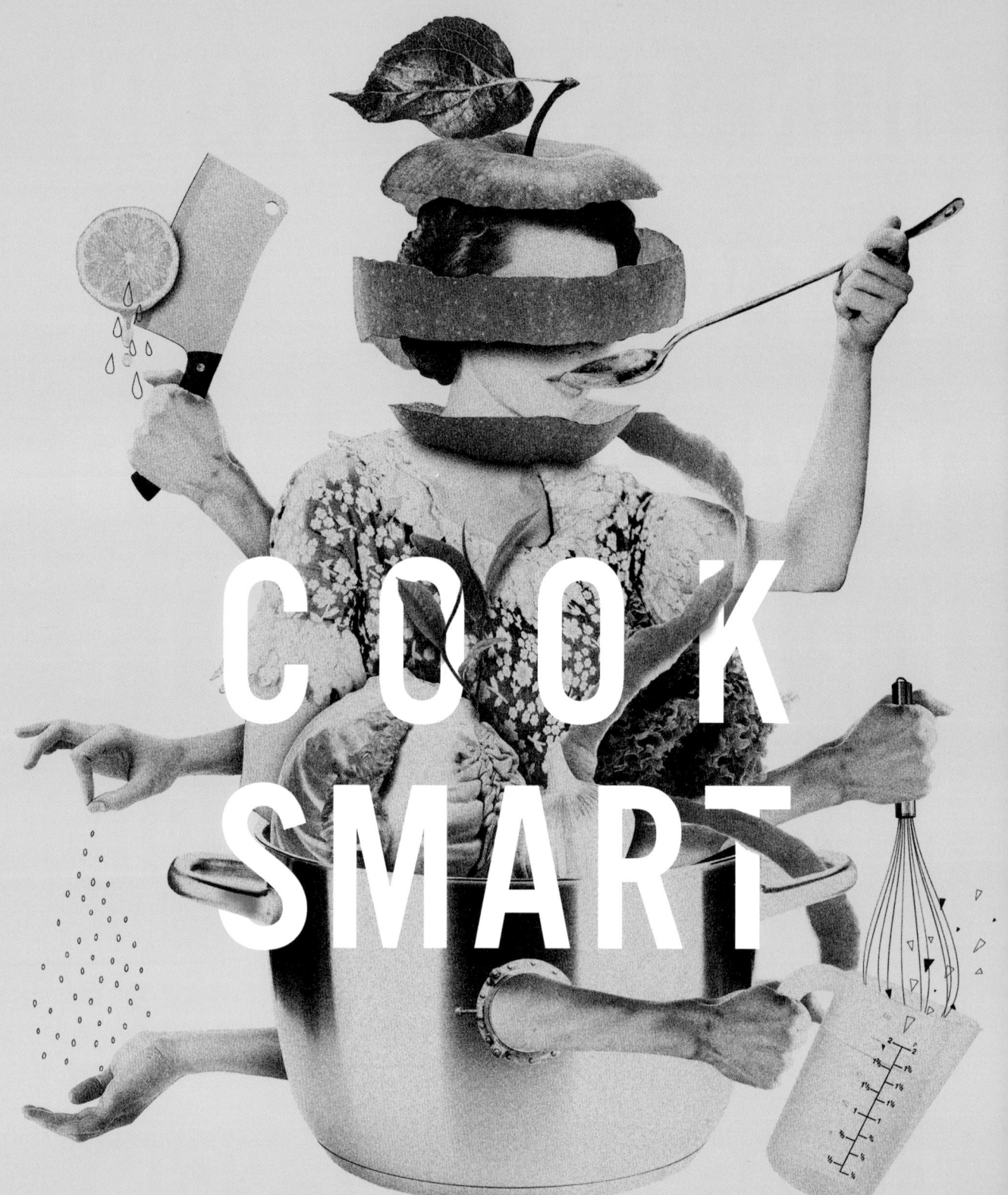

RULE 03

WER CLEVER KOCHT,
BRAUCHT KEINE VITAMINPILLEN

Warum das Beste in der Küche vernichten, bevor es auf den Tisch kommt? Wer kurz dünstet, leicht anbrät oder perfekt dämpft, bereitet sein Essen optimal zu. So bleiben Vitamine und Powerstoffe erhalten. Kaufe lieber öfter und dafür Frisches ein und werde zum Controller deines Kühlschranks!

AN DEN HERD – KOCHEN MACHT GLÜCKLICH

Du willst es natürlich? Das heißt auch, dass beim Zubereiten möglichst wenige Nährstoffe zerstört werden dürfen. Ob roh, gedämpft, gebraten, geschmort, gebacken oder gegrillt, mit selbst gemachtem Ketchup oder Käse, mariniert oder pur – es gibt viele Wege, Gemüse zuzubereiten und dabei aufzupeppen. Bei Obst und Gemüse ist nach den Clean-Eating-Regeln alles erlaubt, was schmeckt. Trotzdem solltest du wissen: Im ungegarten Zustand ist das meiste Gemüse am vitalstoffreichsten. Iss deshalb viel Rohkost und Salat. Nur wenige Ausnahmen sind roh ungenießbar oder giftig: Grüne Bohnen enthalten im rohen Zustand das gesundheitsschädliche Eiweiß Phasin. Ebenso müssen Kartoffeln gegart werden.

WERDE ZUM VITAMIN-RETTER

Durch schonendes Kochen kannst du zum Beispiel 50 Prozent Folsäure erhalten. Wird sanft gedünstet, steigt der Wert noch einmal – und zwar auf 75 Prozent. Von Vitamin C im Gemüse überleben 65 Prozent das Kochen; beim Dämpfen sind es 75 und beim Dünsten sogar 80 Prozent.

Bei anderen Lebensmitteln verbessert die Zubereitung (Zerkleinern, Pürieren, Kochen, etc.) jedoch die Bioverfügbarkeit gesundheitsfördernder Stoffe – wie zum Beispiel von Lykopin in Tomaten (siehe S. 75). Deshalb kommst du ums Kochen nicht herum. Das solltest du auch gar nicht versuchen. Denn selbst etwas zuzubereiten und allein oder im Team am Herd zu stehen, um zu kochen – das tut einfach gut. Es entspannt und macht Spaß. Für viele Menschen ist Kochen sogar eine Art Meditation. Du schaltest ab, konzentrierst dich auf den Augenblick – und wirst hinterher belohnt. Zumindest, wenn es schmeckt. Der Spruch »Etwas Warmes braucht der Mensch« hat seine Berechtigung.

SCHONGANG – GIB GARVERLUSTEN KEINE CHANCE

Legst du unbedacht los und bereitest haushaltsüblich zu, gehen durchschnittlich zehn bis 35 Prozent der Vitamine verloren. Abhängig davon, wie empfindlich dein Essen auf Wärme, Licht und Sauerstoff reagiert und wie viel durch Wasser ausgewaschen wird. Die beste Strategie gegen Vitamin- und Mineralstoffdefizite: Vermeide Verluste schon am Tatort – in der Küche. Hier die schonendsten Verfahren:

Dünsten: Ein Minimum an Wasser oder Brühe in den Topf, Gemüse drauf, Deckel zu – und Hitze drunter. Das Garen im eigenen Saft oder mit ganz wenig Wasser ist besonders schonend. Nicht nur, weil dabei wichtige Vitamine wie C und B_1 erhalten bleiben. Sondern auch, weil wasserlösliche Mineralstoffe nicht so stark ausgeschwemmt werden. Die Temperatur sollte dabei so niedrig wie möglich bleiben.

Dampfgaren: Noch schonender geht's ganz ohne direkten Wasserkontakt. Wertvolles bleibt beim Garen in heißem Wasserdampf am besten erhalten. Du kannst dafür einen Dampfgarer oder einen gut schließenden Topf mit Siebeinsatz nehmen. In Asialäden gibt es Bambuskörbchen, die sich stapeln lassen, und mit denen du verschiedene Lebensmittel gleichzeitig dämpfen kannst. Auch für Fisch und Fleisch ist das Dampfgaren geeignet. Der Eigengeschmack bleibt dabei erhalten.

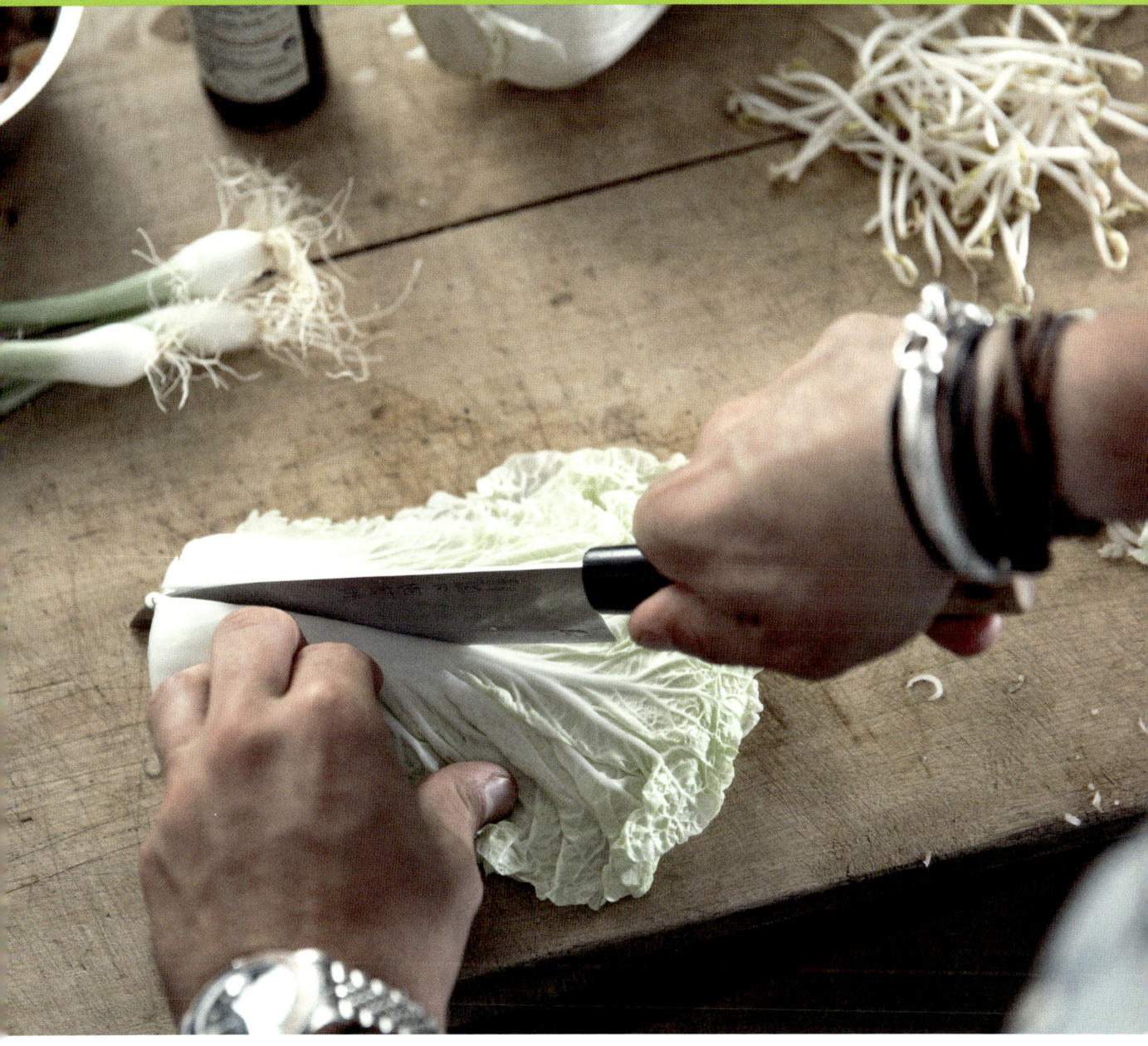

Schnellkochtopf mit Unterdruck: Manchen sind die Dinger suspekt. Doch wer ein bisschen Erfahrung mit Schnellkochtöpfen hat, will den vielseitigen, energiesparenden Topf meist nicht mehr missen. Damit kannst du sehr schonend und schnell Gemüse kochen, dünsten oder dampfgaren.

Kurzbraten: Bringt mehr Geschmack. Ein bisschen Öl in die Pfanne oder in den Wok, Gemüse dazu und unter Rühren anbraten. Sofort aufhören, wenn das Gemüse bissfest ist. Mariniertes Gemüse kann auch kurz auf den Grill.

Im Ofen garen: Das »Backen« (etwa eine halbe Stunde) zählt ebenfalls zu den relativ sanften Garmethoden. Hier kann nichts durch Kochwasser ausgeschwemmt werden.

Langsames Garziehen solltest du vermeiden, das heißt, langes Garen in viel Flüssigkeit zwischen 75 und 95 Grad. Auch das herkömmliche Kochen in viel siedendem Wasser führt zu Nährstoffverlusten.

BESSER NICHT AUF KLEINER FLAMME

Warmhalten und Wiederaufwärmen »entwertet« dein Essen: Die Vitalstoffverlustrate ist hierbei mit bis zu 50 Prozent am höchsten. Frischer Spinat, der einmal gekocht wurde, sollte überhaupt nicht wieder aufgewärmt werden. Dabei können Bakterien das Nitrat in giftiges Nitrit umwandeln (siehe S. 30).

Landen trotzdem ein paar Vitalstoffe im Kochwasser, verwendest du den Kochsud einfach weiter. Du gießt ihn nicht einfach weg, wenn dein Essen fertig ist, sondern bewahrst ihn für Saucen oder Brühe auf. Ausnahme: Das Kochwasser von Kartoffeln und Bohnen nicht weiter verwenden!

Achte schließlich darauf, dass du immer mit geschlossenem Deckel kochst und diesen möglichst selten öffnest. Andernfalls verdampfen wertvolle Stoffe. Statt umrühren rüttelst du den Topf einfach ab und zu sanft. Der Deckel muss gut schließen, sollte also ruhig etwas schwerer sein. Wer sein Essen gerne sehen möchte, kocht am besten mit Glasdeckeln.

VITAMIN-BUNKER – LASS DIE SCHALE DRAN

Um Vitamine, Mineral- und Ballaststoffe zu erhalten, bereitest du möglichst viel mit Schale zu beziehungsweise isst die Schale mit. Denn die besten Stoffe sitzen in oder direkt unter der Außenhaut. Trotz Belastungen durch Schadstoffe aus Pflanzenschutzmitteln gilt das Mit-Schale-Essen als gesündeste Variante. Bei Bio-Produkten bist du fein raus – sie sind ohnehin weniger belastet.

Die Angst vor Schadstoffen ist nach Angaben der Deutschen Gesellschaft für Ernährung unbegründet. Vorausgesetzt, du wäschst alles unter lauwarmem Wasser ab und trocknest es anschließend mit einem sauberen Tuch. So können bis zu 70 Prozent möglicher Rückstände entfernt werden. Wer trotzdem noch Bedenken hat, hilft mit einer Gemüsebürste nach. Tipp: Kartoffeln mit Schale magst du nicht? Dann entferne die Schale erst nach dem Kochen. So gehen weniger Vitamine verloren.

FINAL CUT – DER RICHTIGE SCHNITT MACHT'S

Damit die kleinen Powerstoffe in deinem Essen lebendig bleiben, Obst und Gemüse vor dem Garen am besten nicht zu klein schneiden und nicht lange an der Luft stehen lassen. Kleine Möhren und Kartoffeln darfst du sogar ruhig ganz kochen. Krebsschützende Stoffe bleiben dabei am besten erhalten (die Schutzwirkung ist um 25 Prozent höher). Warum? Über die größere Oberfläche, die bei kleinen Stücken entsteht, gehen mehr schützende Stoffe verloren.

Ansonsten gilt: sauber zuschneiden. Äußere Blätter, Stiele, allzu dicke Blattrippen und den Strunk solltest du bei Gemüse immer abschneiden. Denn dort sammelt sich das meiste Nitrat. Wenn du nicht zu viel entfernen willst, gut waschen und eventuell schälen. Das reduziert auch den Gehalt anderer Schadstoffe wie Schwermetalle. Frisch gehackte Kräuter kommen erst zum Schluss ins Essen. Du musst sie nicht mitkochen. Denn sonst würden sie ihre wertvolle krebsschützende Wirkung verlieren.

RICHTIG LAGERN – SO BLEIBT DEIN FOOD LÄNGER FRISCH

Um das Beste aus Obst und Gemüse herauszuholen, ist es wichtig, dass du beides richtig lagerst. Jede Sorte hat eigene Vorlieben – eine braucht Wärme und Licht, die andere hat es lieber kühl und dunkel. Faustregel: Frage dich, wo Obst und Gemüse ursprünglich herkommen. Das meiste, was aus Deutschland stammt, fühlt sich im Kühlschrank wohl. Früchte aus dem Süden wie Bananen oder Melonen gehören da nicht rein. Kälte beschädigt ihr Zellgewebe. In dunklen Speisekammern oder Vorratsschränken (8 bis 13 Grad) geht es ihnen am besten. Ansonsten lieber bei Zimmertemperatur aufbewahren.

Wichtig: Tomaten und Äpfel dürfen zum Beispiel nicht mit anderem Gemüse gelagert werden. Sie setzen große Mengen des Pflanzenhormons Ethylen frei, das Reifungsprozesse beschleunigt. So wird Obst oder Gemüse, das neben Tomaten oder Äpfeln liegt, schnell überreif und verdirbt früher. Empfindlich auf Ethylen reagieren zum Beispiel Gurken, Salat, Blumen- und Rosenkohl.

Auch wenn du deine Vorräte nach allen Regeln der Kunst richtig lagerst, verlieren sie mit der Zeit Nährstoffe. Wenn du es einrichten kannst, kaufst du deshalb lieber nur so viel, wie du für zwei oder drei Tage brauchst, und danach wieder frisches neues Obst und Gemüse. Auch im Kühlschrank herrschen unterschiedliche Temperaturen. Wer einfach alles dorthin packt, wo gerade Platz ist, verdirbt so manches Essen unnötigerweise. Ob Milch, Käse, Fleisch, Wurst, Joghurt, Gemüse oder Obst – jede Lebensmittelgruppe braucht eine andere Kühlzone. Was du wo am besten einräumst, steht in der Bedienungsanleitung deines Kühlschranks.

HALTBARKEITS-CHECK – DAS KANNST DU NOCH ESSEN

Clean leben heißt auch, möglichst nichts wegzuwerfen. Im Durchschnitt schmeißt jeder Deutsche 80 Kilo Lebensmittel mit einem Wert von 300 Euro pro Jahr einfach in die Mülltonne. Weil es nicht schmeckt, weil es verdorben ist oder weil einfach zu viel gekauft wurde. Das muss nicht sein. Bei richtiger Lagerung hält vieles sogar länger als das aufgedruckte Mindesthaltbarkeitsdatum. Schlecht ist es deshalb noch lange nicht. Aus dem Grund dürfen Geschäfte einwandfreie Produkte noch weiter verkaufen, in bestimmten Fällen muss auf spezielle Aufbewahrungsbedingungen hingewiesen oder kann ein Sonderpreis festgesetzt werden. Ernst wird's erst beim Verbrauchsdatum – das solltest du dann doch beherzigen.

Tipp: Wenn du nicht sicher bist, ob etwas noch gut ist, verlass dich auf deine Sinne. Prüfe mit Augen, Nase und Händen. Sieht es normal aus? Fühlt es sich an wie immer? Wenn es nicht komisch riecht, dürfte alles in Ordnung sein. Kommt aber doch ein unangenehmer Geruch auf oder hat sich sogar schon Schimmel gebildet? Dann lieber wegwerfen. Um das zu vermeiden, beugst du vor: Kauf möglichst nur frische Ware und nichts, was schon zu lange liegt. Im Zweifelsfall ist erntefrisch gefrostetes Tiefkühlgemüse (ohne Zusatzstoffe) besser als Verdorbenes. Selbst Konserven, für die das Gemüse kurz nach der Ernte verarbeitet wird, enthalten trotz Hitzeeinwirkung oftmals noch mehr Vitamine als Produkte, die zu lange gelegen haben. Hier ein Überblick:

Obst und Gemüse sieht man das Alter an. Sie sollten möglichst immer frisch gegessen werden. Südfrüchte verlieren Vitamine und werden matschig, wenn sie zu lange liegen. Kohl, Zwiebeln und Co. halten gut ein paar Tage länger durch.

Reis, Nudeln und Mehl kannst du auch nach Ablauf des Mindesthaltbarkeitsdatum noch bedenkenlos essen. Mehl hält am besten, wenn es verschlossen in einem dichten Behälter vor Ungeziefer geschützt wird. Vollkornbrot lässt sich gut einfrieren.

Bei Joghurt, Milch oder Frischkäse kann man es riechen, wenn's nicht okay ist. Ansonsten können die ihr Haltbarkeitsdatum bis zu drei Tage überschreiten – Joghurt oft noch länger.

Eier bleiben noch zwei Wochen nach Ablauf gut bekömmlich, sie sollten dann allerdings nur noch zum Backen und Kochen verwendet werden.

Fleisch muss möglichst innerhalb von drei Tagen gegessen werden (aufs Verbrauchsdatum achten). Geflügel und Hackfleisch immer sofort verzehren.

Frischer Fisch gehört in den Kühlschrank. Dort hält er maximal zwei Tage. Am besten direkt nach dem Einkaufen zubereiten oder einfrieren. Im Tiefkühler sollte beides nur wenige Wochen bleiben.

KURZ UND KNACKIG

» Gesundes ist sensibel – koche dein Essen nicht kaputt. «

» Mach's dir selbst – Kochen ist ab jetzt angesagt. «

» Ordnungswahn – bei der Lagerung deiner Lebensmittel darfst du ein Spießer sein. «

» Geht das noch? Verlass dich auf deine Sinne. «

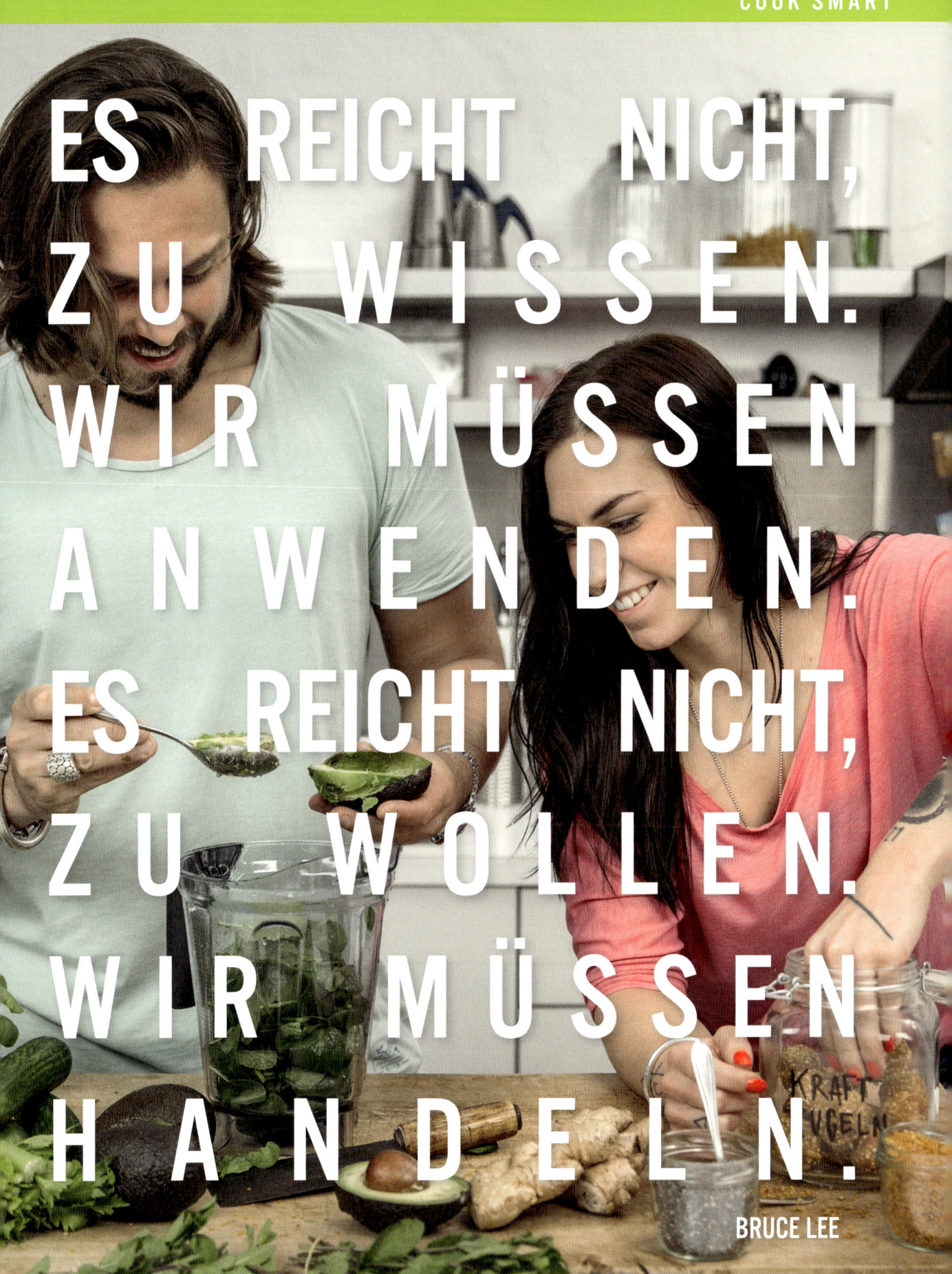

ES REICHT NICHT, ZU WISSEN. WIR MÜSSEN ANWENDEN. ES REICHT NICHT, ZU WOLLEN. WIR MÜSSEN HANDELN.

BRUCE LEE

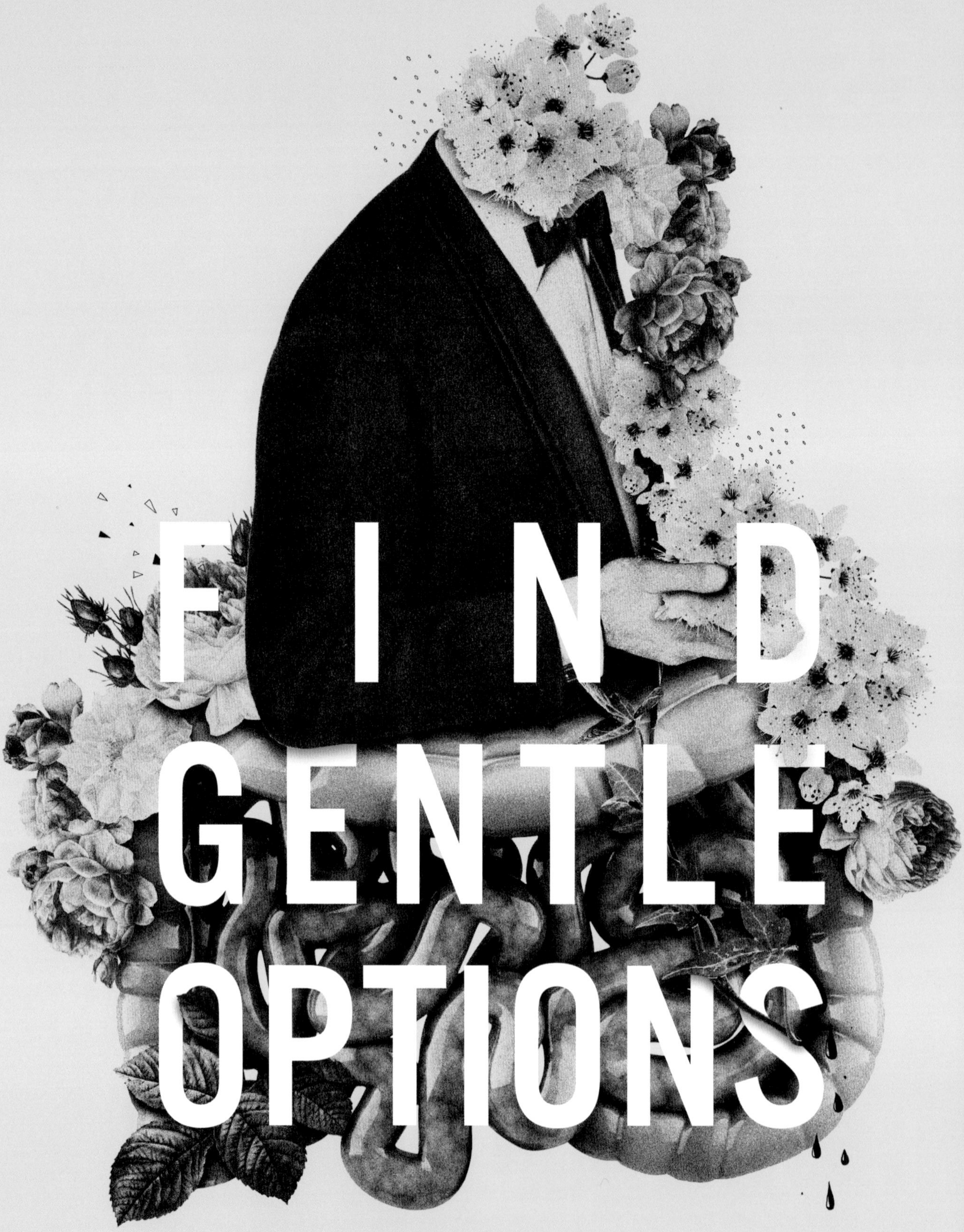
FIND
GENTLE
OPTIONS

RULE 04

LAKTOSE, FRUKTOSE, GLUTEN UND CO. – VERMEIDE LEBENSMITTEL, DIE DICH LAHMLEGEN

Darm-Rebellion, Blähungen, Verdauungsbeschwerden oder Kopfschmerzen? Wer bestimmte Lebensmittel so schlecht verträgt, dass sie zur Belastung werden, muss sie austauschen. Dahinter können Intoleranzen oder besondere Empfindlichkeiten stecken. Gute Nachricht: Es gibt heute viele leckere Ersatzprodukte!

ERFOLG GEHT DURCH DEN MAGEN!

Denk dran, wenn du dein Training ohne Einschränkung absolvieren willst, dann dürfen Magen und Darm nicht verrücktspielen! Gerade bei intensiven Workouts wird dein Verdauungssystem zusätzlich beansprucht und ist dann besonders sensibel. Deshalb: Achte auf ein gutes Bauchgefühl, nur so kannst du das Beste aus deinem Training herausholen.

»Ich vertrage das nicht.« Meist denken wir an eine Allergie, wenn jemand auf bestimmte Lebensmittel mit Bauchgrummeln, Hautausschlag oder Atemnot reagiert. Denn fast alle Inhaltsstoffe von Lebensmitteln können unangenehme Reaktionen auslösen – das reicht von leichten Befindlichkeitsstörungen bis zu ernsthaften Krankheiten. Der Körper erkennt die Stoffe dann als »nicht eigen«. Bei einer echten Allergie löst das Immunsystem Fehlalarm und Abwehrreaktionen aus. Doch so weit muss es nicht immer kommen. Ob als Antwort auf Milch, Obst oder Getreide – verschiedene Mechanismen im Körper können die Ursache für Beschwerden sein, die nach dem Essen auftreten, auch wenn man keine Allergie hat. Viele Symptome solcher Unverträglichkeiten sind so alltäglich, dass man gar nicht darauf kommt, eventuell unter einer Intoleranz zu leiden: Heißhunger auf Süßes, Müdigkeit, Durchfall, Verstopfung, Kopfschmerzen, Blähungen oder anderweitiges Unwohlsein gehören zu den kurzfristigen Folgen. Langfristig können daraus aber Darmentzündungen oder Leber- und Nierenschäden entstehen.

BESSERE AUFKLÄRUNG FÜR ALLERGIKER

Seit Dezember 2014 gelten für Lebensmittel neue Kennzeichnungsregeln, die mehr Transparenz versprechen. Vor allem Allergiker profitieren davon. Denn sie werden gewarnt – zum Beispiel vor Nüssen, Fisch oder anderen Zutaten, die allergische Reaktionen auslösen können. Solche Stoffe sind schon länger in der Kennzeichnungspflicht auf den Zutatenlisten, nicht aber bei loser Ware. Das hat sich geändert: Jetzt müssen Inhaltsstoffe auch für den Kuchen beim Bäcker oder für das Eis in der Eisdiele für Allergiker eindeutig erkennbar sein – entweder auf Schildern oder als Info vom Fachverkäufer.

LOCKER BLEIBEN – ES GIBT FÜR ALLES EINE LÖSUNG

Wer unter einer Lebensmittelunverträglichkeit leidet, dem kann meist geholfen werden. Wichtig: Er sollte über seine Erkrankung Bescheid wissen. Es gibt für alles eine Lösung. Immer mehr Hersteller nehmen Rücksicht auf Intoleranzen und bieten Ersatzprodukte an. Die schmecken manchmal so gut, dass auch Gesunde oder Leute, die auf bestimmte Stoffe besonders sensibel reagieren, zugreifen. Nicht zufällig steht der Latte macchiato laktosefrei inzwischen in fast jedem Coffee-Shop auf der Karte. Während echte Nahrungsmittelallergien vergleichsweise selten vorkommen und meist schon im Kindesalter entdeckt werden, treten Unverträglichkeiten oft erst im Erwachsenenalter auf oder werden dann erst erkannt. Was hat es damit auf sich?

LAKTOSE-INTOLERANZ – WENN DEIN BAUCH KEINE MILCH MAG

Eine weit verbreitete Unverträglichkeit in der westlichen Bevölkerung ist die Laktose-Intoleranz. Davon sind zehn bis 30 Prozent der Menschen betroffen. Wer darunter leidet, dem fehlt das Enzym Laktase, das normalerweise dafür sorgt, dass Milchzucker aufgespalten und seine Bestandteile im Dünndarm aufgenommen werden. Schafft der Magen-Darm-Trakt das nicht, gelangt die Laktose unverdaut in den Dickdarm. Hier verarbeiten Bakterien den Milchzucker, es entstehen unter anderem Fettsäuren und Gase, die die Darmschleimhaut reizen und zu Unverträglichkeitssymptomen führen.

Die Intoleranz kann entweder angeboren sein (primäre Laktose-Intoleranz) oder von einer Krankheit verursacht werden, bei der die Dünndarmschleimhaut geschädigt wurde (sekundäre Laktose-Intoleranz). Die Betroffenen leiden vor allem unter Blähungen, wenn sie Milch oder Milchprodukte zu sich genommen haben. Joghurt und Käse können sie wegen der Milchsäurebildung aus Laktose meist gut vertragen. Laktose-Unverträglichkeit lässt sich beim Arzt mit verschiedenen Tests feststellen.

Wer unter der Unverträglichkeit leidet, muss – anders als diagnostizierte Milcheiweiß-Allergiker – nicht komplett auf Milchprodukte verzichten. Bei manchen genügt es schon, die Menge an Milchzucker zu reduzieren. Andererseits gibt es mittlerweile einen ganzen Markt für laktosefreie Produkte, in denen die Laktose bereits aufgespalten ist, sodass der Darm nicht mehr dagegen rebelliert. Probier's doch mal mit Drinks aus Soja, Hafer, Reis oder Mandeln, diese sind nämlich von Natur aus laktosefrei.

FIESE FRÜCHTCHEN – VORSICHT BEI ZU VIEL FRUCHTZUCKER

Fruchtzucker? Das klingt doch eigentlich recht gesund. Schließlich stammt dieser Zucker ja nicht aus industrieller Herstellung, sondern aus der Natur. Doch das täuscht. Weder für Übergewichtige noch für Diabetiker ist der Zucker, der aus den Früchten kommt, von Vorteil – vor allem, wenn Verträglichkeitsprobleme auftreten.

Der Grund für Fruchtzucker-Unverträglichkeit ist ein Defekt im Transportmechanismus durch die Darmwand. Der Fruchtzucker kann im Dünndarm nicht richtig aufgenommen werden und gelangt deshalb in den Dickdarm. Dort macht sich die Darmflora an die Arbeit und baut die Fruktose ab; es entstehen Abbauprodukte, die den Magen-Darm-Bereich schädigen: Blähungen, Durchfall oder Erbrechen können die Folge sein. Leber und Nieren werden meist ebenfalls geschädigt.

Von einer vererbten (hereditären) Fruktose-Intoleranz sprechen Ärzte allerdings nur bei einer angeborenen Stoffwechselstörung. Ursache ist hier ein Gendefekt, der den Abbau von Fruktose in der Leber behindert. Die Aufnahme der Fruktose in den Darm ist dagegen nicht gestört. Dieser Gendefekt kommt jedoch recht selten vor und zeigt sich dann bereits bei Babys. Die sogenannte Fruktose-Malabsorption tritt sehr viel häufiger auf. Diese »eingeschränkte Fruchtzuckeraufnahme« bedeutet, dass jemand Fruchtzucker lediglich in größeren Mengen nicht gut verträgt. Das betrifft mehr als 30 Prozent aller Erwachsenen. Sie müssen ihren Fruchtzuckerkonsum reduzieren, was zunehmend schwieriger wird. Denn beispielsweise Fruktosesirup (aus Maisstärke) ist häufig vielen Lebensmitteln, Fertiggerichten und Süßwaren zugesetzt. Auch Getränke wie Limonaden sind ausgesprochene Fruktosebomben. Ärzte können mit einem Atemtest herausfinden, ob jemand unter einer Fruktose-Malabsorption leidet.

FRUCHTZUCKER – WAS IST WIE GUT VERTRÄGLICH?

Enthält Obst oder Gemüse mehr Glukose als Fruktose, so ist es für Fruchtzuckerempfindliche besser geeignet – Glukose fördert nämlich die Aufnahme von Fruktose. Ein Trick: Bereits mit einem Teelöffel Glukose (Traubenzucker) lässt sich die Fruktose-Aufnahme im Darm und die Verträglichkeit entsprechender Obstsorten deutlich verbessern. Probier's aus und dein Bauch sagt: Merci, Chérie.

Schwer verträgliches Obst	Verhältnis Gluk/Fruk < 0,5
Birne	0,2
Mango	0,3
Apfel, Apfelsaft	0,4

Besser verträgliches Obst	Verhältnis Gluk/Fruk 0,5–1
Orangensaft (frisch), Pfirsich	0,8
Ananas, Orangen, Erdbeeren, Kiwi	0,9

Gut verträgliches Obst	Verhältnis Gluk/Fruk 1–1,1
Banane, Orangensaft (abgepackt), Traube	1,0
Feigen (getrocknet), Grapefruit, Kirsche	1,1

Am besten verträgliches Obst	Verhältnis Gluk/Fruk 1,2–3
Honigmelone	1,2
Passionsfrucht, Mandarine	1,3
Pflaume	1,7
Aprikose	2,0
Papaya	3,0

Quelle: Der kleine Souci/Fachmann/Kraut. Lebensmitteltabelle für die Praxis.

WHAT ABOUT WEIZEN?

Weizen ist regelrecht in Verruf geraten. Seit Hollywoodstars, Supermodels und Sport-Asse öffentlich bekennen, komplett auf Weizenprodukte zu verzichten, weil sie »gluten-sensitiv« sind, ist die Nachfrage nach glutenfreien Produkten plötzlich rasant gestiegen. Viele Menschen berichten, dass ihre Kopfschmerzen, Verdauungsprobleme oder Bauchweh verschwinden, wenn sie Weizen vom Speiseplan streichen. Ob das Phänomen »Gluten-Sensitivität« wirklich existiert, ist umstritten.

WAMPE DURCH WEIZEN?

Aktuell ist in aller Munde, dass Weizen der absolute Dickmacher sei. Klar, wenn man zu viel davon isst – ständig Brot, Nudeln, Kuchen und so weiter –, macht auch Weizen irgendwann dick. Aber dass er pauschal als Dickmacher verteufelt wird, dazu fehlt bislang jede wissenschaftliche Erklärung und Basis.

Der Großteil derjenigen, die Beschwerden haben, verträgt Gluten lediglich schlecht, ist also »weizen- oder gluten-sensitiv«. Lediglich 0,1 bis 1 Prozent der Deutschen leiden tatsächlich unter Zöliakie. Bei dieser Gluten-Unverträglichkeit macht das sogenannte Klebereiweiß (Gluten) den Betroffenen schwerwiegende Probleme. Der Gluten-Bestandteil Gliadin löst eine immunologische Reaktion aus, die zu chronischen Darmerkrankungen führt. Die Diagnose stellt der Arzt. Für kleine Kinder ist eine Gluten-Unverträglichkeit besonders gefährlich. Sie kann Entwicklungsstörungen zur Folge haben. Wenn du an Zöliakie leidest, musst du Gluten komplett meiden – eine echte Herausforderung! »Gluten-Sensitive« sollten das Weizeneiweiß möglichst meiden, vertragen es aber in geringen Mengen.

Gluten steckt unter anderem in Weizen, Dinkel/Grünkern, Roggen, Hafer und Gerste. Für die Betroffenen heißt das zum Beispiel: Kein herkömmliches Brot, Müsli, Bier, Kuchen oder Getreidenudeln. In Form von Aromen oder Stabilisatoren werden stark verarbeiteten Fertiggerichten, Schokolade, Wurst, Pizza oder Fruchtjoghurts ebenfalls Klebereiweiße zugesetzt. Von Natur aus frei von Gluten sind unverarbeitete Lebensmittel wie Fleisch, Fisch, Eier, Milch und Milchprodukte, Obst, Gemüse, Fette und Öle, Säfte und Tees. Auch Getreidearten wie Teff, Hirse, Mais, Reis, Quinoa, Amarant und Buchweizen sowie Kastanienmehl und Soja sind glutenfrei. Bei unseren Rezepten findest du jeweils ein Symbol für Gerichte, die glutenfrei sind (siehe S. 164).

Neueste Untersuchungen machen nicht Gluten, sondern andere Substanzen – sogenannte Polyfructane, die auch in Obst und Gemüse vorkommen – für die genannten Symptome verantwortlich. Bislang gibt es dafür jedoch weder geeignete Untersuchungsmethoden noch gesicherte Daten.

KURZ UND KNACKIG

» Bevor du dich verrückt machst und alles vermeidest – hör auf deinen Körper und im Zweifel auf Experten: Onkel Doc und Tante Foodcoach. «

» Ersetze, was dich schlapp macht – es gibt tolle Alternativen. «

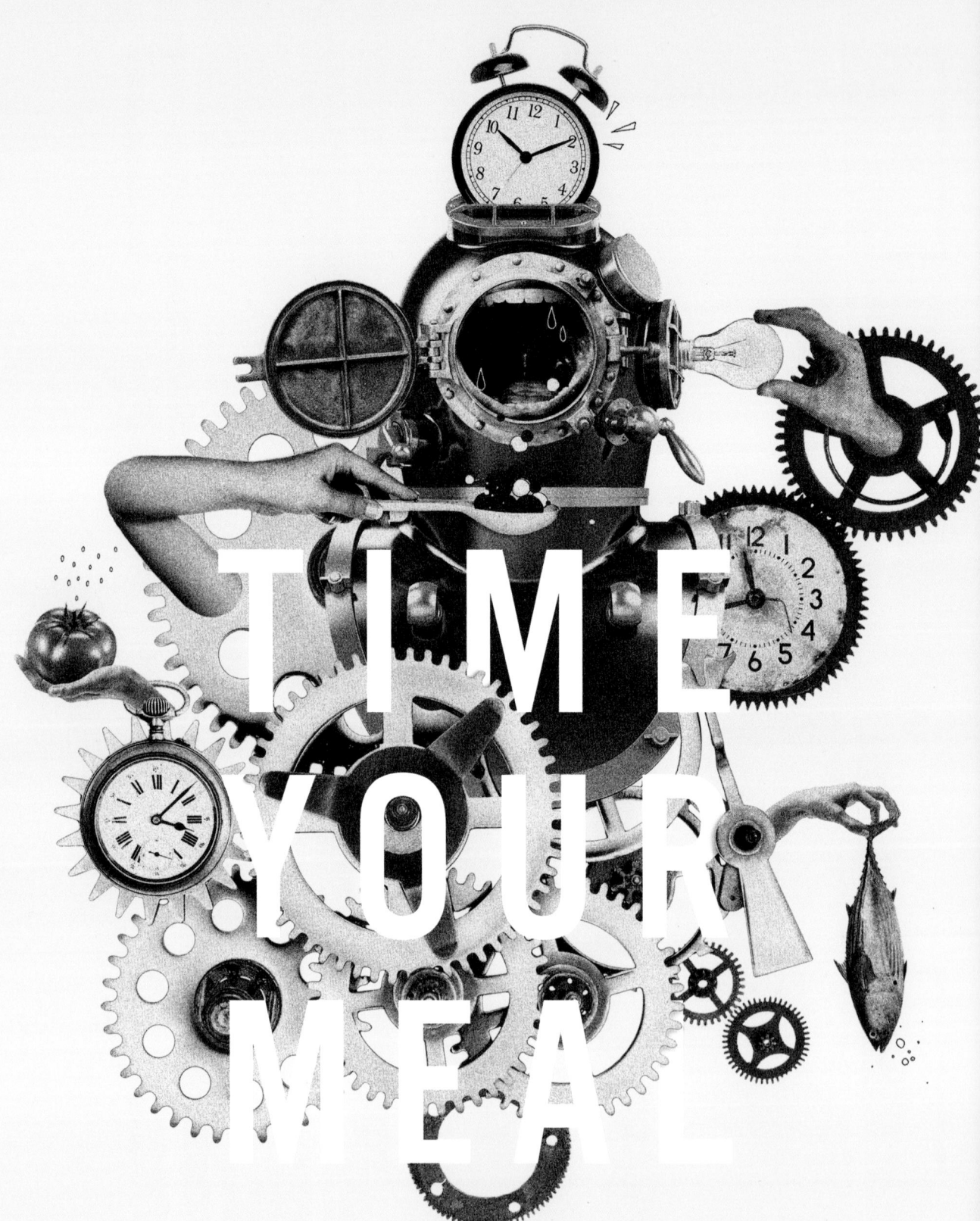

RULE 05

CLEVER ESSEN STATT DOPING – ISS DAS RICHTIGE ZUR OPTIMALEN ZEIT

Gch gut gestärkt in den Tag. Iss dich kreativ. Mach dich extra fit vorm Sport – und schlaf gut. All das kannst du mit perfektem Mahlzeiten-Timing erreichen. Wenn du die Grundregeln kennst, kannst du dein Training effektiver gestalten und erreichst früher deine Ziele. Jede Mahlzeit übernimmt dabei eine wichtige Funktion.

EINE INNERE UHR BESTIMMT UNSEREN LEBENSRHYTHMUS

Ob uns warm ist oder kalt, wie das Herz schlägt, wie der Blutdruck steigt oder sinkt, und wann welche Hormone ausgeschüttet werden – der biologische Rhythmus schwankt ständig. Wir sind zu unterschiedlichen Zeiten besser oder schlechter in der Lage, bestimmte Leistungen zu erbringen. Zum Beispiel ist das Kurzzeitgedächtnis am Vormittag besonders fit, während das Langzeitgedächtnis nachmittags in Fahrt kommt. Muskeln sprechen am frühen Abend am besten aufs Training an. Gegen 15 Uhr empfinden wir weniger Schmerz als zu anderen Tageszeiten. Auch Muskelaufbau und Fettverbrennung lassen sich zu unterschiedlichen Tageszeiten mehr oder weniger effektiv fördern. All das kannst du als Food-Timer unterstützen. Selbst auf die Qualität deines Schlafes hast du in der Küche Einfluss.

Um schwungvoll in den Tag zu kommen, musst du dich nicht mit Kaffee vollschütten. Auch andere Kost gibt dir den nötigen Kick. Eine Studie, über die das International Journal of Food Sciences and Nutrition berichtet, ergab, dass ein kohlenhydrat- und ballaststoffreiches Frühstück dazu beiträgt, dich länger satt zu fühlen und besser konzentrieren zu können. Ideal ist morgens eine Kombination aus Obst und Körnerprodukten – zum Beispiel Powerporridge mit Hüttenkäse und Cranberrys (siehe S. 176).

SHUTTLE-SERVICE: INSULIN IST UNSER ENERGIE-TAXI

Insulin ist das anabole Hormon schlechthin in deinem Körper. Denn es verschafft allen Makronährstoffen (Kohlenhydraten, Fetten und Proteinen) Eintritt in die Zellen (in Muskel-, aber auch in Fettzellen). Gleichzeitig bremst Insulin den Fettabbau – je höher die Insulinausschüttung, desto geringer die Fettverbrennung. Sobald wir etwas essen, steigt das Insulin im Blut – vor allem nach schnell verdaulichen »Carbs« (»Carbs« von englisch »carbohydrates«, Kohlenhydrate). Zu viel davon, durch ständige Mahlzeiten- und Kohlenhydratflut, führt zu Insulinresistenz und Stoffwechselverschlechterung.

TURBO-MIX: PROTEINE MIT KOHLENHYDRATEN

Proteine unterstützen morgens und abends Aufbauprozesse, machen außerdem wach und satt und sind gut für die Figur. Sie sind unsere wichtigsten Bodybuilder. Unmittelbar nach dem Training wirken Proteine in Kombination mit »Carbs« wie eine Treibstoff-Injektion – letztere stimulieren das Insulin, das die Proteinbausteine (Aminosäuren) in die Zellen schleust. Ein proteinhaltiges Mittagessen macht fit für den Nachmittag und beugt Heißhungerattacken vor. Ideal sind zum Beispiel Fisch oder Geflügel mit Gemüse oder Salat, aber ohne (oder nur mit sehr wenig) Sättigungsbeilagen wie Nudeln, Kartoffeln oder Reis. Auch pflanzliche Proteine sind empfehlenswert – wie Hülsenfrüchte (Linsen, Bohnen, Soja), Nüsse und Samen (wegen des hohen Fettgehalts nur in Maßen) oder Pilze. Wichtig: Allzu spät abends keine große Eiweißportion mehr essen – diese würde deinen Schlaf stören (siehe S. 104). Aber der ist entscheidend für den Erfolg von Clean Your Life.

Langsam verfügbare Kohlenhydrate, sogenannte »Slow Carbs«, zum Beispiel in Vollkorn, Gemüse und Hülsenfrüchten, spenden dir morgens und tagsüber schnelle und langanhaltende Energie, heben deine Stimmung und machen dich geistig fit. Schnell verfügbare Kohlenhydrate wie Weißmehl, Süßigkeiten und zuckerreiche Produkte solltest du sowieso aus deiner Ernährung streichen. Aber auch »Good Carbs«

reduzieren vorübergehend den Fettabbau. Unmittelbar vor und nach intensiven Workouts ist eine optimierte Kohlenhydratversorgung jedoch wichtig für deine Leistungsfähigkeit und für eine gute Regeneration – »Carbs« sind quasi das Super-Plus-Benzin für deine Muskeln.

TIPPS FÜRS OPTIMALE FOOD-TIMING – VON A BIS Z

Antioxidantien (Vitamine C, E und Beta-Carotin, morgens und tagsüber) schützen die Zellen. Perfekt dafür: Obstsalat mit Walnüssen oder mediterraner Salat mit Olivenöl.

B-Vitamine, tagsüber und abends eingenommen, stärken die Nerven, verbessern Regeneration und Haut. B-Vitamine sind in Form von Vitamin B_1 (Vollkorn), B_6 (Fleisch, Fisch, Käse) und Vitamin B_{12} (Fleisch, Fisch, Käse) echte Nervenvitamine. Vitamin B_6 greift in die Bildung des Neurotransmitters Serotonin aus Tryptophan ein (siehe S. 104). B-Vitamine wirken beruhigend und helfen in den Schlaf.

Bioflavonoide Die sekundären bioaktiven Pflanzenstoffe unterstützen den ganzen Tag über die Vitaminwirkung und den Stoffwechsel. Außerdem gelten sie als Gesundheitsschutz. Du findest sie in ampelfarbenem Obst und Gemüse (rot, gelb, grün).

Kalzium tagsüber und abends ist gut für Knochen, Zähne, Nerven und Muskeln. Gute Quellen: Milch, Käse, grünes Blattgemüse (super: Grünkohl, Brokkoli und Mangold), Tofu, Nüsse, Sesam, Bohnen, Linsen und Lauch. Die Kalziumauslagerung aus den Knochen findet über Nacht statt, mit einer guten Versorgung am Abend wirkst du dieser entgegen.

Magnesium aktiviert Enzyme, stärkt Muskeln und Nerven, entspannt – nach dem Sport ein echtes Antistress-Mineral. Es steckt in Mineralwasser (ideal ab 100 Milligramm Magnesium pro Liter), in Grünzeug und Nüssen. Auch Haferflocken, Hirse, Kichererbsen, Kakao und Sojabohnen liefern viel davon. Magnesium relaxed die Muskeln, deshalb hilft es am Abend beim Entspannen und Regenerieren.

Vitamin C (in Zitrusfrüchten) macht aktiv, stärkt die Abwehr und schützt die Gesundheit. Dieses Vitamin solltest du morgens und tagsüber einnehmen, am Abend verzichtest du besser darauf, denn eine geballte Ladung Zitrusfrüchte stört das Einschlafen.

Zink aus Haferflocken oder einem Haferdrink am Vormittag unterstützt Eiweißstoffwechsel, Hautregeneration und Immunsystem. Abends ist eine gute Zinkversorgung wichtig für die Testosteronproduktion, die überwiegend im Schlaf stattfindet.

POWERFOOD FÜR ERFOLGSHUNGRIGE

Ganz ohne »Carbs« geht beim Sport einfach nichts. Speziell dafür haben wir unsere Pre-Workout-Rezepte und Best-Energy-Snacks entwickelt (siehe S. 212f), die den perfekten Mix aus »Slow Carbs« und besten Proteinen enthalten. Am Abend sind Kohlenhydrate ein echtes Schlummermittel, denn sie sind eine wichtige Voraussetzung zur Bildung unseres Schlafhormons Melatonin. Die letzte große Mahlzeit sollte mindestens vier Stunden vor dem Schlafengehen gegessen werden – das wäre optimal, wenn auch nicht immer möglich. So wird die Bildung wichtiger Wachstumshormone über Nacht nicht gehemmt (siehe S. 95f), die einen wesentlichen Beitrag zu Fettabbau und Muskelaufbau in deinem Körper leisten.

GLYX BRINGT DEINE FETTVERBRENNUNG AUF HOCHTOUREN

Was ist der glykämische Index (Glyx)? In der Ernährungswissenschaft wird damit das Maß für den Blutzuckerspiegelanstieg angegeben. Alle Kohlenhydrate lassen sich danach einteilen: Ist der Glyx niedrig, steigt der Blutzuckerspiegel nur langsam an und die Fettverbrennung arbeitet effektiver – ein Vorteil fürs Schlankwerden und -bleiben.

Low-Glyx-Food gibt dir lange Energie, viele wichtige Mineralstoffe und Vitamine sowie gleichzeitig eine hohe Nährstoffdichte. Hier kannst du uneingeschränkt zugreifen: Äpfel, Blattsalate, Beeren, Birnen, Brokkoli, Haferflocken (kernig), Hülsenfrüchte, Kohl, Nudeln (Hartweizen), Orangen, Paprika, Roggenvollkornbrot (grobkörnig), Sojabrot, Sojasprossen, Sonnenblumenkerne, Spinat, Tomaten, Vollkornbrot mit Leinsamen, Vollkornmüsli ohne Zucker, Zucchini.

Lebensmittel mit hohem Glyx (Weißmehlprodukte, Zuckerreiches, vor allem Traubenzucker) lassen den Insulinspiegel nach dem Essen stark ansteigen. Das bremst die Fettverbrennung sofort aus.

FIGUR-OPTIMIERER: ESSPAUSEN HALTEN DICH SCHLANK

Um ein »sauberer« Esser zu werden, musst du dich an feste Mahlzeiten halten. Morgens, mittags und abends eine Hauptmahlzeit sowie ein Snack (vormittags oder nachmittags) sind Pflicht. Dazwischen solltest du möglichst nichts essen. Denn bei jeder Mahlzeit – sei sie noch so »low carb« – wird eine geringe Menge Insulin ausgeschüttet und die Fettverbrennung kurzzeitig reduziert. An intensiven Tagen solltest du die drei Hauptmahlzeiten und den Snack mit einem Pre-Workout-Snack (siehe S. 212 f.) ergänzen. Das erfordert am Anfang Disziplin, sofern du es gewohnt bist, nach Lust und Laune zu essen. Doch du solltest darauf achten, wenn du abnehmen willst. Denn nur so zapft dein Körper seine Fettreserven lange und intensiv an. Am besten unterstützt du dich mit viel (Wasser-)Trinken. So werden Stoffwechselprodukte aus dem Fettabbau besser ausgeschieden. Außerdem dämpft das den Hunger und kurbelt den Kalorienverbrauch an. Wenn du dich langfristig auf einen festen Mahlzeitenrhythmus beschränkst, hat das auch noch einen entscheidenden Vorteil: Du wirst außerhalb deiner Essenszeiten kaum noch ans Essen denken. Denn du weißt: »Jetzt bin ich nicht angreifbar. Zu Hause mache ich mir gleich mein eigenes Essen.«

KURZ UND KNACKIG

» Aller guten Dinge sind vier – drei Hauptmahlzeiten und ein Snack. «

» Vorfahrt für Eiweiß – dann klappt's auch mit der Fettverbrennung. «

» Kohlenhydrate musst du dir verdienen – als Kraftquelle fürs Training. «

» Das richtige Timing beim Essen bringt die Bestleistung. «

GUTES ESSEN ZAHLT SICH AUS – DU HOLST AUS DIR NUR DANN DAS BESTE HERAUS, WENN DU ZUVOR DAS BESTE GETANKT HAST!

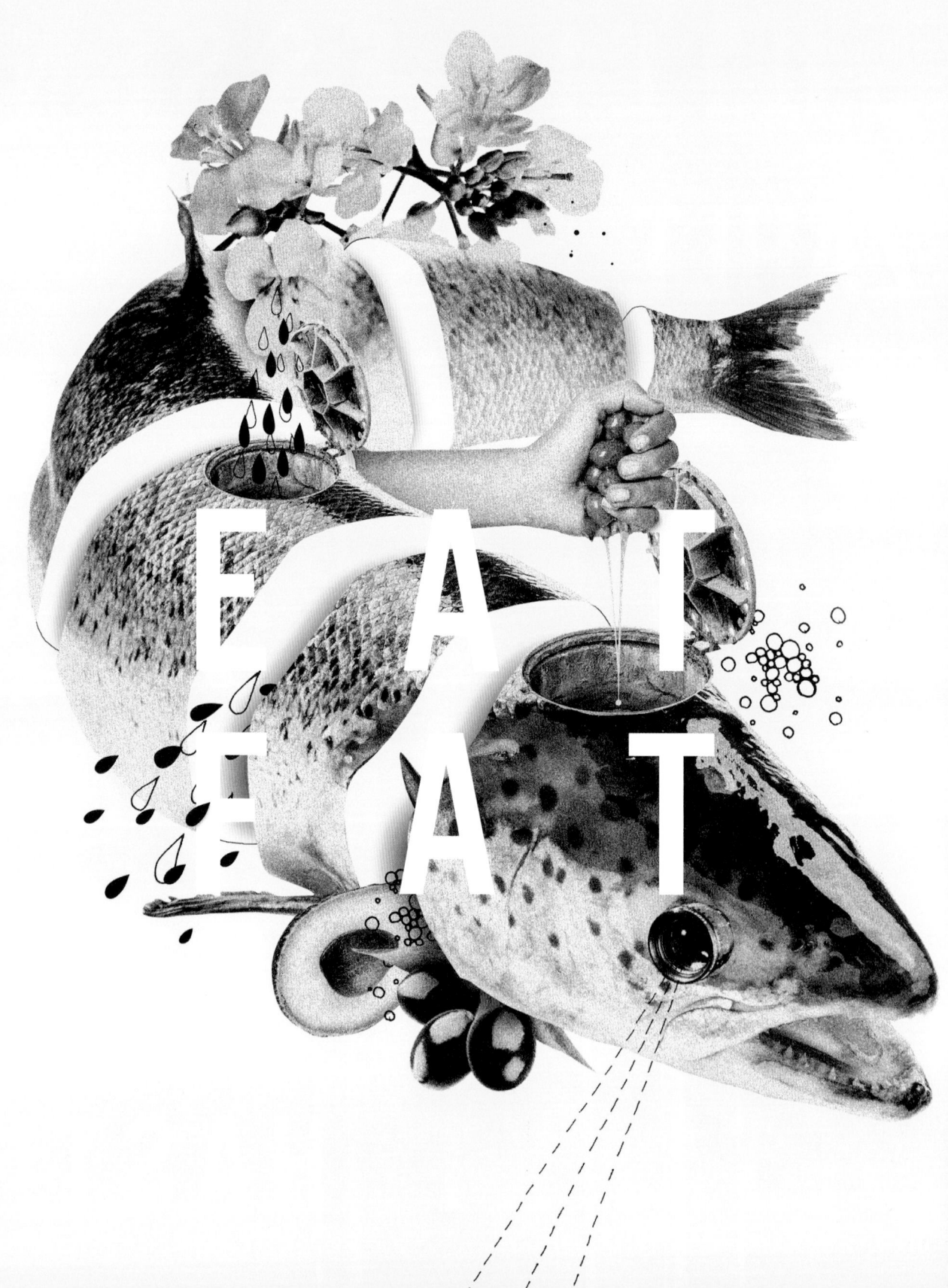

NIMM DICH OMEGA 3 –
FETT MACHT NICHT DICK, SONDERN
STARK, SCHLAU, FIT UND GESUND

Für Figurbewusste hat das Wort einen schlechten Beigeschmack. Schließlich galt Fett lange Zeit nur als Dickmacher. Doch Fett ist nicht gleich Fett. Lerne zwischen guten und fiesen Fetten zu unterscheiden.

SURVIVAL-KIT – FETT, DER RETTER IN DER NOT

Fett liefert uns Energie (und zwar schnell und nachhaltig), und es speichert Wärme. Unter allen Nährstoffen hat Fett den höchsten Brennwert. Das ist einerseits sehr nützlich. In Zeiten des Überflusses aber auch gefährlich. Denn der Wärmeschutz kann sich schnell in ein ungesundes Fettpolster verwandeln. Ohne Fett würde dir jedoch vieles fehlen: Fette versorgen uns mit gesundheitsfördernden Fettsäuren. Und unser Körper kann Vitamin A, D, E und K nur mit Hilfe von Fett aufnehmen – wichtig für Wachstum, Aufbau und Erhalt von Knochen und Zähnen sowie zum allgemeinen Gesundheitsschutz.

In der Ernährungswissenschaft unterscheidet man zwischen vier Kategorien von Fettsäuren, die gesundheitlich unterschiedlich zu bewerten sind:

Gesättigte Fettsäuren stecken in tierischen Produkten – von Butter bis zu Milch und Fleisch, aber auch in von Natur aus festen Pflanzenfetten sowie gehärteten Pflanzenölen. Sie stehen im Ruf, das Risiko von Gefäßerkrankungen zu erhöhen.

Einfach ungesättigte Fettsäuren hingegen können den Cholesterinspiegel senken und sich positiv auf die Zellen auswirken (zum Beispiel in Nüssen oder Olivenöl).

Mehrfach ungesättigt sind die Omega-3-Fettsäuren, die in Lein-, Raps- und Walnussöl als Alpha-Linolensäure vorkommen und im Fisch als biologisch aktivere Form mit den Namen Eicosapentaensäure (EPA) und Docosahexaensäure (DHA) vorhanden sind. Mehrfach ungesättigt sind auch die sogenannten Omega-6-Fettsäuren (wie Linolsäure in Keimölen). Im Gegensatz zu gesättigten Fettsäuren kann der Körper die mehrfach ungesättigten nicht selbst herstellen. Das heißt, du musst sie über das Essen aufnehmen.

Trans-Fettsäuren sind überflüssig. Sie entstehen vor allem bei der Fetthärtung von Pflanzenölen – zum Beispiel in Chips, Pommes und Co. Sie können den Cholesterinspiegel ungünstig beeinflussen.

DER KLEINE, FEINE UNTERSCHIED – FETT IST NICHT GLEICH FETT

Was unterscheidet die Nahrungsfette voneinander? Der Unterschied liegt in der Zusammensetzung der Fette, im sogenannten Fettsäurenmuster, und natürlich in der Menge. Als gesund gilt: Nicht mehr als 35 Kalorienprozent Fett am Tag. Das heißt, wenn du täglich ungefähr 2 000 Kalorien isst, kannst du etwa 77 Gramm Fett aufnehmen – optimal zusammengesetzt aus gesättigten, einfach und mehrfach ungesättigten Fettsäuren. Das klingt nicht gerade unkompliziert. Zum Glück musst du die genauen chemischen Formeln einzelner Fette nicht lernen – halte dich stattdessen an die folgenden Checkpoints:

Iss wenig Fett in Form von Backwaren, frittierten Speisen, fettreichen Molkereiprodukten, Süßigkeiten, Chips und Co.

Werden auf Verpackungen gehärtete oder teilgehärtete Pflanzenfette erwähnt, meide die Produkte.

Einfach ungesättigte Fettsäuren stecken zum Beispiel in Raps- und Olivenöl. Sie senken das »schlechte« LDL-Cholesterin, ohne den »guten« HDL-Anteil zu mindern.

Wenn du ein Kopfarbeiter bist, stärke Gehirn und Nerven mit mehrfach ungesättigten Fettsäuren aus Kaltwasserfischen wie Lachs, Hering oder Makrele.

FISCH IST DIE BESTE OMEGA-3-QUELLE

Omega-3-Fettsäuren haben sich in Studien als effektive Vorbeugung gegen Herz-Kreislauf-Erkrankungen und deren Folgen erwiesen. Mehrfach ungesättigte Fettsäuren aus dem Fett von Kaltwasserfischen schützen offenbar vor den fettbedingten Krankheiten. Sie wirken positiv auf den Blutdruck und verringern das Zusammenklumpen der Blutplättchen. Die Folge: Das Blut fließt besser, der Herzrhythmus wird stabilisiert – und das alles schon bevor die Krankheiten überhaupt entstehen. Andere Studien bestätigten das: So zeigten Männer, die gar keinen Fisch essen, im Rahmen einer Untersuchung das höchste Herzinfarkt- und Sterberisiko. Egal, ob jemand gesund oder schon krank ist – die amerikanische Herzgesellschaft (AHA) rät zu zwei Fischmahlzeiten pro Woche.

LACHS – DER JOD- UND OMEGA-3-KING

Dieser Fisch kann aufgrund seines hohen Jodgehalts einen wichtigen Beitrag beim Schlankwerden leisten. Jod ist essenziell für die Produktion von Schilddrüsenhormonen, die wiederum die Höhe des Grundumsatzes regeln. Eine ausreichende Jodversorgung über die Nahrung ist keineswegs garantiert, es kommt in vielen Lebensmitteln nur minimal vor. Reich an Jod sind Seefische, Milchprodukte, Eier sowie jodiertes Speisesalz und die daraus hergestellten Lebensmittel. Du solltest am besten mindestens zweimal pro Woche Seefisch essen und Jodsalz verwenden. Fettsäuren helfen außerdem beim Fatburning: Eine aktuelle Studie zeigt, dass Omega-3-Fettsäuren neben der Herz-Kreislauf-Prophylaxe die Insulinwirkung verbessern, sodass der Körper weniger Insulin braucht. Und weniger Insulin heißt: eine höhere Fettverbrennung und weniger Heißhunger. Gut fürs Training also!

LIFEGUARD – MIT OMEGA-3 DAS HERZINFARKTRISIKO HALBIEREN

Untersuchungen belegen: Wer jeden Tag 30 Gramm Fisch isst, kann sein Herzinfarktrisiko um die Hälfte senken. Von dieser Erkenntnis profitieren nicht nur Kranke. Denn die enthaltenen Omega-3-Fettsäuren wirken zur Vorbeugung ebenso wie zur Nachsorge. Wer bereits einen Herzinfarkt erlitten hat, kann das Risiko für weitere Infarkte um 30 Prozent senken. Zu den besten Quellen gehören fettreiche Kaltwasserfische.

Und wenn man keinen Fisch mag? Dann musst du Öle und Fette mit einem günstigen Verhältnis von Omega-6- zu Omega-3-Fettsäuren verwenden. Das ist zum Beispiel bei Raps- oder Leinöl der Fall. Allerdings ist die Umwandlung von Alpha-Linolensäure aus Pflanzen im Körper in die mehrfach ungesättigten Omega-3-Fettsäuren EPA und DHA äußerst begrenzt. Bei unseren aktuellen Essgewohnheiten liegt die Rate deutlich unter fünf Prozent. Das heißt, du brauchst viel pflanzliches Omega-3-Fett – mit entsprechender Kalorienbelastung –, um daraus die biologisch aktiven EPA und DHA zu produzieren. Kaltwasserfisch ist die einzige sichere Quelle.

REGENERATIONS-TURBO: WENIGER ENTZÜNDUNGEN

Für Sportler sind aufgrund der hohen Belastungen die Omega-3-Fettsäuren besonders wichtig, sie benötigen auch aus einem weiteren Grund Omega-3. Denn diese können neben dem positiven Effekt auf Herz, Kreislauf sowie Blutgefäße entzündliche Reaktionen in Muskeln und Gelenken vorbeugen. Diese bilden sich, wenn du intensiv trainierst – vor allem bei Kraft- und Intervalltraining werden sogenannte Entzündungsbotenstoffe wie Cytokine und Eicosanoide im Überschuss freigesetzt. Eine Kettenreaktion kommt in Gang, weitere Entzündungen können deine Zellen schädigen.

Die nur im tierischen Fett vorkommende und im Körper gebildete Omega-6-Fettsäure Arachidonsäure ist Ausgangssubstanz für Entzündungsbotenstoffe. Ihre natürlichen Gegenspieler sind Omega-3-Fettsäuren (EPA, DHA). Nehmen wir von letzteren viel auf, werden im Körper weniger Entzündungsbotenstoffe gebildet. Neue Erkenntnisse zeigen, dass Omega-3-Fettsäuren nicht nur Entzündungen vorbeugen, sondern auch zur Auflösung bereits bestehender Entzündungen beitragen.

Eine aktuelle Pilotstudie aus dem Jahr 2014 mit 106 deutschen Leistungssportlern aus dem Bereich Winter-/Ausdauersport zeigt, dass – wie viele andere Bevölkerungsgruppen auch – die Probanden einen niedrigen HS-Omega-3-Index (Maß für den Versorgungszustand mit EPA/DHA) hatten. Und zwar lag er niedriger als bei Patienten mit Arterienverkalkung (Atherosklerose). Dies bedeutet ein hohes Risiko für Herz-Kreislauf-Probleme, Depressionen und sub-optimale kognitive Leistungen.

EXTRAPORTION – SPORTLER BRAUCHEN MEHR

Ursache für die schlechte Omega-3-Versorgung könnten die für Sportler meist typischen Ernährungsgewohnheiten sein: der hohe Fleischverzehr und die – an sich empfehlenswerte – hohe Aufnahme von Vollkornprodukten. In beiden Lebensmittelgruppen überwiegen die Omega-6-Fettsäuren, dementsprechend müssten auch mehr Omega-3-Fettsäuren aufgenommen werden. Ist eine höhere Zufuhr notwendig, kann dies auch durch Nahrungsergänzungsmittel geschehen. Sportlern wird eine hohe Zufuhr von täglich 1000 bis 2000 Milligramm EPA und DHA angeraten. Für Breitensportler werden mindestens 300 Milligramm EPA und DHA empfohlen. Mit ein bis zwei Portionen (à 100 bis 200 Gramm) Makrele, Hering, Lachs oder Sardine pro Woche lässt sich dies bereits erreichen.

KURZ UND KNACKIG

» Wer hart sein will, verzichtet auf gehärtete Fette. «

» Omega-3 macht müde Muskeln schneller wieder munter. «

» Freie Fahrt für Fett aus Lachs, Hering, Makrele und guten Pflanzenölen. «

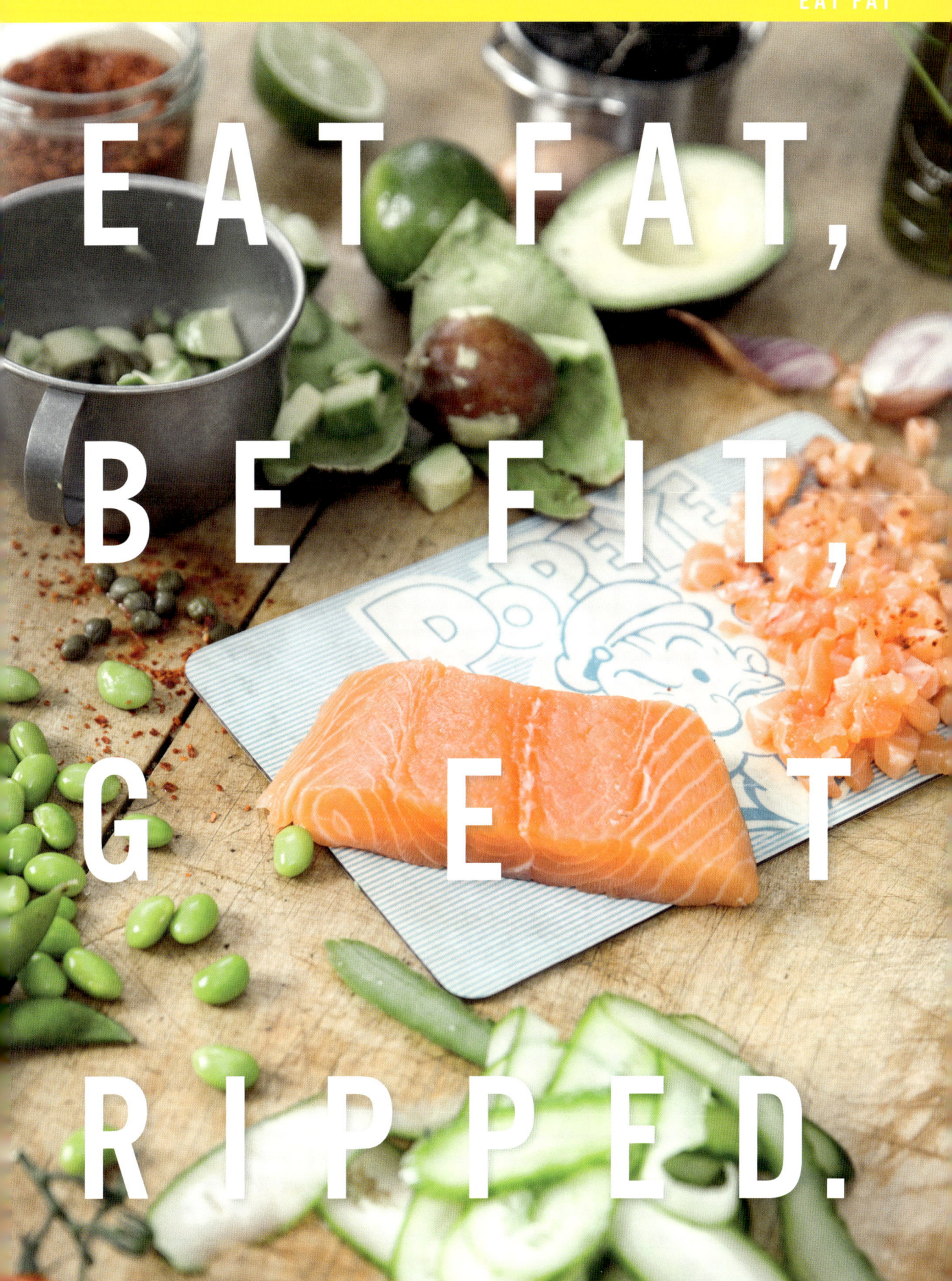

EAT FAT,
BE FIT,
GET
RIPPED.

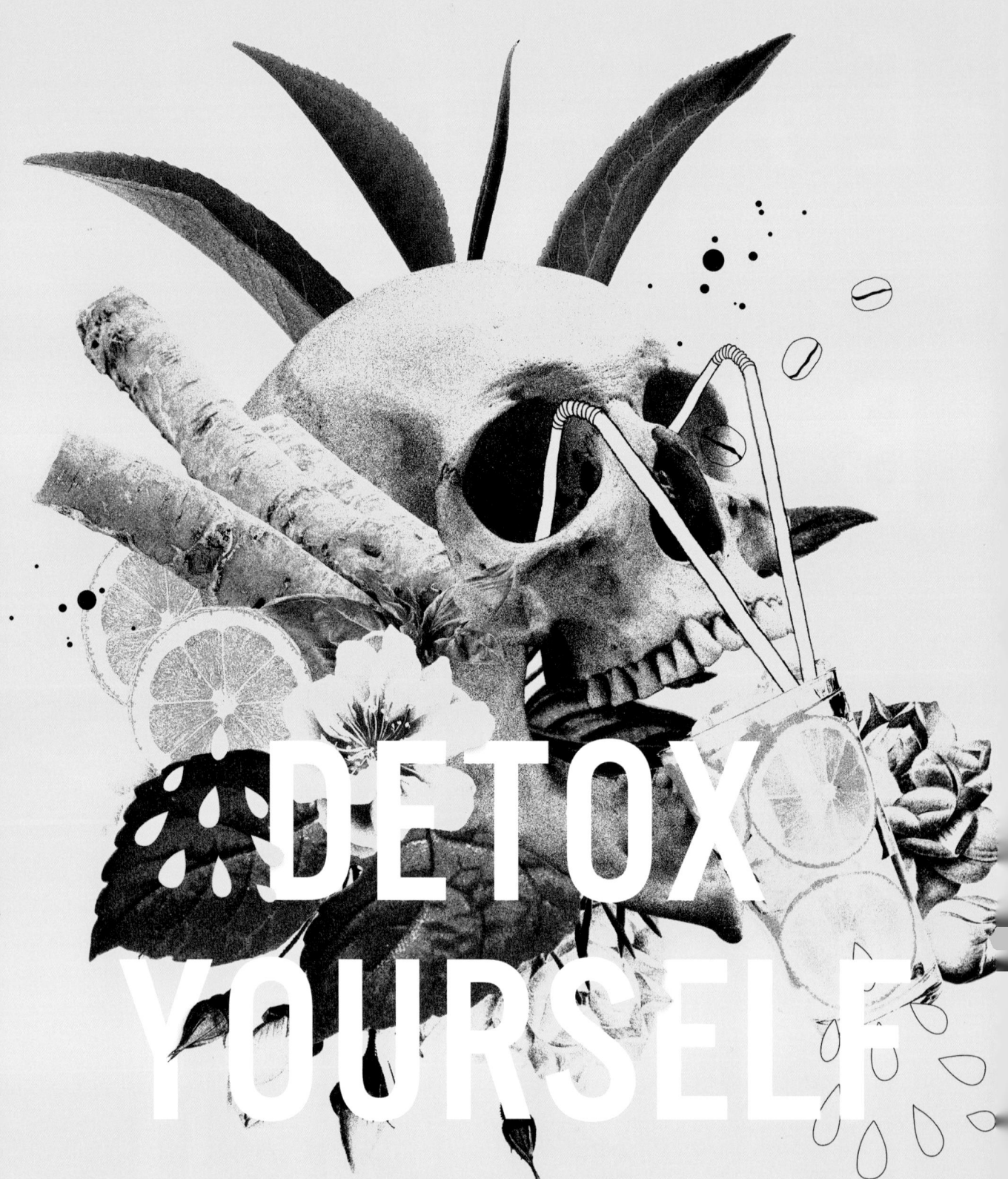

RULE 07

REINIGE DICH VON INNEN –
DIE BEFREIUNGSKUR FÜR DEINEN KÖRPER

Körper und Seele befreien, die Organe entlasten, bei ihrer Entgiftungsfunktion unterstützen, dem Stoffwechsel eine Schadstoffpause gönnen, das Immunsystem stärken oder Krankheiten vorbeugen – in vielen Fällen können Lebensmittel Medikamente ersetzen. Hier findest du Tipps, was du beachten musst.

SCHICK DEINE ORGANE IN DEN ERHOLUNGSURLAUB

Ob Stress, schlechter Schlaf, zu viel Fastfood oder Süßigkeiten, übertriebene Hungerkuren, Alkohol, ungesundes Fett oder Umweltgifte – vieles macht unseren Körper fertig. Wir sind häufig müde, schlapp und ausgelaugt. »Detox yourself« – diese kurze Formel verspricht Abhilfe. Du kannst es zu Hause machen oder dich ein paar Tage in ein Hotel zurückziehen. Ob Fasten nach Buchinger oder F.X. Mayr, ob mit fertig gelieferten oder selbst gemachten Säften, Tees und Suppen – kleine Detox-Kuren oder kurze Detox-Diäten sind wie Urlaub für die Organe.

Wenn du deine Clean-Your-Life-Wochen hinter dir hast, kannst du die Mini-Kuren immer mal wieder einlegen. Detox-Tage ergänzen die cleane Lebensweise sinnvoll. Während deiner Sechs-Wochen-Challenge ist Detox ein Bestandteil des Clean-Your-Life-Programms.

HOUSEKEEPING – DIE BESTEN REINEMACHER

Es gibt verschiedene Detox-Methoden, die Idee dahinter ist aber immer gleich: Du verzichtest weitgehend auf feste und säurebildende Nahrung, trinkst weder Kaffee noch Alkohol, sondern nur Wasser, Säfte, spezielle Tees, Detox-Drinks und Smoothies. Deine Ernährung besteht vor allem aus Obst und Gemüse – teils roh, teils als Suppe, damit du auch etwas Warmes hast. So befreist und reinigst du Darm, Nieren, Leber, Galle, Lymphsystem und Haut. Über die Wirkung sind sich Schul- und Alternativmediziner zwar nicht einig. Als Unterstützung für eine langfristige Ernährungsumstellung oder als Auszeit vom Alltag haben Detox-Tage aber ihre Berechtigung. Sie kurbeln den Stoffwechsel an, stärken das Immunsystem und geben neue Energie. Die Basics sind auch wichtig für das Sechs-Wochen-Programm.

GIB »SAUER« KEINE CHANCE – ZURÜCK INS GLEICHGEWICHT

Grundlage der Detox-Programme ist die sogenannte basische Ernährung. Dabei isst du vor allem basenbildende Lebensmittel wie Gemüse, Kartoffeln und Obst – roh oder nur leicht gegart. Zurückhaltung ist dagegen für alles angesagt, was im Körper Säuren produziert: Eiweiß aus Fleisch, Fisch, Milch, Käse oder Eier sowie aus Getreideprodukten wie Brot oder Nudeln. Die basische Ernährung versorgt dich mit Nähr-, Vital- und leicht aufnehmbaren basischen Mineralstoffen. Saure Stoffwechselrückstände, die bei einer herkömmlichen Ernährungsweise entstehen, werden vermieden oder abgepuffert. Das führt zu einem ausgeglichenen und gesunden Säure-Basen-Haushalt.

SUPPORT YOUR SPORT

Wer viel Eiweiß isst und außerdem intensiv trainiert, liefert dem Körper mehr Säuren als üblich. Wichtig ist hier der Ausgleich in Form von basenbildenden Lebensmitteln. Deshalb solltest du als Sportler immer eine Extraportion an Gemüsen und Früchten essen.

Eine basische Ernährung beugt chronischen Erkrankungen, Zivilisationskrankheiten und Alterserscheinungen vor. Sie genießt einen guten Ruf als Jung-, Schlank- und Schönmacher. Ausschließlich basisch solltest du aber nicht auf Dauer essen. Besser ist eine sogenannte basenüberschüssige oder basenbetonte Ernährung, bei der man 70 bis 80 Prozent basische und 20 bis 30 Prozent säurebildende Lebensmittel mischt. Mit diesem Mix gleicht man die ständig anflutenden Säuren regelmäßig durch die in der Nahrung mitgelieferten Basen aus.

BEST OF: DIE HITLISTE BASISCHER LEBENSMITTEL

Bei den Säften schneiden Apfel-, Rote-Bete-, Tomaten-, Orangen-, Gemüse- und Zitronensaft als basische Getränke gut ab. Vor allem in Kombi mit bikarbonat-reichem Mineralwasser.

Bei Gemüsesorten und Salaten sind Feldsalat, Fenchel, Grünkohl, Kohlrabi, Rucola, Sellerie und Spinat auf der Basen-Hitliste führend. Kartoffeln zählen auch zu den Basenbildnern.

Unter den Hülsenfrüchten sind grüne und weiße Bohnen besonders basisch. Soja und Produkte daraus wie Tofu oder Sojageschnetzeltes gehören ebenfalls ins Basenlager.

Im Bereich Obst ist die Auswahl groß: Aprikosen, Bananen, Feigen, Kiwi, Rosinen, schwarze Johannisbeeren und Weintrauben haben besonders hohe Werte.

Detox hat übrigens nichts mit Entschlackung zu tun. Hartnäckig hält sich der Mythos, dass der Mensch hin und wieder entschlacken muss. Dass er also schmutzige Rückstände bildet, die sich wie eine schwarze Masse an die Organe kleben. Dahinter steckt wohl die Vorstellung, dass wir bei der biologischen Oxidation (das heißt der Nährstoffverbrennung zur Energiegewinnung) wie ein Hochofen arbeiten. Dort bleiben nämlich Reste, die rausmüssen, wenn das Feuer erloschen ist. Das Märchen vom Entschlacken wird immer wieder erzählt, ist aber wissenschaftlich nicht haltbar.

WAS KANNST DU DIR SONST NOCH GUTES TUN?

Nimm die Auszeit nicht nur vom ungesunden Essen, sondern auch vom Alltag. Körper und Geist werden entlastet, wenn sie in eine gesunde Balance zurückfinden. Du fühlst dich leichter, fitter und entspannter. Vielleicht wirst du kreativer, kannst dich besser konzentrieren oder leichter schlechte Gewohnheiten ablegen. Gleichzeitig kannst du deine Organe schützen und unterstützen.

BITTER MACHT DIE LEBER FROH

Die Leber ist die größte Reinigungsfabrik des Körpers. Sie schützt andere Organe vor Giftstoffen und arbeitet zuverlässig, solange sie nicht überfordert wird. Ihre ganze Wirkung entfaltet sie aber erst im Zusammenspiel mit den anderen Entgiftungsorganen – mit Darm, Niere und Bauchspeicheldrüse. Es gibt wirksame Heilkräuter und Pflanzen, die die Leber »im Kampf« gegen Giftstoffe unterstützen. Dazu gehören bittere Kräuter wie Beifuß, Löwenzahn, Pfefferminze oder Wermut ebenso wie Lebensmittel mit reichlich Bitterstoffen wie Brokkoli, Endivie, Grapefruit, Chicorée, Artischocke und Radicchio.

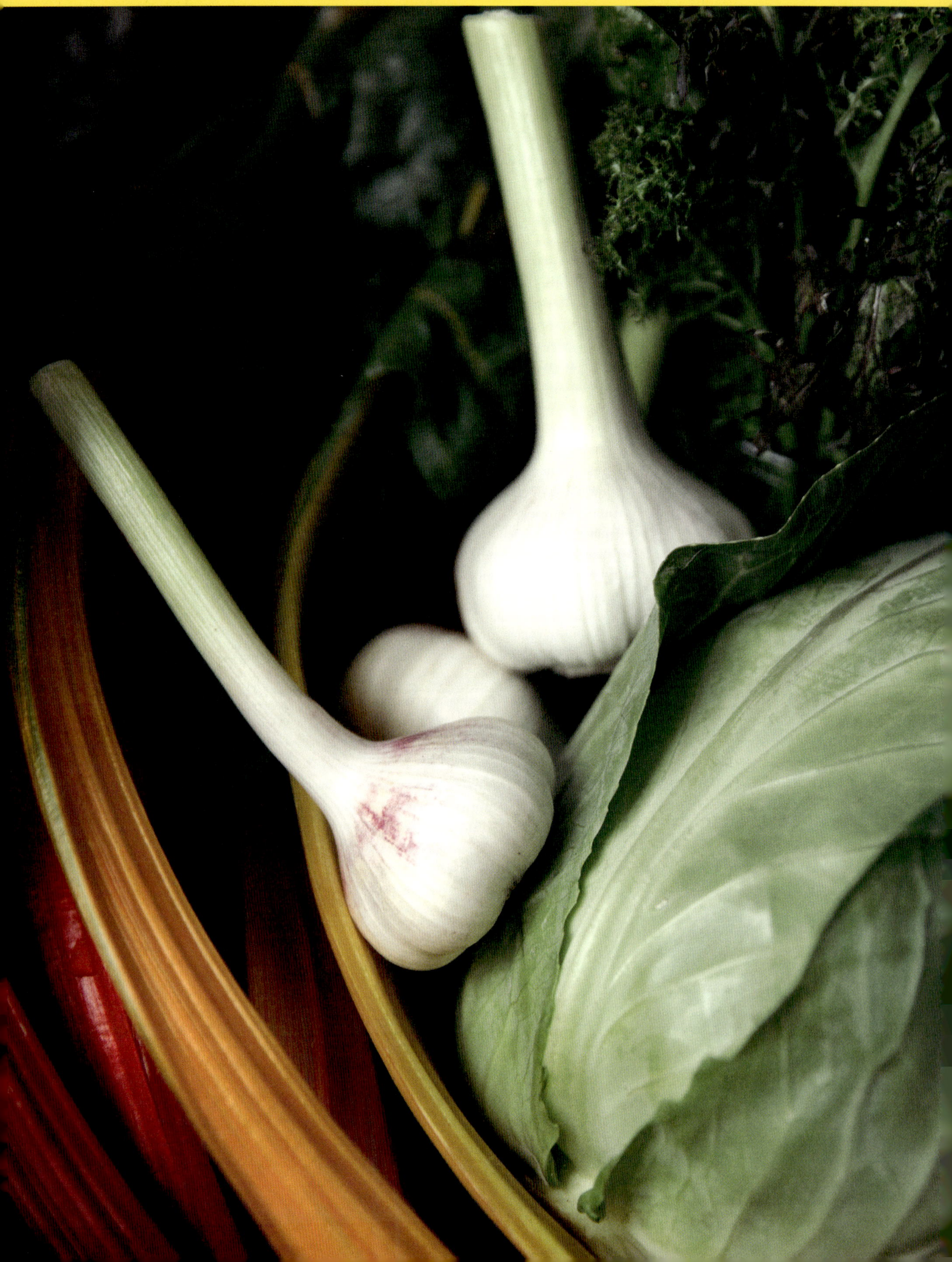

DARMJOGGING: BRING DEINE VERDAUUNG IN SCHWUNG

Dauernd Probleme mit dem Darm? Das ist keine Seltenheit. Jeder dritte leidet heute unter Verdauungsstörungen. Da hilft vor allem eine ballaststoffreiche Ernährung: Viel frisches, vitaminreiches Obst, Gemüse, Salat und Vollkornprodukte – natürlich immer nur in den Dosierungen, die du gut verträgst, und nicht, wenn du an Unverträglichkeiten gegen Fruktose oder Gluten leidest (siehe S. 55 ff).

Fettarme Milcherzeugnisse wie Buttermilch, Kefir und probiotische Joghurts bringen – regelmäßig konsumiert – die Verdauung in Schwung; Kleie und Leinsamen (dazu genug Wasser trinken!) fördern ebenfalls.

Auch die Kaumuskeln können unterstützen. Je länger du dein Essen zwischen den Zähnen zermalmst, desto geschmeidiger geht's weiter (siehe S. 88 f).

Kräuter und Gewürze regen den Appetit und die Bildung von Speichel und Magensaft an. Das wiederum kommt der Verdauung und Verwertung der Nahrungsmittel zugute.

COLOR CODE: BUNT MACHT GESUND!

Als sogenannte Krebsschutz-Ernährung gilt eine farbenfrohe Kombination aus Tomaten, Paprika, Chilis, Auberginen und Co. Die überzeugen nicht nur, weil sie so schön bunt aussehen und meist Hauptbestandteil der mediterranen Küche sind. Sie enthalten auch Stoffe, die wie Medizin wirken: Sekundäre Pflanzenstoffe aus der Gruppe der antioxidativen Carotinoide und Polyphenole stecken zum Beispiel im französischen Gemüseeintopf Ratatouille, in griechischem Salat mit vielen Tomaten, in italienischen Gemüse-Antipasti oder einer herzhaften Minestrone.

Kürbis- und Blattgemüse (enthalten die Carotinoide Lutein und Zeaxanthin) gelten als »gut für die Augen«. Sie können vor altersbedingter Sehschwäche schützen.

ROTE RETTER – TOMATEN SCHÜTZEN VOR KREBS

Was gesundheitsfördernde Eigenschaften angeht, sind Tomaten echte Highlights. Ob in Tomatensaft, -suppe, -mark oder -sauce – du kannst sie in jeder Form genießen. Denn verarbeitete Tomaten haben sogar Vorteile gegenüber rohen: Der Tomatenfarbstoff Lykopin wird erst im Verarbeitungsprozess richtig wertvoll.

Dieser Stoff hat eine acht- bis zehnmal so starke antioxidative Zellschutzwirkung wie Beta-Carotin aus Möhren (siehe S. 61). Lykopin soll das Risiko von Lungen-, Darm- und Prostatakrebs senken. In Ländern wie Italien, Spanien oder Mexiko, in denen traditionell viele Tomaten gegessen werden, sind die Prostatakrebsraten niedriger als in Ländern, in denen Tomaten seltener auf den Speiseplan kommen. Wie funktioniert das? Der Farbstoff soll direkt auf Enzyme wirken, die für das Wachstum von Krebszellen verantwortlich sind. Wenn veränderte Zellen sich teilen, hemmt Lykopin diesen Vorgang, reichert sich an und kann verhindern oder zumindest bremsen, dass die Krebszellen sich teilen. Wer sinnvoll gegen Krebs vorbeugen will, sollte deshalb so oft wie möglich zu Tomaten greifen.

Täglich ein bunter Teller mit Tomaten und Paprika (grün oder rot unterscheidet sich im Vitamin- und Mineralstoffgehalt nicht) ist Genuss und Krebsschutz gleichermaßen.

NICHT ZU UNTERSCHÄTZEN: HEILKRAFT AUS KRÄUTERN

Sie regen den Stoffwechsel an, fördern die Gesundheit, bringen Herz-Kreislauf-System und Durchblutung in Schwung und gelten zu Recht als heilende Lebensmittel: Kräuter und Gewürze sind schmackhafter Gesundheitsschutz. Wer reichlich davon verwendet, macht die Küche zur Naturapotheke.

Vor allem Rosmarin, Thymian, Salbei und grüne Minze schützen mit ihrer antioxidativen Wirkung.

Petersilie, Schnittlauch, Kresse und frischer Meerrettich liefern Vitamin C und Kalium. Sie dürfen ruhig großzügig verwendet werden. Selbst wenn sie nicht frisch geerntet sind, sondern einfach aus der Tiefkühltruhe geholt werden, bieten sie optimalen Gesundheitsschutz.

In den Mittelmeerländern sowie Thailand und Indien wächst eine Vielzahl von außergewöhnlichen Kräutern (zum Beispiel Thymian, Rosmarin, Salbei und Korianderkraut), die auch bei uns erhältlich ist. Anders als beim Würzen mit Salz und Pfeffer brauchst du hier keine Sorge haben, dass du überdosierst. Mit einer Handvoll Kräutern machst du nichts falsch – im Gegensatz zu übermäßig viel Kochsalz (siehe S. 89). »Kräuter statt salzen«, heißt deshalb die Devise.

Curry ist eine Mischung aus bis zu 66 Gewürzen, darunter verschiedene Pfeffersorten, Kreuzkümmel, Koriander, Nelken, Kardamom, Paprika, Muskat, Zimt und Chili. Das bringt nicht nur orientalischen Zauber ins Essen, sondern fördert die Durchblutung, die Verdauung und das Funktionieren von Leber und Galle.

Last but not least: Werde Wassertrinker – was für das Clean-Your-Life-Programm ohnehin auf dem Plan steht, kommt dir auch an Detox-Tagen zugute. Trinke zwei bis drei Liter Wasser am Tag. Die durchsichtige Flüssigkeit ist absolut clean, überall zu haben, macht fit, schlank und schön. Wasser hilft gegen Heißhunger und macht es leichter, weniger zu essen.

KURZ UND KNACKIG

» Hol dir 'ne Putzkolonne: Basische Lebensmittel sind die besten Reinemacher. «

» Mehr Dynamik für den Darm: Gute Verdauungshilfen sind rohes Gemüse, Obst, Vollkornprodukte, Naturjoghurt, Kefir und Co. «

» Mach dein Leben bunter: Je mehr natürliche Farben in deinem Essen stecken, desto höher ist der Krebsschutz. «

UNSER KÖRPER IST UNSER GARTEN, UND UNSER WILLE DER GÄRTNER.

WILLIAM SHAKESPEARE

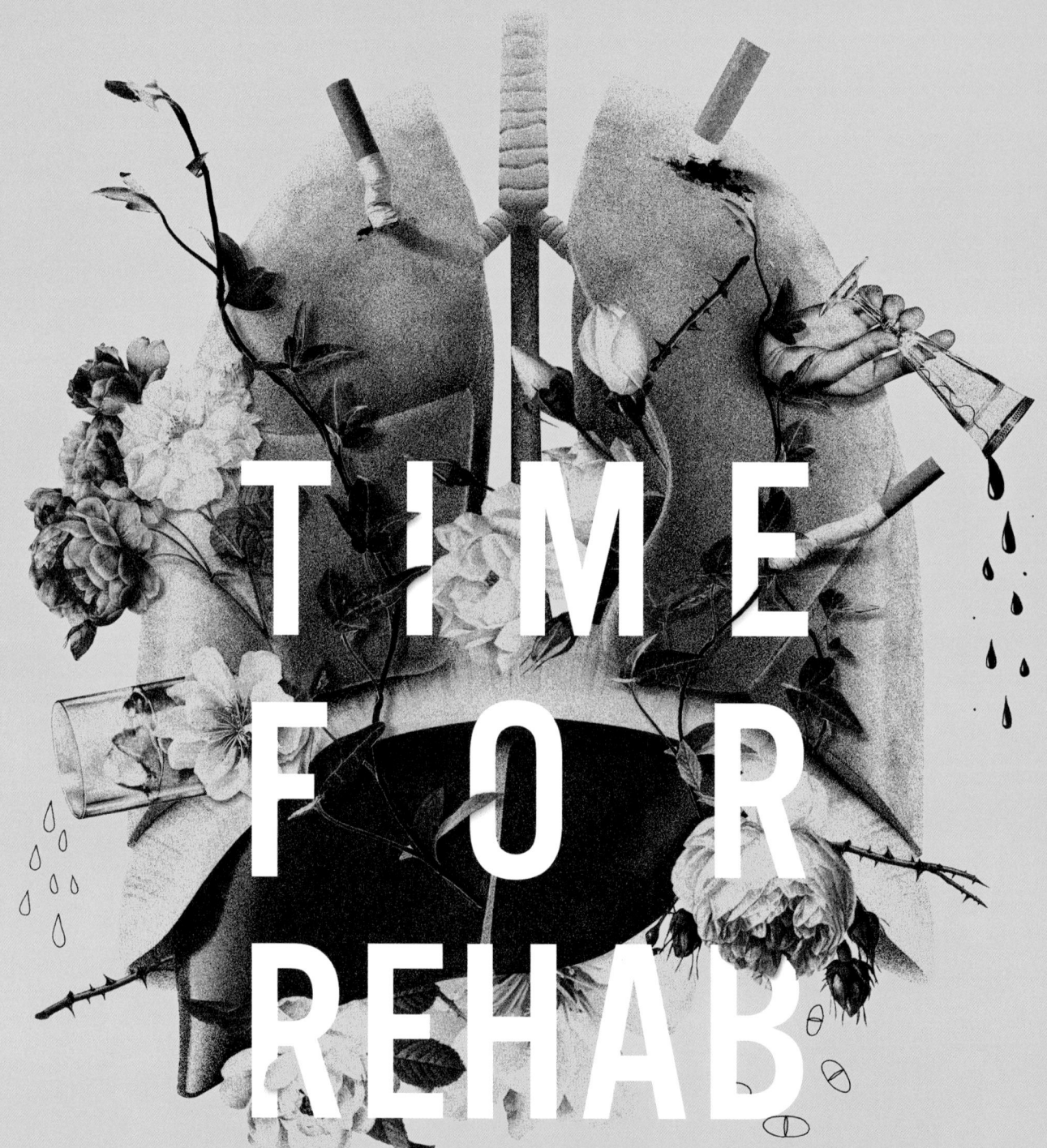

RULE 08

ES IST HÖCHSTE ZEIT – STARTE DEINE PERSÖNLICHE GEGENBEWEGUNG ZU ZIGARETTEN, ALKOHOL UND CO.

Dass Rauchen alles andere als gesund ist und Alkohol nur in Maßen getrunken werden sollte, weiß wohl jeder. Doch Wissen allein schützt nicht. Denk daran: Aufhören lohnt immer. Gib deinem Körper Erholungszeiten; er bedankt sich für jeden Rauch- und Genussgift-Stopp.

TODESKOMPLOTT: MACH DIR KLAR, WAS NIKOTIN ANRICHTET

Jedes Mal, wenn ein Flämmchen aufflackert, mit dem du dir eine Zigarette anzündest und diese danach genüsslich inhalierst, geht es dir zwar kurzfristig und gefühlt ein bisschen besser – deinem Körper aber langfristig nicht nur ein bisschen schlechter, sondern sehr viel schlechter. Du attackierst deine Gesundheit, machst dich regelrecht krank. Natürlich bist du dir darüber im Klaren, kannst das Rauchen aber trotzdem nicht lassen. Da deine Clean-your-life-Challenge zumindest mit einer Rauchunterbrechung einhergeht, wäre das doch die Chance, dem blauen Dunst auch über sechs Wochen hinaus zu entsagen, oder? Entrümpel dein Leben auch von Genussgiften, die dich zerstören. Dafür ist es nie zu spät.

Mit dem Rauch von Zigaretten nimmst du giftige Stoffe auf, die dich langfristig krank machen. Mehr als 70 Substanzen, die im Tabakrauch enthalten sind, gelten als krebserregend – darunter zum Beispiel Formaldehyd und Dioxin. Rauchen führt zu Herz-Kreislauf-Erkrankungen, greift die Gefäße an, begünstigt Diabetes, Asthma, Bluthochdruck, Bronchitis, Magengeschwüre, Impotenz, Multiple Sklerose, attackiert das Gehirn, erhöht das Risiko für Knochenschwund und Augenerkrankungen und – verkürzt das Leben, und zwar um etwa 20 Minuten pro Zigarette.

Dass das Nervengift Nikotin süchtig macht, ist unbestritten. Zigarettenabhängigkeit ist von der Weltgesundheitsorganisation offiziell als Krankheit anerkannt. Rauchen ist also mehr als nur eine schlechte Angewohnheit. Deshalb ist es auch so schwer, trotz guten Willens vom Tabakkonsum loszukommen.

VOM GESUNDEN ORGAN ZUR TICKENDEN ZEITBOMBE

Lungenkrebs-Patienten sind zu 95 Prozent Raucher. Der Griff zur Zigarette ist vor allem ein Angriff auf die Lunge. Denn sie muss aufnehmen, was reinkommt. Zur Abschreckung vor Glimmstängeln und Co. dienen immer wieder Bilder. Von gesunden rosafarbenen Lungen, die sich knackig aufplustern, wenn Luft reinströmt. Dann der Schwund: Der Besitzer dieses Organs wird Raucher, und seine Lunge schrumpft zusammen. Am Ende ist sie ein bedrohlich mickriger schwarzer Klumpen – eine Raucherlunge. Und der Lungenbesitzer ist auf dem Weg, einer von fünf Millionen Menschen weltweit zu werden, die jährlich an den Folgen des Rauchens sterben. Lungenkrebs ist der dritthäufigste Krebs – nicht nur für Männer, auch Frauen sind davon betroffen. Sie reagieren empfindlicher auf den Qualm als Männer; ihr Risioko für eine Herz-Kreislauf-Erkrankung ist größer, die Gefahr von Brustkrebs ist 30 Prozent höher als bei Nichtraucherinnen.

VERJÜNGUNGSKUR: GEWINNE EIN PAAR LEBENSJAHRE ZURÜCK

Trotzdem greift noch jeder vierte Deutsche zur Zigarette. Falls du dazugehörst und noch nicht so recht weißt, was dich motivieren könnte, endlich Abschied vom Glimmstängel zu nehmen, hier ein paar Fakten, die zeigen, dass es doch lohnt, dem Körper eine Erholungspause zu gönnen. Die American Cancer Society ermittelte unter anderem:

Selbst wenn man erst spät mit dem Rauchen aufhört, kann man das Herzinfarktrisiko noch um 40 Prozent senken. Schon nach sehr kurzer Zeit machen sich Verbesserungen bemerkbar: Blutdruck und Herzschlag sinken schnell, nämlich bereits nach einer rauchfreien halben Stunde. Das Herzinfarkt- und Schlaganfallrisiko wird nach einem halben bis ganzen Jahr geringer.

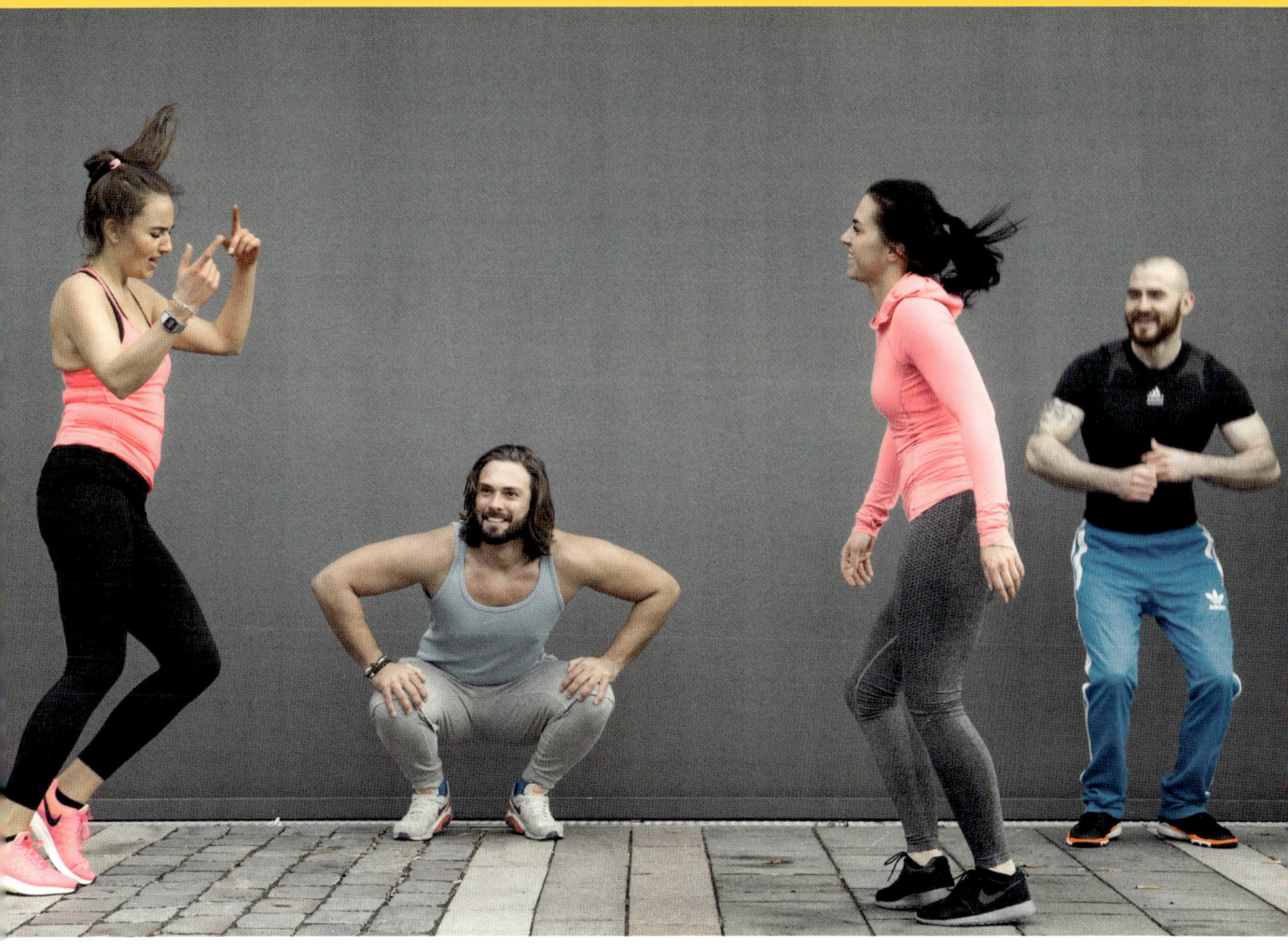

Wer noch vor der Mitte des Lebens (etwa mit 40) aufhört, kann neun Lebensjahre gewinnen. Das sollte aber kein Grund für langes Verschieben sein. Bis das Herzinfarktrisiko auf dem Niveau eines Nichtrauchers ist, müssen 15 Jahre vergehen.

Geruchs- und Geschmackssinn werden nach zwei Tagen ohne »Kippen« besser.

Auch die Lunge erholt sich. Drei Monate nach dem Rauchstopp steigt ihre Leistung um 30 Prozent. Hat der Qualm noch keine dauerhaften Schäden angerichtet, erholt sich die Lunge innerhalb von zwei Jahren. Doch Vorsicht, auch das ist kein Grund, das Aufhören einfach auf später zu verschieben. Je früher man es schafft, die Stopptaste zu drücken, desto mehr Jahre lassen sich zurückgewinnen.

Verlass dich nicht auf die neuen Light-Zigaretten, die angeblich gesünder sind als das gefährliche Original – nach dem Motto »Die sind ja nicht so schlimm wie die echten, die darf ich.«. Auch wenn sie weniger Nikotin enthalten, stecken dafür noch andere schädliche Stoffe drin. Forscher aus den USA schätzen die Light-Versionen deshalb sogar als gefährlicher ein als die normalen. Auch Natur-Linien, die sich als sanfte Varianten ausgeben, sind keineswegs besser.

Die Zahl der täglichen Zigaretten zu reduzieren, ist selbstverständlich besser als gar nicht aufzuhören. Ob du jeden Tag fünfmal oder dreißigmal qualmst, macht einen Unterschied. Doch vergiss nicht: Bereits eine Zigarette kann süchtig machen. Und die Sucht verstärkt sich danach langsam, aber sicher.

ALKOHOL-ALARM: DAS RISIKO STEIGT MIT JEDEM SCHLUCK

Mit Alkohol – regelmäßig und in größeren Mengen – geht's dir nicht viel besser. Alkohol setzt sich als Gift in die Zellen. Je mehr du schluckst, desto schneller spürst du, was mit dir passiert. Alkohol ist das in Deutschland am weitesten verbreitete Suchtmittel. Vor allem Jugendliche, die sich als Freizeitspaß hemmungslos betrinken, sind gefährdet. Regelmäßiger übermäßiger Alkoholgenuss zersetzt Zellen und schädigt Herzmuskel, Bauchspeicheldrüse und Leber. Er erhöht das Risiko für zahlreiche Krebsarten – von Mundhöhlen-, Rachen- und Speiseröhren- bis zu Brust- und Dickdarmkrebs. Das gilt vor allem, wenn noch andere gesundheitliche Risiken bestehen.

KOMM MIR JETZT BLOSS NICHT MIT OPA ...

»Opa hat immer geraucht und sein Leben lang eifrig gebechert. Trotzdem ist er 90 geworden.« Lass dich von solchen Sprüchen am besten nicht beeindrucken. Denn dein Opa ist keine Gewähr dafür, dass es dir genauso geht. Vielleicht wären es ohne Kippen 100 geworden.

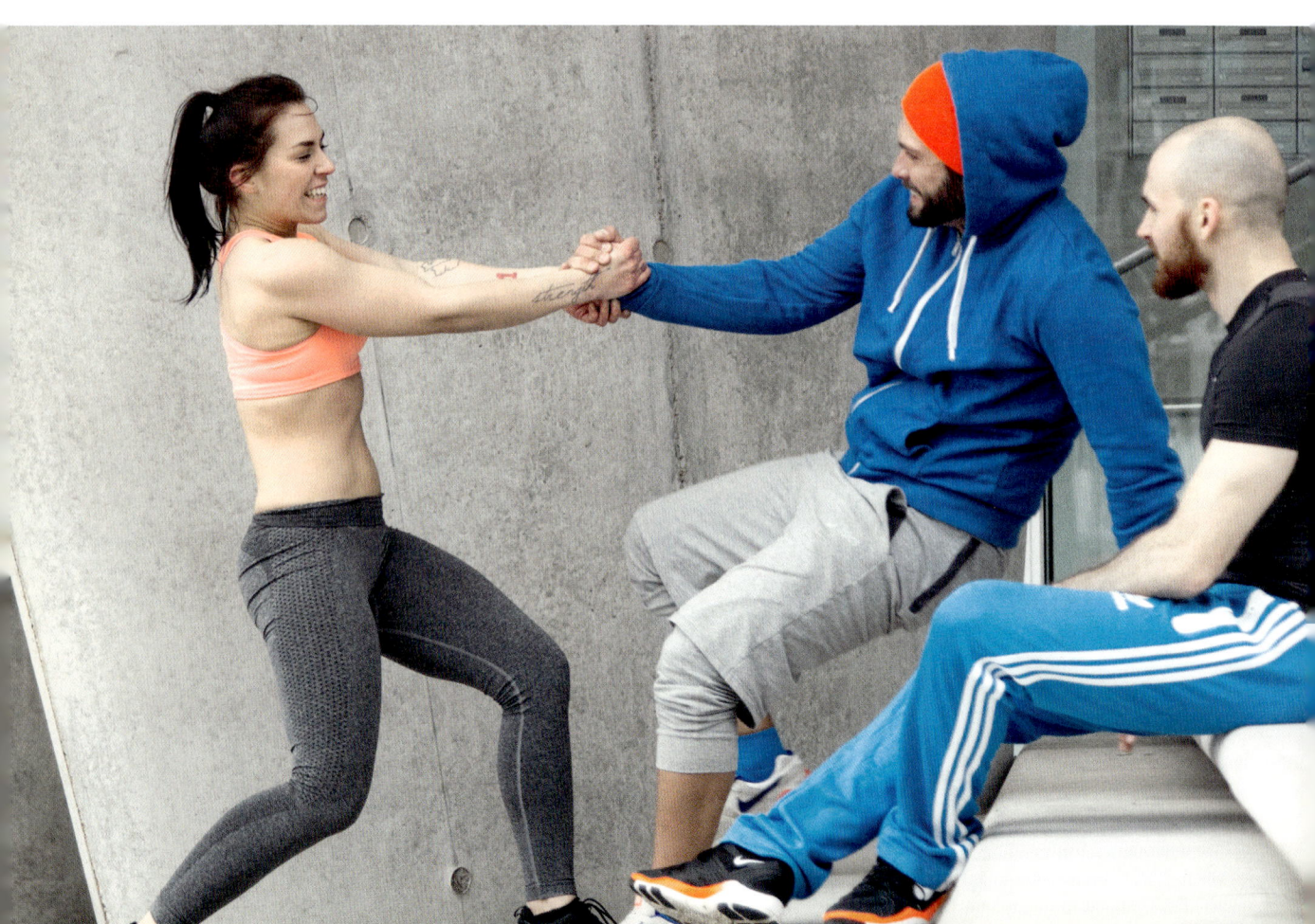

Man kann sich alles schönreden. Falle genauso wenig auf merkwürdige Gesundheitsargumente herein. Ob Bierbrauer oder Wodka-Brenner – seit es die Runde machte, dass Rotwein in Maßen gesund sein kann, versucht auch die Lobby anderer alkoholischer Getränke mit der Botschaft »Alkohol hält die Blutgefäße sauber« das Trinken positiv darzustellen.

BIER UND WEIN – LASS ES AM BESTEN GLEICH GANZ SEIN ...

Weil es keinen risikofreien Alkoholkonsum gibt, setz dir am besten risikoarme Grenzen: Für Männer gelten 20 Gramm pro Tag, für Frauen 10 Gramm als unbedenklich. 20 Gramm bedeutet in Gläsern: Ein halber Liter Bier oder ein viertel Liter Wein für Männer (für Frauen die Hälfte). Wenn du gern über den kleinen Durst hinaus trinkst, solltest du das reduzieren. Das lohnt sich immer. Gehirnzellen wachsen wieder, wenn man nicht mehr trinkt.

Während unseres Clean-Your-Life-Programms verzichtest du bitte ganz auf Alkohol – das ist immer noch das Beste für deinen Körper. Ein paar abstinente Tage solltest du auch nach den sechs Wochen immer wieder einlegen. Vielleicht findest du ja andere Lösungen – zum Beispiel, dass du dir nur bei bestimmten besonderen Anlässen ein gutes Glas gönnst. So wird der Alkohol nicht zur Gewohnheit.

Wenn dir deine gute Figur wichtig ist, gilt das als weiterer Grund, auf alkoholhaltige Getränke zu verzichten. Denn Alkohol wird im Körper ähnlich wie Fett verarbeitet, ist sehr kalorienhaltig und ein richtiger Dickmacher. Muss dein Körper Alkohol abbauen, kann er sich nicht mehr um den Fettabbau kümmern. Die Fettverbrennung liegt brach – und du nimmst schneller zu.

ALKOHOL ALS SCHLUMMERTRUNK?

Davon raten die Verfasser einer Studie der Universität Missouri ab. Zwar führten alkoholische Drinks tatsächlich schneller in den Schlaf und zunächst auch weiter in den Tiefschlaf, doch in der zweiten Hälfte der Nacht wird's ungemütlich. Die Probanden wachten öfter auf und schliefen unruhiger. Die Forscher vermuten, dass Alkohol den Schlaf-Wach-Rhythmus so stört, dass er sich nicht mehr von selbst reguliert. Das für guten Schlaf beste Muster verschiebt sich, was wiederum die Schlafqualität mindert. Noch heftigere Schlafstörungen lösen regelrechte Besäufnisse aus. Betrunkene schlafen nur ein paar Stunden fest, wachen dann auf und können lange nicht wieder einschlafen.

HOBBY-DOPER SCHLUCKEN, BIS DIE LEBER SCHREIT

Viele Freizeitsportler imitieren mittlerweile mit aller Selbstverständlichkeit, was Profis ihnen vormachen: Sie dopen sich, um besser zu werden. Die Ziele: mehr Muskeln aufbauen, länger durchhalten, besser aussehen. Etwa eine Million Hobbysportler, so schätzen Experten, nehmen Dopingsubstanzen und andere Medikamente zu sich. In Europa wurden in den letzten Jahren für etwa sechs Milliarden Euro einschlägige Pillen und Pulver geschluckt; vieles davon illegal. Die Nebenwirkungen sind bei längeren Zeiträumen und frei dosierten Mengen dramatisch: Impotenz, Nierenschäden, Herzinfarkt.

Das muss nicht sein. Denn auch mit natürlichem Essen geht einiges. Du kannst deine körperliche Leistung durch Ernährung nachweislich sogar um über 15 Prozent steigern (zum Vergleich: mit dem Dopingmittel Epo gehen nur sieben Prozent). Hier ein paar Tipps:

Kennst du das Sprichwort »Ihn sticht der Hafer«? Das ist kein Zufall: Für die sogenannte psychotrope (psychisch anregende) Wirkung des Hafers sind möglicherweise der hohe Gehalt der Aminosäure Tyrosin und bestimmter Enzyme entscheidend. Letztere bilden aus Tyrosin den hormonartigen Wirkstoff und Neurotransmitter Dopamin (siehe S. 61), der Wachsamkeit, Reaktionsvermögen, Konzentrationsfähigkeit, Motivation und Durchhaltevermögen beeinflusst. Am besten die Haferflocken in der Pfanne goldgelb anrösten (siehe S. 197), dann entfalten sie ihre Wirkstoffe noch besser.

Zweieinhalb Stunden vor dem Sport einen halben Liter Rote-Bete-Saft trinken. Das kann laut einer Studie der Universität Exeter die Ausdauerleistungsfähigkeit um bis zu 16 Prozent erhöhen. Rote Bete soll den Sauerstoffbedarf der Muskeln verringern, dadurch ist die Belastung weniger ermüdend. Zudem werden die Gefäße erweitert und der Blutfluss verbessert.

Mehr Eiweiß für die Muckis. Um stärker zu werden, erhöhst du den Proteinanteil von 0,8 bis 1,0 Gramm pro Kilo Körpergewicht auf 1,2 bis 1,7 Gramm täglich – bei einem Gewicht von 90 Kilo heißt das statt 72 bis 90 jetzt 108 bis 153 Gramm Eiweiß täglich. Powerfood für Kraftsportler sind auch gute Eiweißkombis wie zum Beispiel Getreideprodukte mit Fleisch, Milcherzeugnissen und Eiern, Kartoffeln mit Ei, Fisch mit Reis oder Milch mit Früchten.

KURZ UND KNACKIG

» Klare Kante: Folge der Straight-Edge-Bewegung und sag nein zu Alk, Kippen und Co. «

» Konfrontations-Kurs: Du wirst schwach? Mach dir schnell klar, was Genussgifte auf Dauer mit dir anrichten. «

» Sei Super(wo)man: Ein Herz wie ein Bergwerk, stärkere Lunge, besser aussehen – entdecke, welche natürlichen Kräfte in dir stecken. «

» Längeres Leben: Hol dir deine Jugend zurück und verlängere dein Leben um bis zu neun Jahre. «

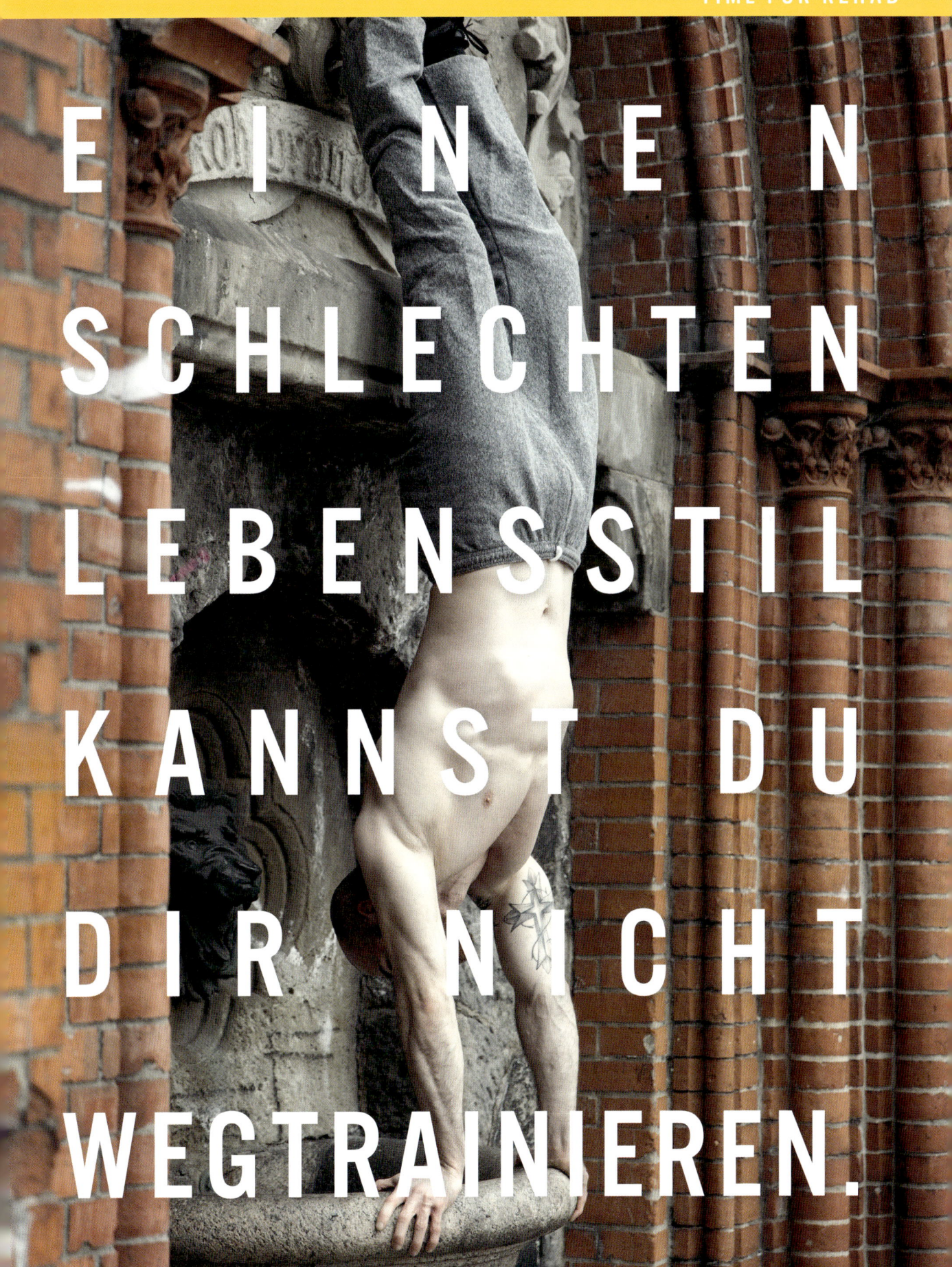

EINEN SCHLECHTEN LEBENSSTIL KANNST DU DIR NICHT WEGTRAINIEREN.

ENJOY
YOUR
MEAL

RULE 09

ESSEN IST MEHR
ALS REINE NAHRUNGSAUFNAHME –
LERNE, WIEDER MEHR ZU SCHMECKEN
UND RICHTIG ZU GENIESSEN

Essen to go, schnell nebenbei satt werden und bloß keine Zeit verlieren – die Non-Stop-Gesellschaft verdirbt die Freude am Essen. Halt inne, entwickle ein neues Bewusstsein für Geschmack und Genuss.

NO NEED FOR SPEED – MACH MAL HALBLANG

Effizienz, Tempo, Multitasking – die Zauberworte der Gegenwart gelten längst auch für unsere alltäglichen Essensrituale. Wir sind es gewohnt, zu jeder Zeit an fast jedem Ort etwas essen zu können. Ob wir gerade Hunger haben oder ob es zum persönlichen Essrhythmus passt – das spielt kaum noch eine Rolle. Viel wichtiger: Es muss schnell gehen. Und es darf sich gerne nebenher erledigen lassen. Das heißt: Wir halten Meetings ab und lassen uns gleichzeitig vom Lieferservice das Essen bringen. Vertilgt wird nebenbei zwischen den Redepausen. Mit vollem Mund einen kreativen Beitrag abliefern – das lässt sich gerade noch verhindern. Doch an Pause machen und Innehalten ist gar nicht zu denken. Genauso verhalten wir uns auch privat. Nur essen? Wie langweilig. Währenddessen wird gelesen, aufs Smartphone gelinst und ferngesehen. Das Nächstbeste ist mehr gefragt als das Beste. Selbst einkaufen, kochen, vielleicht mehrere Gänge genießen – das gilt alles als Zeitfresser.

GENUSS-KILLER: TO GO!

Der Geschmack im ursprünglichen Sinne bleibt dabei auf der Strecke – weil einfach die Zeit fehlt, um Essen wieder zu einem sinnlichen Erlebnis zu machen. Mehrere Sinne sind zusammen gefordert, wenn wir entscheiden sollen, ob uns etwas schmeckt oder nicht. Ein großer Teil läuft über die Nase, daneben sitzen auf der Zunge verschiedene Rezeptoren, die deine Empfindungen bestimmen.

Auch das Berühren und Ertasten hat Einfluss. Häufig haben wir das Bedürfnis, etwas anzufassen, bevor wir es essen. Ursprünglich sollten die Sinne unsere Vorfahren vor giftiger und schlechter Nahrung schützen und ihnen helfen, zu erkennen, was besonders nährstoffreich ist. Industriell bearbeitete Lebensmittel führen das allerdings heute ad absurdum. Wir sind nicht mehr auf unsere Sinne angewiesen, um nicht zu verhungern. Die Fähigkeit, etwas zu schmecken, verkümmert entsprechend. Wie kannst du das ändern?

SLOW-MOTION: ISS DOCH EINFACH LANGSAMER

Vor allem brauchst du Zeit. Die musst du dir nehmen. »Unmöglich« oder »Das ist bei mir völlig ausgeschlossen«, wirst du zunächst einmal sagen. Mit der Folge, dass alles schnell erledigt werden muss. Also möglichst fertig rein in den Mund, schnell vorbei an Zunge und Gaumen, nicht lange aufhalten mit Kauen, und nachlegen, sobald ein Bissen geschluckt ist und sich auf den Weg in den Magen begibt. Wenn du dir bewusst Zeit nimmst, wird dieser Ablauf sich verändern. Das heißt: Du kaust jeden Bissen langsam. Lässt ihn eine Zeitlang im Mund und ergründest den Geschmack, bevor du schluckst.

Eine andere Möglichkeit: Appelliere an deinen Genuss-Sinn. Erkunde den Geschmack in jedem Mundwinkel. Lass dein Essen regelrecht auf der Zunge zergehen. Du wirst dann feststellen: Langsam, aber wenig zu essen macht zufriedener als schnell viel herunterzuschlingen. Mit dieser Maßnahme spürst du, wie du satt wirst. Auch das Gefühl dafür geht nämlich beim Fast- und Fertigfood-Herunterkippen verloren. Das Gehirn braucht etwa 20 Minuten, bis es aus dem Stoffwechsel Signale bekommt, die ihm zu verstehen geben: »Ahhh, angenehm, ich werde satt.« Gib deinem Gehirn diese Zeit.

AB ZUM KAU-WORKOUT

Versuch mal, jeden Bissen 20- bis 30-mal zu kauen – auch flüssige Nahrung wie zum Beispiel Suppen behältst du einfach länger im Mund, als du es gewohnt bist. Die Folge: Du nimmst besser wahr, was du isst, du schmeckst mehr und du bist viel schneller satt. Das Essen wird dadurch wieder zu einem Ereignis und bleibt keine Nebenbei-Beschäftigung. Klingt komisch, bringt aber viel – probier's einfach mal aus.

FEINTUNING: WÜRZ DICH ZUM BESSEREN GESCHMACK

Wenn du anfängst, deine Gerichte nicht mehr reflexartig nachzusalzen oder zusätzlich zu süßen, wird es zehn bis 40 Tage dauern, bis du dich an diese Umstellung gewöhnt hast. Die Geschmacksschwellen für »süß« oder »salzig« setzen sich allmählich herunter. Schon nach kurzer Zeit kannst du den Eigengeschmack von frischem Gemüse und Obst wahrnehmen.

Es gibt Leute, die greifen aus Routine zum Salzstreuer. »Damit es nach was schmeckt«, heißt es dann. Doch das lässt sich mit Gewürzen viel besser erreichen. Übertriebener Kochsalzverbrauch erhöht das Risiko von Magenkrebs, kann zu Bluthochdruck und damit zu Herz-Kreislauf-Erkrankungen führen. Während Erwachsene nicht mehr als sechs Gramm Kochsalz pro Tag zu sich nehmen sollten (so empfiehlt es die Deutsche Gesellschaft für Ernährung), liegt der tatsächliche Verbrauch viel höher. Im Durchschnitt essen Männer neun und Frauen sechseinhalb Gramm täglich.

Zu viel Salz steckt meist auch in fetten und kalorienreichen Fertigmahlzeiten. Wer selbst kocht, muss das Salz nicht gänzlich aus der Küche verbannen. Es geht nur darum, nicht zu übertreiben. Ein kleiner Schritt: Streu weniger Salz und dafür mehr Kräuter und Gewürze über dein Essen!

SPICY IST HEALTHY – FITMACHER KRÄUTER UND GEWÜRZE

Kräuter und Gewürze liefern gleichzeitig auch ein Gesundheits-Plus. Ob Petersilie, Schnittlauch, Basilikum oder Rosmarin – alle geben einen kräftigen Geschmack. So manches exotische Gewürz – wie zum Beispiel Ingwer oder Kreuzkümmel – kann Salz zum einen ersetzen, zum anderen wirkt es verdauungsfördernd. Gewürze und Kräuter machen Speisen also in den meisten Fällen noch bekömmlicher. Was kannst du sonst noch tun?

Schon früh in der menschlichen Kulturgeschichte wurde die Nahrung durch Gewürze aufgepeppt, die nicht nur geschmacklich, sondern auch gesundheitlich Mehrwert boten: Aromastoffe, die die Speichelsekretion stimulieren, bringen auch die Verdauung in Schwung. Ob frisches, optimal gereiftes Gemüse, Obst oder Küchenkräuter – Farben und Aromen signalisieren bioaktive Pflanzenstoffe, die uns schützen und das Immunsystem stärken können. Das heißt: Wohldosiert und ausgewogen, steigert alles, was den Appetit anregt und den Genuss fördert, auch die Bekömmlichkeit und die Verwertung.

SO KLAPPT'S MIT DEN GUTEN GENUSS-VORSÄTZEN

Tischlein deck dich – und zwar schön. Achte auf deine Tischkultur, stell dir nettes Geschirr hin, benutze richtiges Besteck und leiste dir Tischdeko. Wenn es dir gefällt, zünde zum Essen vielleicht auch mal Kerzen an.

Setzen, bitte. Mach es dir zur Regel, nur im Sitzen und möglichst an einem Tisch zu essen. Organisiere deinen Tagesablauf so, dass das machbar ist. Du kannst dich dann besser auf dein Essen konzentrieren und schützt dich selbst vor To-go-Angriffen.

Iss langsam. Achte darauf, dass du jeden Bissen ausreichend durchkaust und nicht sofort Nachschub auf die Gabel lädst, wenn du sie gerade erst geleert hast. Lege Messer und Gabel am besten nach jedem Bissen beiseite, um in Ruhe kauen zu können.

Hunger kurz durchstehen. Auch wenn du das Gefühl hast, dass jetzt auf der Stelle etwas Essbares her muss: Halte einen Moment durch, bis dein geplantes Essen fertig ist und bis du einen Sitzplatz hast.

Neu schmecken lernen kann man auch an Detox-Tagen (siehe S. 72 f, 76) oder mit Kurzfasten (zum Beispiel einen Tag lang nur Obst beziehungsweise Gemüse essen).

Keine Ablenkung. Handy aus, Laptop zu und nichts mehr lesen – mach es dir zum Prinzip, dass du, während du isst, nichts anderes tust. Meide am Tisch anstrengende Gespräche oder Konflikte.

Mach mal 'ne Food-Expedition. Weißt du eigentlich immer, was du da isst und wie dein Essen genau schmeckt? Wir essen viel zu oft, ohne wirklich darüber nachzudenken. Nimm dir zum Beispiel einen Apfel, konzentriere dich nur darauf. Riech daran, fasse die Schale an und versuch dir zu erklären, wie sie sich anfühlt. Nimm einen kleinen Bissen. Hörst du das Knacken, wenn du reinbeißt? Was schmeckst du, wenn du langsam kaust? Auf diese Weise wird jedes Essen zu einer Expedition ins Reich der Sinne.

KURZ UND KNACKIG

» Stopp das Schlingen, nimm dir die Zeit. «

» Fasten your seatbelts: Setz dich gefälligst hin beim Essen! «

» Nur du und dein Teller: bitte keine Ablenkung am Tisch. «

» Kau dich satt und schlank: Ab jetzt kaust du jeden Bissen mindestens 20-mal. «

» Komm auf den guten Geschmack: Würzen ist besser als salzen. «

HEY BAUCH, DU BIST DOCH NUR GELANGWEILT, NICHT HUNGRIG – ALSO HALT DIE KLAPPE!

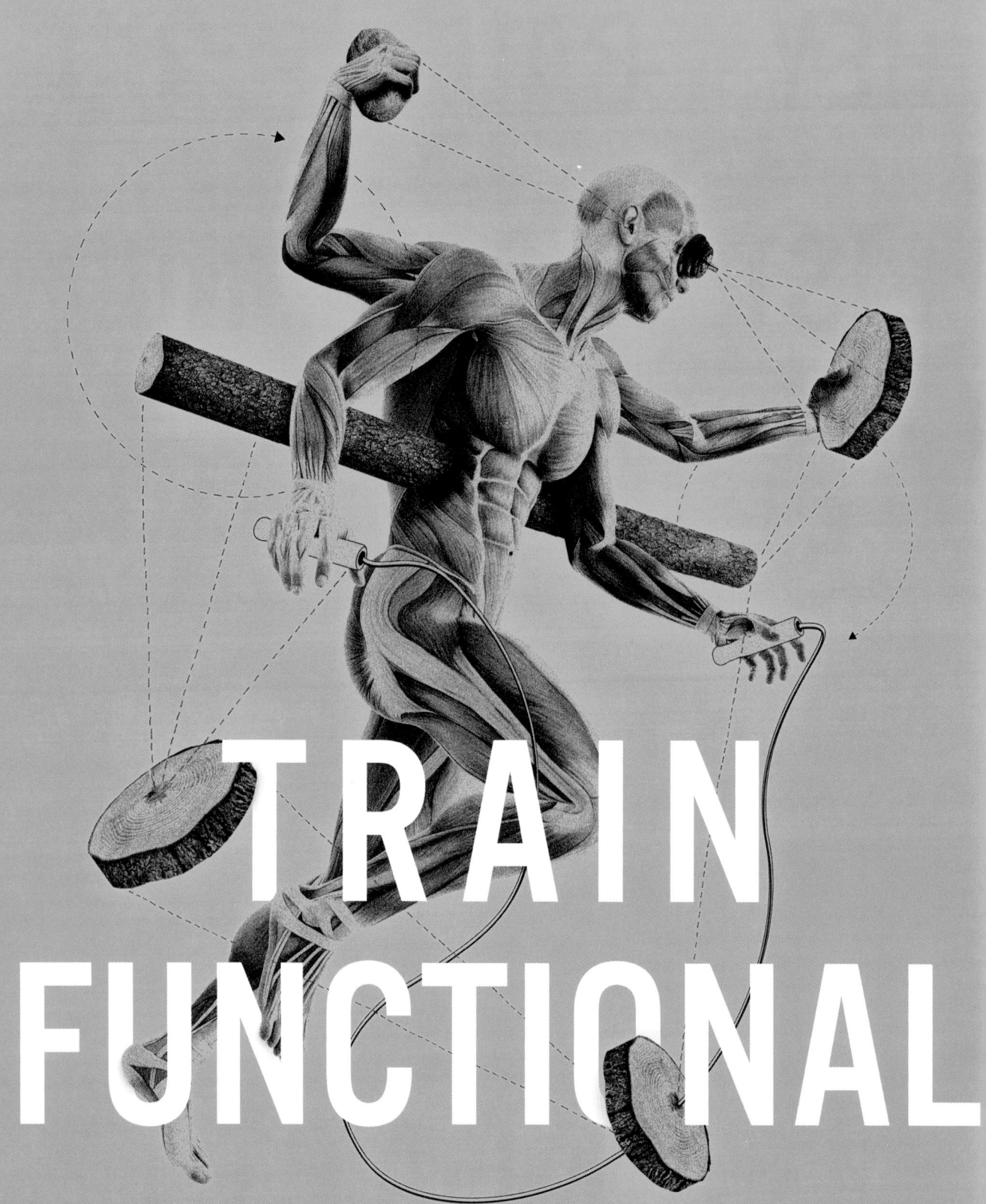

TRAIN
FUNCTIONAL

RULE 10

MACH AUS DEINEM KÖRPER DEN PERFEKTEN KRAFTRAUM

Wunderwerk Muskeln: Sie schützen vor Schmerzen und Krankheiten, machen fit, stark, schlank und schön. Trainiere deine Muskeln mit natürlichen Bewegungsabläufen. Das macht athletischer als klassisches Training an Geräten oder im Gym.

WORKOUT – ALLES, WAS DU DAZU BRAUCHST, BIST DU!

Bist du eine von vielen Karteileichen im Fitnessstudio? Du hast dich mal voller guter Vorsätze angemeldet, aber dann zwischen den übermächtigen Maschinen die Lust verloren? Kein Wunder. Vielleicht hast du dich gefragt: Was habe ich davon, wenn ich isoliert die Oberarmmuskeln aufpumpe, aber dabei keinen Schritt laufe? Was nützen mir mächtige Muckis im Alltag, wenn ich trotzdem nur schnaufend die Treppe hochkomme? Und warum soll ich fremden Schweißgeruch einatmen, wenn ich eigentlich frische Luft brauche?

Bei unserem Clean-Your-Life-Programm folgen wir dem Prinzip des Functional Trainings und betrachten die Muskeln nicht isoliert. Wir verzichten komplett auf Geräte, arbeiten nur mit dem eigenen Körpergewicht und setzen dabei auf natürliche Bewegungsabläufe, die den gesamten Bewegungsapparat und ganze Muskelgruppen fordern. Das macht nicht nur im Training, sondern auch im Alltag belastbarer. Du läufst wie ein Bär über die Wiese, bewegst dich wie eine Eidechse im Großstadtdschungel, ziehst dich an Bäumen hoch oder springst über Treppenstufen. Du verstärkst Bewegungen, die du im Alltag ständig machst. Dabei baust du Muskeln auf, bleibst aber schlank und geschmeidig.

Du musst nicht viel Zeit und überhaupt kein Geld investieren, hast aber trotzdem optimale Ergebnisse. Denn Functional Training ist extrem effektiv, weil du gleichzeitig an deiner Kraft, Ausdauer und Beweglichkeit arbeitest. Du trainierst heftig, schnell, abwechslungsreich und vor allem: überall. Du kannst es draußen im Regen genauso wie drinnen im Wohnzimmer tun. Und du wirst fürstlich entlohnt: Mehr Kraft, mehr Wohlbefinden, mehr Ausdauer, bessere Blutwerte, weniger Gewicht – das sind realistische Ziele. Wenn du dich an unsere Trainingspläne hältst, entspricht die Intensität genau deinen Fähigkeiten, sodass du dich weder über- noch unterforderst.

SURVIVAL-KIT MUSKELN – DEINE ÜBERLEBENSAUSRÜSTUNG

Ob du nur langsam in Gang kommst und erst einmal müde durch die Gegend trottest. Oder ob du aufrecht in den Tag startest und auf Wunsch top in Form bist. Das hängt von deiner ganz persönlichen Fitness ab. Die Natur hat dich eigentlich gut ausgestattet, um lange und gesund durchs Leben zu gehen. Das fängt schon bei den Kindern an. Sie rennen, hüpfen und springen freiwillig. Und wenn man sie nicht lässt, werden sie zappelig. Während sie das instinktiv gerne machen, bauen sie die lebensnotwendigen Muskeln auf. Spielen, raufen, um die Wette laufen: Dabei holen Kinder sich die Kraft, die sie als Erwachsene brauchen – früher zum Jagen und zum Durchhalten beim Gejagtwerden. Das ist heute anders. Weder als Kinder noch als Erwachsene können wir uns darauf verlassen, dass die Muskeln von allein da sind, wenn wir sie benötigen. Im Gegenteil: Sie verlassen uns, wenn wir sie nicht gebrauchen.

MUCKIS ALS BODYGUARDS

Natürlich können wir jeden Tag zur Arbeit fahren, mal eine Treppe rauf und runter gehen und zwischen Kaffeeküche und Bürostuhl hin und her marschieren. Doch das wirkt kaum aufbauend. Wir müssen von unseren Muckis mehr verlangen. Das Überleben auf dem Sofa ist dank Essens-Lieferservice und digitaler Unterhaltung zwar möglich, aber alles andere als gesund. Wenn wir an Muskeln zulegen und unseren Körper regelmäßig fordern, passieren auch ein paar andere tolle Dinge im Körper. Muskeln und Bewegung schützen vor Gelenk- und Rückenschmerzen, vor Osteoporose, Alzheimer und sogar vor Depressionen. Sie gelten als körpereigene Apotheken, die heilende Stoffe in die Blutbahnen senden. Kein Wunder, dass Bewegung bei vielen Krankheiten besser hilft als Medikamente.

Gut arbeitende Muskeln senden heilende Botenstoffe aus, wenn sie sich zusammenziehen. Je trainierter die körpereigenen Kraftpakete sind, desto mehr. Die freigesetzten Eiweißsubstanzen verteilen sich übers Blut im ganzen Organismus. Sie stärken das Immunsystem, verkleinern das Risiko von Arterienverkalkung, fördern Wachstumsprozesse beim Knochenaufbau, helfen dem Körper, Blutzucker effektiv zu verwerten und verringern möglicherweise das Krebsrisiko.

BENEFITS DURCH KRAFTTRAINING

Muskeln halten dich nicht nur beweglich und schützen vor Verletzungen, sie wirken auch auf deinen Hormonstoffwechsel. Zum Beispiel:

Die Stresshormone Adrenalin und Cortisol werden beim Training heruntergefahren. Sie können gefährlich fürs Herz werden, wenn der Körper nicht richtig mit ihnen umgeht. Durch ein solches gezieltes Abbauen wirst du stressresistenter.

Nach dem Training fühlst du dich leichter, freier und hast plötzlich neue Ideen? Kein Wunder, denn das Kreativitätshormon, das Adrenocorticotrope Hormon (ACTH), senkt Puls und Blutdruck und sorgt somit dafür, dass du besser denken kannst.

Frisch bleiben und sich jung fühlen – dafür ist ein Wachstumshormon zuständig. Wird das Somatotrope Hormon (STH) durch gezieltes Muskeltraining angekurbelt, wirkt es wie ein Jungbrunnen – und zwar auch noch, wenn der Körper normalerweise altersbedingt die Produktion reduzieren würde.

Das männliche Keimdrüsenhormon Testosteron macht antriebsstark, lustvoll und lebensfroh. Männer können ihren Testosteronspiegel mit ausgeprägter Muskulatur länger hoch halten und damit auch länger jugendlich kraftvoll bleiben. Übrigens: Auch Frauen haben Testosteron im Blut; allerdings nur zehn Prozent von dem, was Männern zur Verfügung steht.

Muskeln fördern die Produktion von Endorphinen. Diese Glücklichmacher werden vor allem beim Krafttraining in großen Mengen freigesetzt.

NATÜRLICHES DOPING

Die Hormonproduktion lässt sich mit gezielter Technik steuern: Machst du zwischen Einheiten mit maximaler Kraftanstrengung nur kurz Pause (etwa 30 bis 60 Sekunden) und startest danach sofort in die nächste Runde, stellt dein Körper dir mehr Wachstumshormone zur Verfügung. Bei längeren Zwischenstopps produziert der Organismus mehr Testosteron.

OHNE FLEISS KEIN PREIS

Wenn du mit Muskeltraining loslegst, wirst du die Folgen schnell merken: Tolle Leistungen versetzen uns in Hochstimmung. Wir können Stress besser bewältigen, halten länger durch, schlafen besser und fühlen uns jünger. Das einzige Problem: Wir müssen uns immer wieder neu dazu aufraffen. Ohne Anstrengung geht in Sachen Muskelaufbau gar nichts. Denn genauso wie sich der Körper den Anforderungen anpasst, die an ihn gestellt werden, so schlafft er auch ab, wenn wir nichts von ihm verlangen. Das Problem dabei: Unser heutiger Lebensstil passt nicht mehr zum Programm unserer Urahnen. Eigentlich müssten wir sofort aufspringen und davonrasen, wenn es zum Beispiel im Job Stress gibt, um den Druck abzubauen. Doch wir bleiben sitzen, obwohl wir eigentlich auf Bewegung programmiert sind. Riskieren Herz-Kreislauf-Beschwerden, Krankheiten, Übergewicht, Bluthochdruck – nur weil die moderne Arbeitswelt das verlangt und die Faulheit im Zweifelsfall siegt, wenn es nichts mehr ums Überleben geht. Wir rasten – und rosten.

ZURÜCK IN DIE ZUKUNFT – KRAFTTRAINING ALS JUNGBRUNNEN

Der allmähliche Muskelverfall geht schon früh los. Nämlich dann, wenn wir nichts mehr tun. In den ersten Lebensjahrzehnten fällt das noch nicht so auf. Doch spätestens mit 40 beginnt der automatische Abbau: Jedes Jahrzehnt, so wird geschätzt, gehen etwa acht Prozent der Kraft verloren. Ab 70 verdoppelt sich das fast noch einmal: Der Verlust erhöht sich auf 15 Prozent in zehn Jahren.

Gegen dieses Naturgesetz kannst du etwas tun – und zwar lebenslänglich. Gleichgültig, wie alt du bist: Du hast immer die Möglichkeit, an Masse, Kraft und Flexibilität zuzulegen, wenn du nur willst. Selbst wer erst mit 40 Jahren loslegt oder immer eifrig trainiert hat, kann sich durch gezieltes Training gut 20 Jahre zurückholen. Mit 60 fühlt man sich dann immer noch wie 40. Selbst mit 80 ist es noch nicht zu spät. Untersuchungen in Seniorenheimen zeigten: Eine Kräftigungsübung dreimal pro Woche brachte einer Gruppe von 86- bis 96-Jährigen doppelt so viel Kraft. Die Muskeln wuchsen um neun Prozent. Die Probanden konnten nach acht Wochen doppelt so schnell gehen wie zuvor.

ERHOLUNGSURLAUB – FÜR MUSKELN SIND PAUSEN WICHTIG

Es lohnt sich also, die Muskeln gut zu hegen und zu pflegen. Dazu darfst sie nicht nur zu Höchstleistungen antreiben, sondern musst ihnen auch Pausen geben. Also mal nichts tun und vor allem: gut schlafen. Das klingt wunderbar bequem. Augen zu und ab geht's? Mucki-Aufbau im Schlummermodus? Das funktioniert leider nicht. Trotzdem ist guter Schlaf enorm wichtig (siehe S. 102 ff). Nachts repariert der Körper kleine Verletzungen, die beim Training im Muskelgewebe entstehen. Außerdem schüttet der Organismus Wachstumshormone aus, die die Kraftpakete vergrößern.

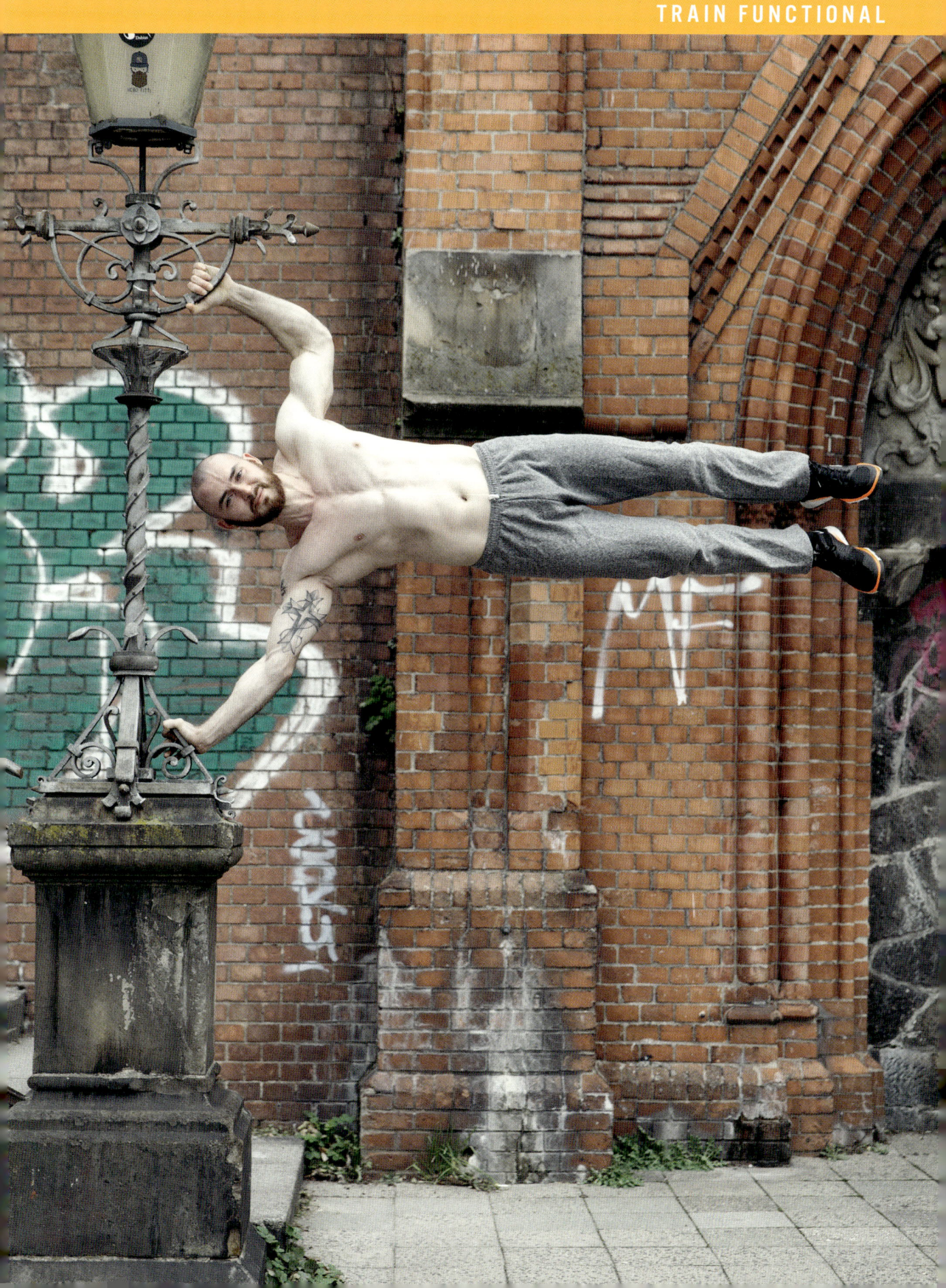

KRAFTFUTTER – MUSKELN LIEBEN PROTEINE

Muskeln brauchen nicht nur Training und Schlaf. Sie müssen auch gefüttert werden. Vermeide deshalb sinnloses Hungern genauso wie maßlose Überanstrengung. Auch wenn du vielleicht glaubst, dass diese Kombination zum Abnehmen besonders effektiv ist, wirst du damit langfristig nicht weiterkommen. Muckis mögen am liebsten Eiweiß. Proteine dienen als Baumaterial für den Aufbau. Würdest du Eiweiß komplett von deinem Speiseplan streichen, könntest du trotz fleißigen Trainings und ausreichend Schlaf nicht viel schaffen. Ob Eier, Fisch, Fleisch, Hülsenfrüchte, Gemüse oder Milch- und Sojaprodukte – wenn du dich nach den Clean-Eating-Regeln ernährst (siehe S. 42), stimmen die Mengenverhältnisse automatisch.

Bestimmt hast du auch schon mal gehört, dass Muskeln geniale Schlankmacher sind. Warum? Muskeln als aktive Körpermasse erhalten und erhöhen den Grundumsatz beim Abnehmen. Denn sie brauchen rund um die Uhr Energie. Während du beim Laufen oder Schwimmen nur dann Kalorien verbrauchst, wenn du gerade läufst oder schwimmst, arbeiten Muskeln auch in Ruhe alleine weiter, wenn du längst auf dem Sofa sitzt oder schläfst. Jedes Gramm an zusätzlichen Muskeln sorgt dafür, dass dein Energieumsatz steigt und du somit deine Fettdepots intensiver anzapfst.

Legst du kräftemäßig zu, verlangt dein Körper mehr Proteine. Das heißt: Du kannst mehr essen, ohne dabei zuzunehmen – vorausgesetzt du kombinierst Proteine und »Carbs« optimal und gehst sparsam mit Fett um (siehe S. 60 f, 104).

KURZ UND KNACKIG

» Mensch statt Maschinen: Vergiss Fitnessgeräte und trainiere mit deinem eigenen Körpergewicht. «

» Der Preis ist heiß: Wer schlank und durchtrainiert sein will, muss schwitzen. «

» In der Ruhe liegt die Kraft: Gönn deinen Muskeln Pausen, damit sie wachsen. «

» Gut gegen Böse – Muskeln sind die beste Waffe gegen überflüssiges Fett. «

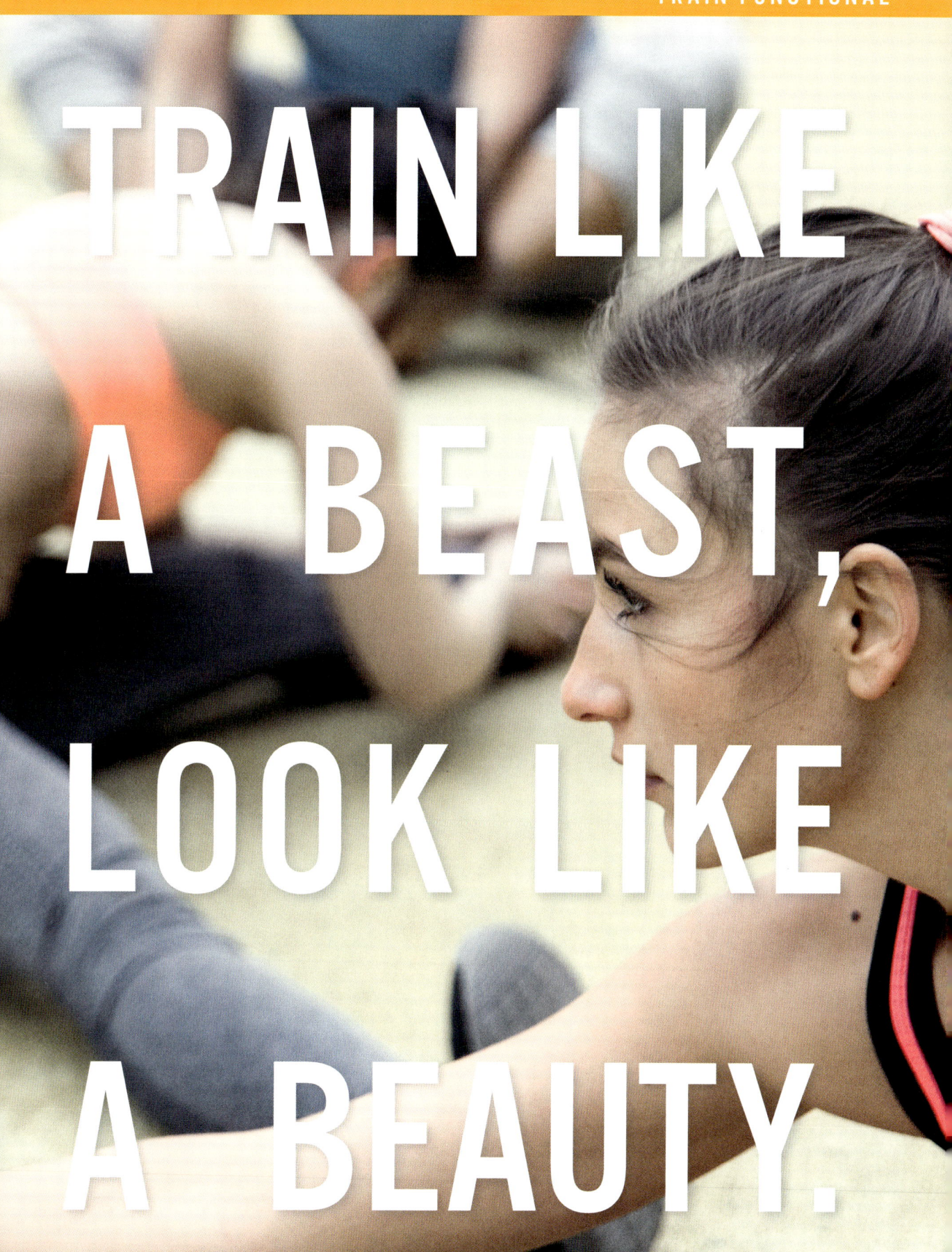

TRAIN LIKE A BEAST, LOOK LIKE A BEAUTY.

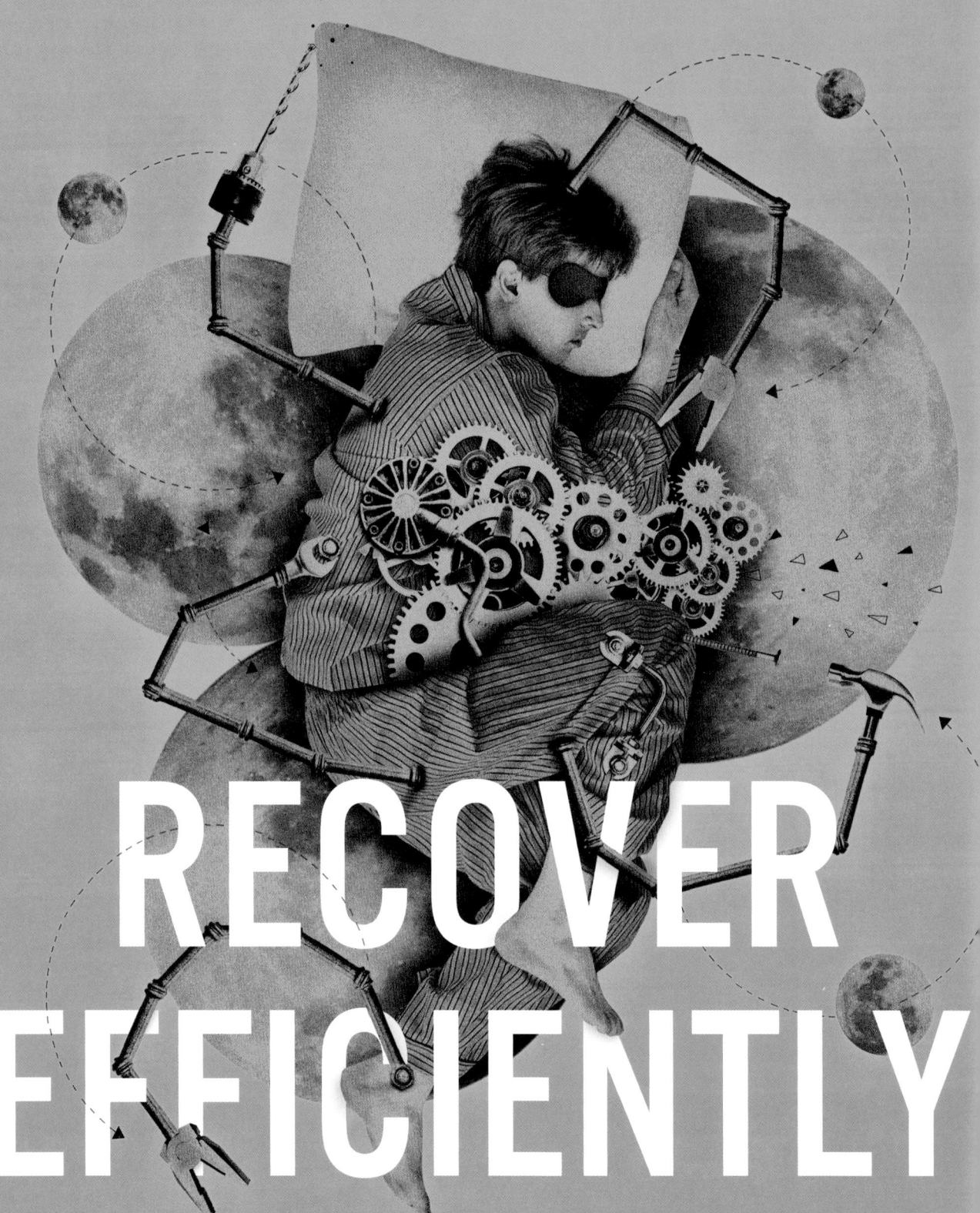

RECOVER
EFFICIENTLY

RULE 11

GUTER SCHLAF IST WICHTIG FÜR DEINE SPORTLICHE PERFORMANCE

Während du schläfst, vollbringt dein Körper Großes. Über Nacht werden Zellen aktiv und reparieren Schäden. Der Körper regeneriert, Wachstumshormone werden optimiert. Guter Schlaf ist eines der wichtigsten Elemente, damit du gesund und sportlich leistungsfähig bleibst und dich verbessern kannst.

SCHLAFEN – EIN TRAUMHAFTER ZUSTAND

Sich rundum wohlfühlen – das geht nur, wenn wir dem Körper Erholungspausen gönnen, die er optimal nutzen kann. Eine ausgedehnte Nachtruhe ist alles andere als Zeitverschwendung. Während wir schlummern, vollbringt unser Organismus nämlich unglaubliche Leistungen. Wir müssen ihn nur lassen. Wer gut schläft, ist nicht nur körperlich fitter. Die nächtliche Pause macht auch einen guten Body, kreativer, konzentrationsfähiger, besser gelaunt, schöner und fördert die Fettverbrennung. Schlafmangel macht hungrig! Bei einem Defizit senkt der Körper das Sättigungshormon Leptin und produziert gleichzeitig mehr appetitanregendes Ghrelin.

GANZ SCHÖN AUSGESCHLAFEN – SCHNELLER, HÖHER, WEITER

Auch in Sachen Sport lassen sich die Folgen von gutem und schlechtem Schlaf errechnen: Gute Schläfer sprinten um fünf bis zehn Prozent fixer, können motorische Bewegungen 20 Prozent schneller ausführen, ohne zu schludern, haben am Ball eine zehn Prozent höhere Trefferquote, und die Treffgenauigkeit steigt bei ihnen sogar um 42 Prozent.

Gelingt es dir nicht, in einen ruhigen Schlaf zu gelangen oder gibst du dir einfach zu wenig Zeit, geht's gleich mehrfach bergab: Männer, die weniger als fünf Stunden schlummern, bilden zehn bis 15 Prozent weniger Testosteron und altern schneller. Im Laufe ihres Lebens wirken sie durchschnittlich elf Jahre älter. Bei Schlafentzug auf Zeit lässt die Ausdauer nach. Und zwar – je nach Dauer – um fünf bis 40 Prozent. Dramatisch wird's, wenn es um Verletzungen geht. Das Risiko für Unausgeschlafene steigt um 65 Prozent. Die gute Neuigkeit: Es gibt immer Wege, die eigenen Schlafgewohnheiten zu verbessern und so das maximale Potenzial als Sportler aus sich herauszuholen.

Viele Faktoren bestimmen die Qualität unseres Schlafs. Zuerst einmal darfst du die Zeit nicht allzu oft abkürzen. Auch wenn du noch so viel vorhast – weniger als fünf Stunden reichen auf die Dauer nicht aus, um gesund zu bleiben. Der Mensch verbringt am besten etwa sieben bis acht Stunden am Tag schlafend. Allerdings lässt sich die positive Wirkung nicht endlos verlängern. Die Idee, dass mehr Schlaf noch mehr positive Effekte bringt, solltest du besser nicht in die Tat umsetzen. Wer regelmäßig sehr viel länger schläft, hat statistisch gesehen eine kürzere Lebenserwartung.

NACHTSCHICHT – IM TIEFSCHLAF AUF HOCHTOUREN

Schlaf ist übrigens nicht gleich Schlaf: Eine gute Nacht besteht aus mehreren etwa eineinhalbstündigen Zyklen, in denen wir nacheinander verschiedene Stadien mehrmals durchschlafen. Dabei wechseln sich Tiefschlaf- und Traumphasen ab. Während wir träumen, bewegen sich die Augen schnell hin und her. Die Traumphasen heißen deshalb auch REM-Phasen (REM = Rapid Eye Movement). Das Gehirn ist dann genauso aktiv wie am Tag. Die Muskeln entspannen sich zwar, Blutdruck, Herz- und Atemfrequenz nehmen aber zu. Das betrifft auch das »Muskelgedächtnis« – motorische Übungsabläufe verfestigen sich in der REM-Phase.

In den tiefsten Schlaf der Nacht, in die Tiefschlafphase, gelangen wir in nur wenigen Minuten. Dann arbeitet das Somatotrope Hormon (STH, siehe S. 95) auf Hochtouren, um Regenerations- und Erneuerungsprozesse für Muskeln, Haut, Haare und Knochen anzustoßen. Es reguliert zusätzlich das Immunsystem und fördert Fettstoffwechsel sowie Wundheilung. Die Tiefschlafphase hat deshalb für Sportler nach großen Anstrengungen oder bei Verletzungen eine wichtige Bedeutung. Einige Körperzellen sind dann besonders aktiv, bremsen den Abbau von Eiweißstoffen, die der Organismus für das Zellwachstum und zur Reparatur von Schäden braucht. Muskeln entwickeln sich in der Tiefschlafphase besser.

In der Nacht verarbeitet der Körper alles, was am Tag davor mit ihm passiert ist, und bereitet sich gleichzeitig auf den nächsten Tag vor. Auch das Gehirn bleibt nicht untätig. Der Spruch »Da muss ich erstmal drüber schlafen« hat seine Berechtigung. Wichtiges wird von Unwichtigem getrennt und entsprechend abgespeichert. Gelerntes wird wiederholt. Kreative Menschen finden in der Tiefschlafphase Lösungen für Probleme oder kommen auf Ideen, nach denen sie tagsüber verzweifelt gesucht haben. Das Immun- und das Nervensystem erholen sich über Nacht, Knochen und Muskeln wachsen während des Regenerationsprozesses. Alte, abgestorbene Zellen werden durch neue ersetzt. Beschädigungen werden repariert. Das Blut wird mit schützenden Botenstoffen aufgefrischt.

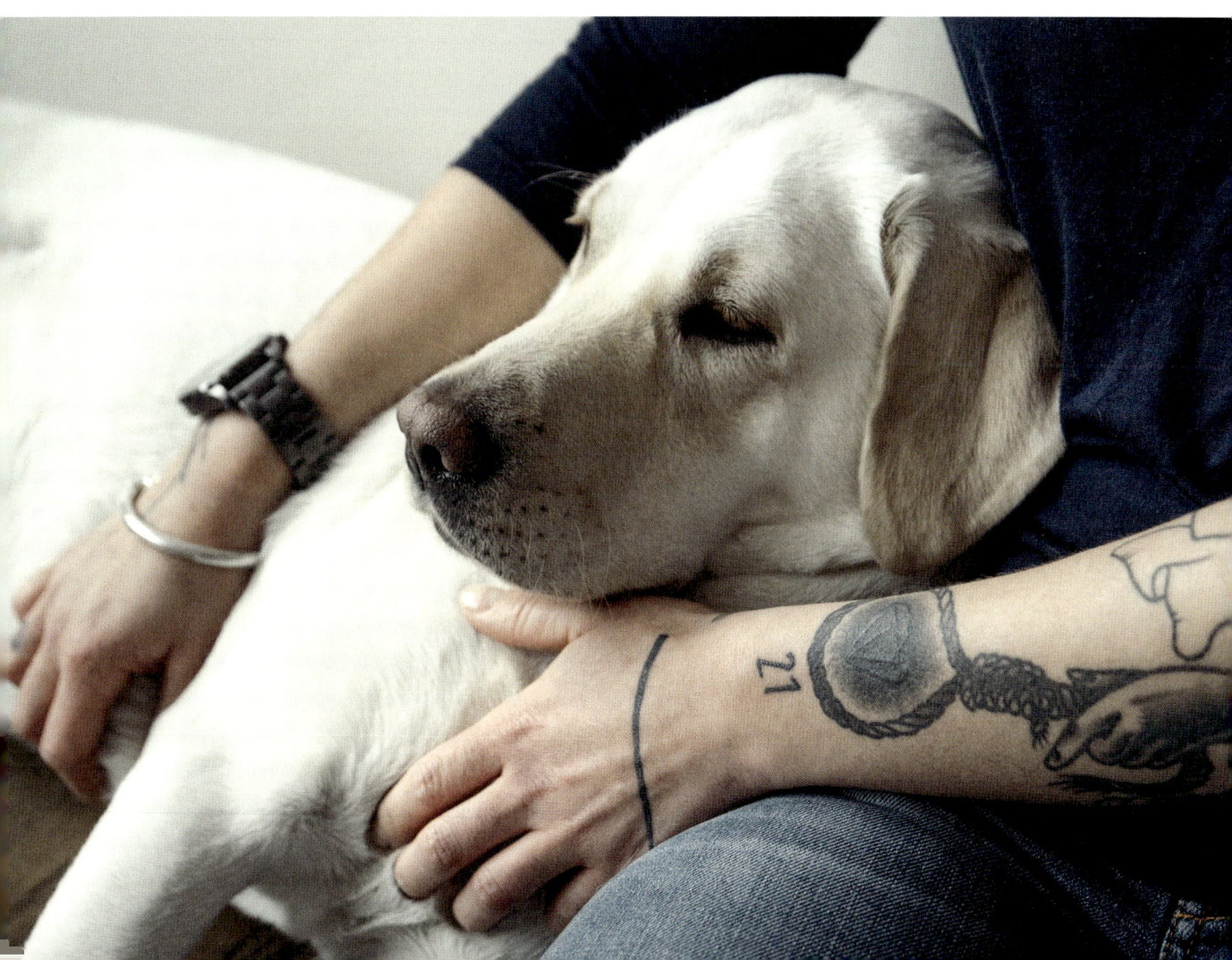

BESSER ALS DAS SANDMÄNNCHEN – »CARBS« UND PROTEINE

Ein paar Mal zwischendurch aufwachen? Normalerweise ist das für uns kein Problem. Das hat die Natur sogar so vorgesehen, damit die Menschen in grauer Vorzeit rechtzeitig merkten, wenn sie nachts angegriffen wurden.

Für guten Schlaf ist das Hormon Melatonin zuständig. Wenn es draußen dunkel wird, fängt der Körper mit der Produktion dieses Müdemachers an. Um Melatonin herzustellen, wird ein anderes Hormon benötigt: Serotonin. Das können wir zum Beispiel aus Tryptophan selbst bilden – einer essenziellen Aminosäure, die der Körper nicht selbst herstellen kann und die unter anderem in Fleisch, Eiern, Fisch und Nüssen enthalten ist.

Das Glückshormon Serotonin steckt zwar auch in Bananen oder Pflaumen. Es bringt aber nichts, die allein als Schlummerhilfe zu verdrücken. Denn sie enthalten fertiges Serotonin, das die Blut-Hirn-Schranke nicht überwinden kann. Das kann wiederum nur Tryptophan. Der Trick für eine optimale Aufnahme besteht in der Kombination aus Eiweiß und »Carbs« – denn letztere erhöhen den Insulinspiegel, was wiederum fürs Tryptophan den Weg ins Gehirn freimacht.

ISS DICH MÜDE!

Die Verwandlungsprozesse von Tryptophan über Serotonin zu Melatonin sind recht kompliziert. Die Folgerung daraus aber ganz einfach: Um das Müdewerden mit Nahrungsmitteln zu unterstützen, eignen sich Walnüsse (sie erhöhen die Melatonin-Konzentration im Blut um das Dreifache), Sojabohnen (enthalten 450 Milligramm Tryptophan pro 100 Gramm) und Milchprodukte (vor allem Emmentaler Käse).

DAS ABENDMAHL – WAS ESSEN VOR DEM SCHLUMMERN?

Wie sieht eine schlaf-optimierende Ernährung aus? Du musst dir erst einmal die Frage stellen: Will ich abnehmen oder gut schlafen? Die »Low-Carb«-Ernährung und insbesondere der Verzicht auf Kohlenhydrate am Abend gelten zu Recht als Schlankmacher. Doch dem Schlaf tut das meist nicht gut. Ein Kompromiss: Mach dir zur letzten Mahlzeit des Tages ein paar langanhaltende Kohlenhydrate (»Slow Carbs«, siehe S. 60 f) dazu. Das Abendessen solltest du spätestens vier Stunden vor dem Schlafengehen zu dir nehmen – das ist die optimale, wenn auch wohl nicht immer realistische Zeit. Lass dich von den Rezepten für ein ideales Dinner aus »Slow Carbs« und Proteinen (siehe S. 200 ff) anregen.

Dass du während deiner sechs Wochen Clean Your Life auf Alkohol verzichtest, wird auch deinem Schlaf zugute kommen. Alkohol gilt zwar als Schlummertrunk, doch hilft nur kurz beim Einschlafen. Wird er dann nachts vom Körper abgebaut, geraten Stoffwechsel und normaler Schlaf-Wach-Rhythmus durcheinander. Das stört. Am nächsten Morgen fühlt man sich gerädert und alles andere als erholt (siehe S. 102 ff).

Und: Verzichte nicht erst am Abend auf Koffein. Lass es besser schon ab den frühen Nachmittagsstunden sein. Koffein hält dich wach und verkürzt deine Schlafzeit.

Timing: Absolviere dein Training am späten Nachmittag oder am frühen Abend. Dann ist der Körper auf dem Höhepunkt des Schlaf-Wach-Rhythmus und zur größten Leistung fähig. Im Gegensatz dazu ist er am frühen Morgen an seinem niedrigsten Leistungslevel. Wenn du mehrere Trainingseinheiten an einem Tag absolvierst, versuche die intensivsten auf den späten Nachmittag zu legen und trainiere am besten nicht zu früh oder zu spät am Tag. Nach harten Einheiten ist dein Körper viel zu stark gepusht, um sich sanft herunterfahren zu können. Bis 20 Uhr solltest du mit deinem Training durch sein. Wenn du dann noch das Bedürfnis hast, dich zu bewegen, reicht ein Spaziergang an der frischen Luft.

Belohnung: Wenn du während eines Tages, einer Woche oder eines Monats besonders harte Trainingseinheiten absolvierst, belohne deinen Körper mit zusätzlichem Schlaf. Das ist wichtig für einen optimalen Muskelaufbau.

Powernap: Vermeide lange Schläfchen während des Tages und halte deine Siesta unter 30 Minuten. Dann gerät deine biologische Uhr nicht aus dem Gleichgewicht. Bleibst du zu lange liegen, geht's dir wie nach einem Jetlag. Ist ein richtiger Mittagsschlaf unumgänglich, solltest du gleich 90 Minuten durchhalten. Das ist dann ein Schlafzirkel, nach dem du dich nicht gerädert fühlst.

Keine Verlängerung. »Ach, bloß noch ein Stündchen liegen bleiben«, denkst du wahrscheinlich oft, wenn morgens der Wecker klingelt. Das macht dich aber nicht fit, eine Nachschlafzeit führt eher zu Unzufriedenheit. Steh lieber sofort auf, wenn du wach bist. Dann klappt auch das Einschlafen besser.

Fester Rhythmus. Was für deine Mahlzeiten gilt, schadet auch beim Wechsel zwischen Tag und Nacht nicht. Wenn du verlässlich gut schlafen willst, solltest du auch am Wochenende nicht aus dem üblichen Rhythmus geraten.

Fenster auf. Zu stickig, die Luft verbraucht – so kannst du nicht gut schlafen. Während wir beim Ins-Bett-Gehen eher frieren (die Körpertemperatur sinkt abends), wird's morgens oft zu warm (der Organismus lässt die Temperatur in der Früh wieder um ein Grad ansteigen). In überheizten Räumen stört das Schwitzen dann den Schlaf.

Heizung aus. Dafür gibt es noch einen anderen guten Grund. Eine US-Studie zeigt: Wer kühl schlummert, nimmt schneller ab. Bei 19 Grad erhöht sich die Menge des braunen Fettgewebes, das Zucker aus dem Blut zieht und verhindert, dass Körperfett draus wird. Manche Schlafexperten empfehlen deshalb, das ganze Jahr hindurch nackt zu schlafen.

Schalt mal ab. Du willst bald ins Bett? Jetzt bloß nicht mehr aufregen. Hör lieber Entspannungsmusik als immer wieder Facebook, Mails und Co. zu checken. Auch das Smartphone sollte in nächtlicher Dunkelheit – möglichst eine Dreiviertelstunde vor dem Einschlafen – nicht mehr leuchten. Das Gehirn hält das Licht der Handy-Displays nämlich für Sonnenlicht und fängt gleich fleißig damit an, Wachmacherhormone zu produzieren.

Dunkelheit: Um das Schlafhormon Melatonin zu bilden, benötigt der Körper totale Finsternis. Bereits kleine Störungen behindern die Hormonproduktion. Wenn echte Dunkelheit nicht möglich ist, hilft manchen eine Schlafmaske.

LICHT IST LEBEN

Wir verbringen viel Zeit im Büro, zu Hause oder in anderen künstlich beleuchteten Räumen. Der Körper mag das nicht besonders, denn es kann seinen natürlichen Rhythmus aus dem Gleichgewicht bringen. Kleine Maßnahmen bringen nicht nur mehr Licht in dein Leben, sondern fördern auch gesunden Schlaf. Wenn du jeden Tag mindestens eine halbe Stunde bei Tageslicht rausgehst, verbessert das bereits deinen Schlaf.

Halt deinen Job auf Abstand. Ob PC, Laptop oder Aktenordner – alles, was dich an deine stressende Arbeit erinnert, gehört nicht in Bettnähe. Verbanne auch elektronische Geräte wie zum Beispiel Bluetooth-Empfänger, schnurlose Telefone und WLAN-Stationen – noch in einem Meter Abstand bestrahlen uns die Dinger genauso stark wie ein Mobilfunkturm, der in unmittelbarer Nachbarschaft steht. Die Folgen können unter anderem Herzrhythmusstörungen und Herzrasen sein, wie eine kanadische Studie bestätigt. Außerdem können die Strahlen die Beweglichkeit der Spermien vermindern und die Erbsubstanz massiv schädigen. Nutz dein Bett also am besten nur zum Schlafen und für die Liebe.

KURZ UND KNACKIG

» Alles zu seiner Zeit: Am besten trainierst du am Nachmittag – dann klappt's später auch mit dem Einschlafen. «

» Schichtarbeiter: Lass deine Hormone jede Nacht sieben bis acht Stunden ungestört ihren Job machen. «

» Einschlafhilfe: Ein Mix aus Kohlenhydraten und Proteinen bringt dich schneller ins Land der Träume. «

» Beautyfarm: Wer schön, schlank und stark sein will, muss schlafen – die Zellerneuerung findet hauptsächlich über Nacht statt. «

EARLY TO BED AND EARLY TO RISE MAKES A MAN HEALTHY, WEALTHY AND WISE.

BENJAMIN FRANKLIN

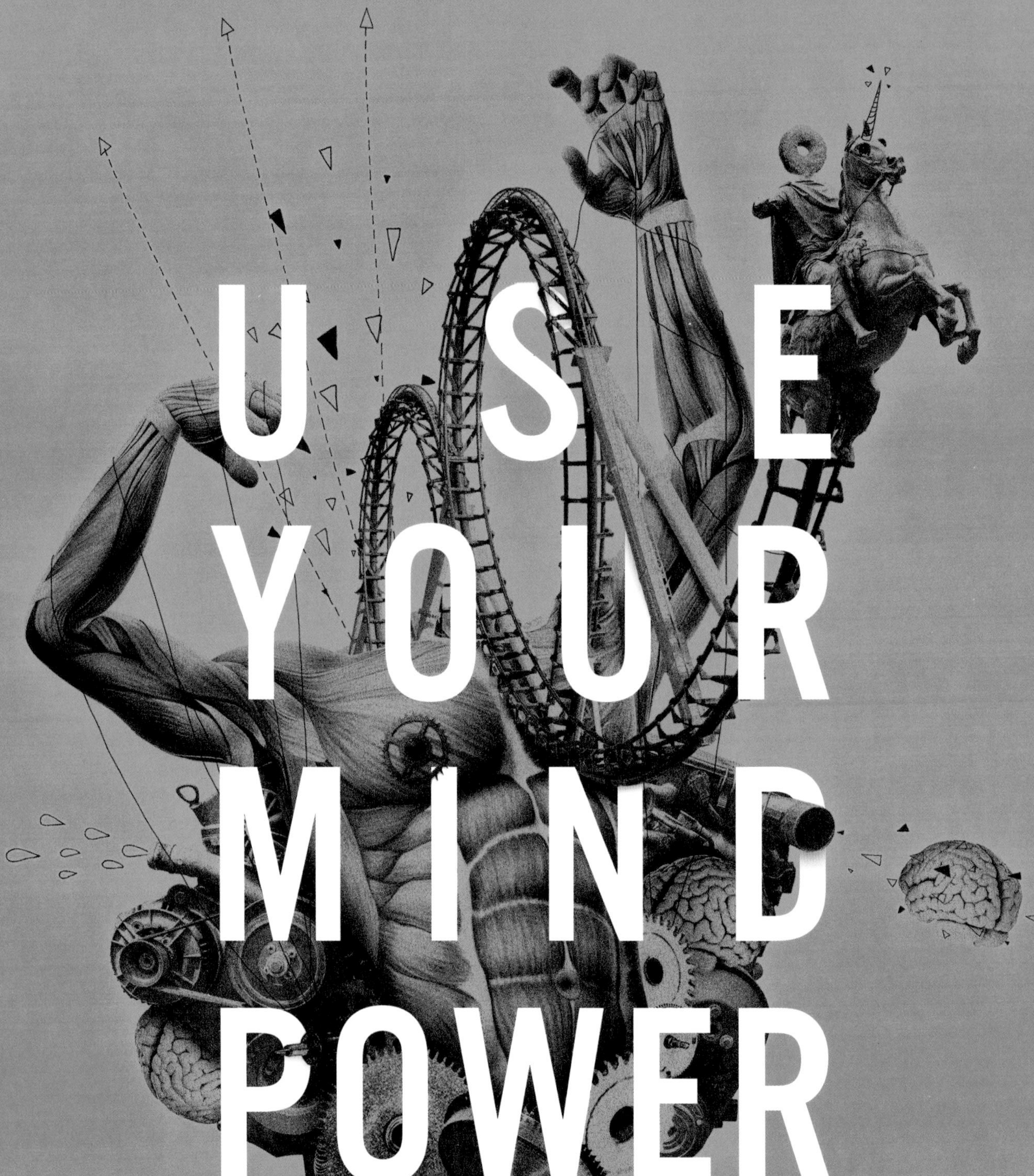

RULE 12

DER BESTE COACH FÜR MEHR MOTIVATION STECKT BEREITS IN DEINEM KOPF – DU MUSST IHN NUR AKTIVIEREN!

Dein Erfolg steht und fällt mit der Motivation. Damit du dranbleibst, brauchst du die richtigen Ziele, herausfordernde Aufgaben, genügend Pausen und vor allem Erfolge. Die Wege dorthin dürfen ruhig ungewöhnlich sein.

FEUER FREI – DU KANNST NUR GEWINNEN!

Bevor du mit unserem Clean-Your-Life-Programm startest, solltest du dir überlegen, was deine Motivation ist. Was brauchst du, um dranzubleiben? Hast du schon einmal versucht, die Reset-Taste zu drücken und ein fitteres Leben zu leben? Woran bist du gescheitert? Welches Risiko gehst du ein? Was hast du zu verlieren? Und vor allem: Was zu gewinnen? Beantworte dir solche Fragen nicht nur rational. Denn emotionale Prozesse spielen langfristig eine größere Rolle als die Vernunft. Du kannst dich deinen Gefühlen nicht entziehen – auch wenn der Kopf etwas anderes vorgibt. Was versetzt dich in einen zufriedenen Zustand? Was macht dich glücklich? Wie kannst du dir gute Gefühle verschaffen?

Im nächsten Schritt planst du die Umsetzung der Clean-Your-Life-Ziele in deinen persönlichen Alltag. Das darf ruhig ganz praktisch sein. Wann nimmst du dir Zeit für Sport? Wann kaufst du ein? Wann kommt was auf den Tisch? Willst du schrittweise Gewohnheiten verändern oder dein Leben von einem Tag auf den anderen umkrempeln? Wenn du erst einmal angefangen hast, bist du bereits in der Handlungsphase. Läuft alles gut, dann läuft es meist auch schnell von allein. In diesem Fall solltest du gar nicht darüber nachdenken, ob es auch noch andere Wege gibt. Einfach weitermachen und nicht ablenken lassen. Wenn du aber merkst, dass es nicht vorangeht oder dass du wieder aufhören willst, musst du dich fragen, woran das liegt und gegebenenfalls etwas ändern.

DURCHHALTEN – SO GEHT'S ...

Mit der Clean-Your-Life-Challenge hast du klare Ansagen und feste Trainingspläne (siehe S. 152 ff), die du lernst, mit unserer Unterstützung einzuhalten. Dafür brauchst du Willenskraft und Motivation. Das funktioniert nicht bei jedem auf die gleiche Weise. Doch es gibt Strategien, die sich bewährt haben:

1. Du brauchst ein Ziel. Einen Traum, der wahr werden soll. Damit es dir richtig Spaß macht, den Weg zu diesem Ziel zu gehen, muss es ein positives und tatsächlich erreichbares sein. Überleg dir also realistisch, was du schaffen kannst. Steig nicht gleich auf der härtesten Trainingsstufe ein, wenn du Anfänger bist. Aber mach es dir auch nicht zu leicht, wenn du eigentlich mehr kannst, als du machst.

2. Nutze die Macht deiner Gedanken. Trainiere mit deinem Kopf wie ein Sportler. Die gehen ihre Bewegungsabläufe in Gedanken immer wieder durch, stellen sich ihre Übungen vor wie in einem Zeitlupenfilm. Sie konzentrieren sich einerseits auf Schwachpunkte, um sich dort zu verbessern. Andererseits stärken sie sich mit Bildern von zurückliegenden Erfolgen oder besonders gelungenen Leistungen. Oder sie denken sich in einen Ablauf hinein, bis sie ihn im Kopf komplett beherrschen. Die Sportwissenschaft nennt das Visualisierung – eine sehr effektive Trainingsmethode. Denk an Albert Einsteins Erkenntnis: »Imagination is more important than knowledge.«

3. Zieh deinen Plan durch. In diesem Buch geben wir genau vor, was wann zu tun ist. Das hilft dir, damit du dich nicht verzettelst. Halt dich an die zwölf Clean-Your-Life-Regeln und an deinen persönlichen Trainingsplan. Denk nicht zu lange darüber nach, ob du etwas tun willst oder nicht. Mach es einfach. Am Anfang fällt es schwer, aber nach kurzer Zeit hast du dich daran gewöhnt und dann wirst du stolz auf dich sein und dich besser fühlen als je zuvor.

4. Pfeif auf alte Gewohnheiten. Ein Großteil von dem, was wir täglich tun, besteht nur aus Gewohnheiten. Wir machen einfach immer das Gleiche – vielleicht weil es sich bewährt hat, vielleicht aber auch nur, weil es bequem ist. Deshalb fällt es schwer, sich zu verändern. »Sobald man nachdenkt, fängt man an abzuwägen und traut sich nicht, die normalen Pfade zu verlassen«, sagt der Extreme-Coach Joe Alexander. Er rät zu unkonventionellen Übungen, die vor allem dazu dienen, aus dem Alltagstrott auszubrechen. Probier seine einzigartigen Erfolgsmethoden doch einfach mal aus:

Schlaf ab und zu mal umgekehrt im Bett – mit dem Kopf am Fußende. Deine Liegegewohnheiten werden neuen Reizen ausgesetzt, was unbewusst den Übergang in den Schlaf fördert. So kannst du leichten Schlafstörungen entgegenwirken. Du wirst staunen, wenn du morgens »orientierungslos« aufwachst. Tiefschlaf sei Dank!

Nach dem Aufwachen klatschen und mit den Händen zuerst das Bett verlassen. Dein körperlicher Korrektur-Koordinator wird um diese Uhrzeit auf eine harte Probe gestellt. Nach dem Klatschen legst du die Bettdecke zur Seite und rotierst seitlich zur Bettkante. Dort führst du zuerst deine Hände nacheinander zum Boden und anschließend die Füße. In dieser Position machst du zwei Liegestütze. Anschließend rollst du deinen Körper von den Füßen bis zum Hals langsam auf. Atme einmal tief durch und zaubere dir beim Ausatmen ein »Yes«-Lächeln ins Gesicht.

Zähne auf einem Bein stehend abwechselnd mit linker und rechter Hand putzen. Du wirst sehen, wie bewusst du deine Zähne putzen wirst – das hat nicht nur einen doppelten Reinigungseffekt, sondern du schulst gleichzeitig auch eine aufrechte Körperhaltung. Mit krummer Haltung ist es schwierig, die Balance zu halten.

Balance-Parcours zur Arbeit in Bus, Bahn oder Fahrstuhl. Versuche dich mal in der U-Bahn nicht an der Haltestange festzuhalten und trotzdem im Gleichgewicht zu bleiben. Du wirst sehen, bei der nächsten Kurve greifst du reflexartig zur Stange. Vertraue deinem Gleichgewichtssinn, »erde« deine Füße in leichter V-Stellung wie ein Surfer. Du wirst merken, dass es nicht nur Spaß macht, so durch die City zu surfen – es trainiert auch massiv deinen unteren Bauch. Diese natürliche Körperaussteuerung weckt nicht nur den Gleichgewichtssinn, sondern auch dein kreatives Potenzial. Denkprozesse nehmen durch diese Orientierungsübungen überraschend neue Wendungen.

Treppen rückwärts runtergehen – am besten ohne Geländer! Auf diese Weise wird eine komplett andere Motorik benötigt, die geistige Konzentration erfordert, um nicht nach hinten zu stürzen. Hier gilt es, eine Stufe nach der anderen wahrzunehmen ohne nach hinten zu schauen. Geschwindigkeit ist dabei nicht wichtig, nur Regelmäßigkeit und Ruhe. Zwei bis drei Etagen sollten es schon sein. Diese Übung ist eine sehr sinnvolle Herausforderung, weil sie unseren Alltag wirkungsvoll entschleunigt. Unten angekommen, wirst du die Natur, die Luft oder ganz einfach den Weg zum Auto ganz anders wahrnehmen.

Solche Übungen schärfen das Bewusstsein, verfeinern die Wahrnehmung und zeigen dir, dass scheinbar Unmögliches doch möglich ist. Klappt eine Veränderung, kommen andere nach. Also, raus aus dem Autopiloten und ran ans Steuer.

5. Erstelle dir eine Notfallstrategie. Trotz bester Vorsätze wird es dir nicht immer gelingen, das Clean-Your-Life-Prinzip durchzuhalten. Das macht nichts. Du musst nur wissen, wie du mit solchen Ausnahmesituationen umgehst, ohne gleich alles abzubrechen oder danach auf der Stelle zu treten. Die einfachste Lösung: Du erlaubst dir hin und wieder Ausnahmen und machst kein großes Thema daraus, sondern danach einfach weiter.

6. Zieh dir Motivationssprüche rein. Man kann darüber staunen, sich daran erfreuen und viel mitnehmen, um sich selbst zu motivieren. Ruf sie dir ins Gedächtnis, wenn du merkst, dass dir der Antrieb fehlt. Auch in unserem Buch findest du immer wieder Motivationssprüche (siehe z.B. S. 22 f) – such dir die heraus, die dir spontan zusagen und notiere sie gut sichtbar. Du findest die Sprüche auch zum Download auf www.zsverlag.de. Druck sie aus und pinn sie dir z.B. an deinen Kühlschrank.

7. No excuses: Blende Zweifel und Ausreden aus. Wer etwas in seinem Leben verändern will, stößt auf Widerstände. Nicht nur von außen, sondern vor allem von innen. Solange du Ausreden zulässt, wird es sie auch geben. Sei konsequent mit dir selbst. Starte jetzt durch!

8. Suche dir Gefährten. Freunde, Kollegen, Familie – alle Menschen, die dich umgeben, haben einen starken Einfluss auf dich. Sie können deine Leistungen beflügeln, aber auch hemmen. Am meisten helfen Gleichgesinnte, mit denen du dich zum Training oder zum Kochen fest verabredest – denn die Erfahrung zeigt, dass wir unsere Vorhaben dann viel häufiger und dauerhafter durchziehen, weil es uns unangenehm ist, Dates abzusagen.

KURZ UND KNACKIG

» Das Ziel macht den Weg – mach dir klar, was du erreichen möchtest. «

» Dreh in Gedanken deinen eigenen Erfolgsfilm – mit Höhen, Tiefen und einem Happy End. «

» Werde zum Master of Desaster und lege dir einen Plan zurecht, den du befolgst, wenn du mal schwach wirst. «

» Such dir einen Sportsfreund oder gleich eine ganze Mannschaft. «

WENN MEIN KOPF ES SICH AUSDENKEN KANN, WENN MEIN HERZ DARAN GLAUBEN KANN – DANN KANN ICH ES AUCH ERREICHEN.

MUHAMMAD ALI

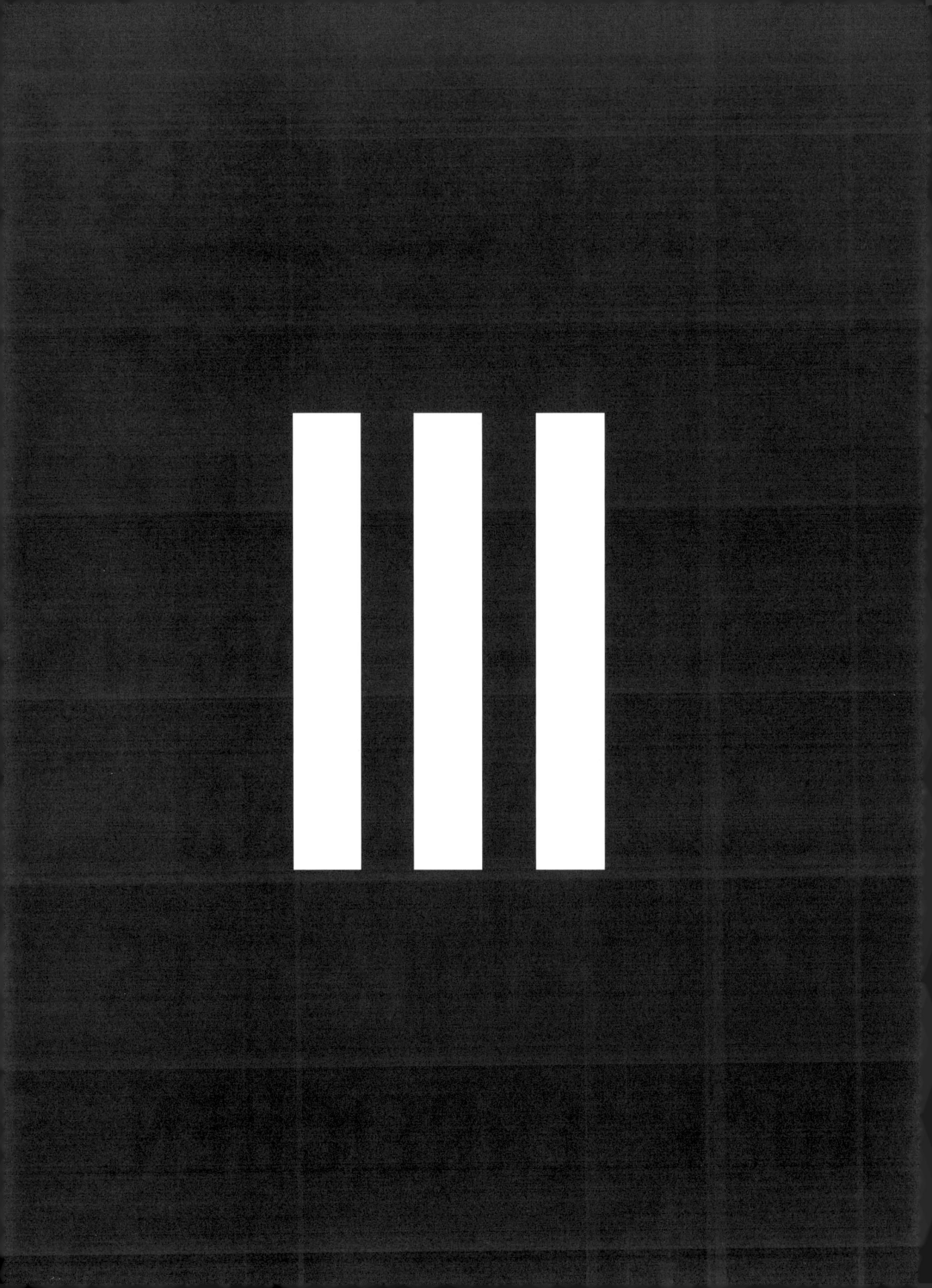

CLEAN YOUR LIFE WORKOUT

MACH DICH FIT MIT DEM CYL-WORKOUT!

Unser Workoutprogramm verlangt vieles gleichzeitig von dir, dafür ist es aber auch äußerst effektiv. In kurzer Zeit bewegst du dich natürlich, trainierst deine Ausdauer, baust Muskeln auf und bleibst geschmeidig. Mit unserem Sechs-Wochen-Programm bringst du dich rundum in Topform – und das ganz ohne Geräte, einfach nur mit Hilfes deines Körpers.

Das Grundlegende zum Clean-Your-Life-Training (CYL-Training) steht in Regel 10 (siehe S. 92ff). Hier beantworten wir die wichtigsten Fragen, die du vielleicht noch zum Trainingsprogramm hast. Im Anschluss daran findest du 30 Übungen – von »Animal Walks« über Kraftübungen bis zum Dehnen, alles mit dem eigenen Körpergewicht – sowie konkrete Sechs-Wochen-Trainingspläne (siehe S. 152 ff).

WAS IST EIGENTLICH CLEAN-YOUR-LIFE-WORKOUT GENAU?

> Es ist ein Training, das die Stabilisierung und die Grundhaltung unseres Bewegungsapparats fördert. Trainiert wird am besten im Freien. Übungen ohne Geräte. Im Unterschied zu anderen sind die Clean-Your-Life-Übungen ein Functional Training mit Bezug zu unserem Alltag. Wir fragen uns: Warum soll ich mich an den Beinstrecker setzen und die Beinmuskulatur aufbauen, wenn ich diese Bewegung im Alltag nicht brauche? Mache ich hingegen eine Kniebeuge, verstärke ich das, was ich ohnehin täglich mehrmals tue – zum Beispiel Aufstehen aus dem Sessel oder das Heben von Getränkekisten. Beim isolierten Training an Geräten im Fitnessstudio fehlt dieser Bezug.

WO WIRD DAS TRAINING GEMACHT?

> Überall, wo du Lust hast. Du kannst Zuhause im Wohnzimmer trainieren oder deinen Flur dafür nutzen. Auch wenn du unterwegs bist, gibt's keine Ausrede – ein kleines Stück Rasen oder einen großen Park findest du überall. Du brauchst für die meisten Übungen so wenig Platz, dass du sogar im Hotelzimmer dein Pensum durchziehen kannst. Am besten ist es natürlich, wenn du rausgehst und an der frischen Luft trainierst statt in miefigen Turnhallen oder Fitnessstudios. Danach fühlst du dich prima fit und frisch. Ein weiterer Vorteil: Du musst dich nicht an Öffnungszeiten oder Kurstermine halten, sondern kannst genau dann loslegen, wenn es in deinen Tagesablauf passt. Teures Equipment ist nicht nötig. Und du musst auch nicht viel Zeit investieren. Schließlich entfallen lange An- und Abfahrtswege und aufwendiges Sachenpacken. Kurz umziehen und loslegen. Mehr ist nicht nötig.

WIESO SPIEGELN DIE ÜBUNGEN DEN TREND DER ZEIT WIDER?

> Die Clean-Your-Life-Exercises passen zur derzeitigen Back-to-nature-Bewegung. Wir besinnen uns auf die Dinge, die von der Natur vorgegeben sind, indem wir das Beste von ihr abgucken. Das ist wie beim Flugzeugbau. Um den perfekten Flieger hinzukriegen, müssen wir wissen, wie ein Insekt fliegt. Tiere mit guter Konstitution zeigen uns natürliche Abläufe, die für ihre Zwecke optimiert sind. Deshalb haben wir zum Beispiel auch die sogenannten »Animal Walks« als Fitnessübungen eingebaut – hier ahmst du den natürlichen Bewegungsablauf von bestimmten Tierarten nach.

WIE EFFEKTIV IST DAS CYL-TRAINING IM VERGLEICH ZUM HERKÖMMLICHEN GERÄTETRAINING?

> Bei der Entwicklung des Clean-Your-Life-Trainings haben wir den Fokus auf Übungen mit dem eigenen Körpergewicht gelegt, da diese zum einen sehr ursprünglich sind und zum anderen auch enorm effektiv. Fast jede Übung mit dem eigenen Körper kann so stark intensiviert werden, dass sie noch effektiver wird als klassisches Krafttraining im Fitnessstudio. Elektromyographische Messungen haben gezeigt, dass die Muskelspannung während dieser Übungen mindestens genauso hoch (wenn nicht höher) ist wie bei herkömmlichen Hantel- oder Geräteübungen.

WAS KANN ICH IN WELCHEM ZEITRAUM ERREICHEN?

> Mit unserem Trainingsplan wirst du schon nach wenigen Tagen spüren, dass du mehr Kraft hast. Das ist die ganz normale Anpassung. Bis die Muskeln sichtbar wachsen, vergehen etwa drei bis vier Wochen. Nach fünf bis sechs Wochen ist deine Muskulatur insgesamt deutlich ausgeprägter und definierter.

Nach zwei bis drei Wochen hast du deinen Körperfettanteil bereits massiv reduziert. Es ist realistisch, dass du in den gesamten sechs Wochen bis zu acht Kilo verlierst. Doch das ist bei jedem anders. Es gibt Leute, die danach zwölf Kilo los sind, und andere, die nur zwei schaffen. Nicht vergessen: Muskeln sind schwer. Wer sie aufbaut, nimmt anfangs oft erst einmal zu, später aber dafür schneller ab.

WANN MACHT DAS TRAINING AM MEISTEN SINN?

> Das lässt sich pauschal nicht beantworten, weil jeder einen anderen Tagesablauf hat. Viele Sportler legen ihr Ausdauertraining auf den Morgen und absolvieren am späten Nachmittag ihr Muskeltraining. Es spricht aber auch nichts gegen andere Zeiten. Es gibt zum Beispiel Kollegengruppen, die sich mittags in Firmen mit entsprechender Infrastruktur zum Sport treffen. Wichtiger als der richtige Zeitpunkt ist es, das Training so in den Alltag zu integrieren, dass man überhaupt etwas tut. Die wichtigsten Erkenntnisse zum richtigen Timing deines Trainings findest du in Regel 11 (siehe S. 105).

WAS BRINGT MIR DAS CLEAN-YOUR-LIFE-PROGRAMM?

> Auf jeden Fall hast du nach den sechs Wochen Clean Your Life ein deutlich gesteigertes Wohlbefinden. Denn die Kombination aus Clean Eating und Sport sind perfekt für deinen Körper. Außerdem werden sich die Blutwerte verbessern, du wirst Fett reduzieren, dafür Kraft und Muskeln von höchster Qualität aufbauen – und zwar am ganzen Körper. Natürlich lassen sich die individuellen Veränderungen nicht genau vorhersagen, weil jeder ein anderes Ausgangsniveau mitbringt. Aber sicher ist, dass du dich danach so gut fühlst, wie nie zuvor!

Wie du in meiner Geschichte (siehe S. 8 ff) lesen kannst, hatte ich persönlich nach diesen sechs Wochen das Gefühl, wie neu geboren zu sein. Die Ausgangslage war bei mir zwar relativ kritisch, aber auch du wirst sehen und spüren, wie dein Körper auf die neue Lebensweise reagiert.

WARUM MUSS MAN BEI DER CYL-CHALLENGE ANDERS ESSEN?

> Durch die Bewegung setzt du mehr Energie um und musst diese bestmöglich nachfüllen. Für den Muskelaufbau braucht der Körper vor allem Eiweiß. Wer normalerweise täglich 1 Gramm Eiweiß pro Kilo Körpergewicht isst, sollte während Trainingphasen auf bis zu 1,7 Gramm erhöhen (siehe Regel 8, S. 84). Unsere Clean-Your-Life-Rezepte sind exakt auf die verschiedenen Ansprüche ausgerichtet: Die Pre-Workout-Snacks machen dich fit fürs Training, die Grundrezepte sind »Low Carb«, dafür reich an Proteinen – damit bringst du die Fettverbrennung auf Hochtouren, gleichzeitig werden die Muskeln bestmöglich unterstützt.

WARUM BRAUCHEN WIR EINEN »REFEED DAY«?

> Refeed Days sind Tank-Tage (»Loading-Tage«), an denen du mehr isst als sonst. Das heißt, du hältst dich nicht zurück, sondern nimmst extra viel zu dir – mehr Energie, vor allem in Form von guten Kohlenhydraten (vgl. S. 162). Lege einmal pro Woche einen Refeed-Day ein, an dem du nur gemäßigt oder keinen Sport treibst.

Wenn es dir schwer fällt, dich an unsere Rezepte zu halten, kannst du ab und an mal aus deinem »Loading-Tag« einen Sündentag (»Cheating Day«, siehe S. 162) machen. Die Refeed Days haben einen wichtigen psychologischen Effekt. Wenn du dir ständig Sünden verkneifst, wächst der Heißhunger auf Verbotenes. Gibst du aber zwischendurch mal nach, lässt das übermäßige Verlangen ebenfalls nach.

WELCHE ROLLE SPIELT DAS HORMON LEPTIN DABEI?

> Leptin kann den Fettabbau beschleunigen – und zwar auf sehr effektive Weise. Du musst nur in einer Zeit, in der du viel trainierst und gleichzeitig Kalorien und Kohlenhydrate reduzierst, am Tisch mal wieder richtig reinhauen. Das gilt nicht nur für die Kalorien, sondern vor allem für die »Carbs«. Warum? Wenn du Gewicht verlierst, sinkt auch dein Leptinspiegel. Dein Körper befürchtet eine Hungersnot und schüttet hungersteigernde Hormone wie zum Beispiel Ghrelin aus. Die machen dich heißhungrig und wecken Gelüste auf alles, was sonst vom Essplan gestrichen wurde. Nicht selten endet eine Heißhungerattacke im Fresskoma. Mit einem Schummeltag treibst du deinen Leptinspiegel wieder hoch. Erstaunlicherweise baut sich überschüssiges Fett danach besser ab, weil der Stoffwechsel und die Verdauung beschleunigt werden.

WARUM MUSS ICH PAUSEN MACHEN?

> Beim Sport ist es ein bisschen wie in der Medizin: Die Dosis macht das Gift. Das heißt: Trainierst du zu wenig, baut der Körper ab. Doch zu viel des Guten hat ähnliche Effekte. Deshalb ist es ganz wichtig, die optimale Pausendosis herauszufinden (siehe auch Regel 10, S. 96). Bei jeder Anstrengung geht die Energie zunächst in den Keller. Wir sind erschöpft. Ruhen wir uns aus, kehrt die Kraft zurück. Der Verlust wird kompensiert. Der Körper produziert dafür kurzfristig mehr Energie; er überkompensiert. Das heißt: Es kommt zur Superkompensation. Genau in diesem Moment muss der nächste Anreiz kommen, um die Leistung zu steigern. Wenn das gelingt, steht dem Erfolg nichts im Weg.

UND WENN ICH NICHT DEN OPTIMALEN ZEITPUNKT FINDE?

> Wird die nächste Trainingseinheit zu früh gemacht, also nach der Erholung, aber bevor die Superkompensation einsetzt, steigert die Leistung sich nicht. Kommt der nächste Reiz etwas zu spät, kann man die zusätzliche Energie nicht mehr nutzen. Problematisch wird es, wenn du den Trainingsreiz zu früh setzt, also bevor du dich erholt hast. Dann kann die Leistung zurückgehen. Oder du wirst müde, antriebslos, eventuell krank und schläfst schlecht. Wenn dein Immunsystem schwächelt, bekommst du öfter einen Infekt.

WIE LÄSST SICH DER BESTE ZEITPUNKT FÜR DIE NÄCHSTE TRAININGSEINHEIT BESTIMMEN?

> Das lässt sich pauschal und ohne medizinische Tests nicht ohne Weiteres beantworten. Denn dafür können viele Faktoren eine Rolle spielen. Wie fit ist man, wie alt, wie sportlich? Wie intensiv wird trainiert? Eine einheitliche Empfehlung gibt es also nicht – am besten hörst du auf deinen Körper. Er sendet Signale – zum Beispiel in Form von Erschöpfung oder Muskelkater. Um Überlastungen zu vermeiden, sind in unseren Trainingsplänen zwei Regenerationstage pro Woche integriert. Wenn dein Körper dir sagt, dass er dringend Ruhe braucht, legst du einen Erholungstag ein (siehe auch S. 152, »Wann pausiere ich?«).

GIBT ES ALLGEMEINGÜLTIGE REGELN?

> Wenn die Muskeln nach intensivem Training zwei bis drei Tage weh tun, solltest du deinem Körper auch zwei bis drei Tage Pause gönnen. Ein paar Eckdaten dienen zur Orientierung: Nach leichtem Ausdauertraining reichen 24 Stunden Pause, nach intensivem 48 Stunden. Leichtes Krafttraining erfordert ebenfalls 48 Stunden Unterbrechung, intensives sogar 72 Stunden. Nach hochintensivem Training brauchst du drei bis fünf Tage Ruhe; in extremen Fällen sogar mehr.

Also: Nicht einfach drauflos trainieren, sondern Belastung und Erholung harmonisch zusammenspielen lassen. Im Clean-Your-Life-Trainingsplan trainierst du nach einem Tag mit Muskelaufbau am nächsten Tag dann schwerpunktmäßig Ausdauer. So vermeidest du, dass du zu viel machst, wenn du an fünf Tagen in der Woche aktiv bist.

WIE ERKENNE ICH, DASS ICH ZU VIEL TRAINIERE?

> Das merkst du, wenn du dich platt fühlst, Gliederschmerzen bekommst, erschöpft bist oder plötzlich häufiger krank wirst als sonst. Wer in diesem Zustand noch weitermacht, geht ein hohes Risiko ein. Es besteht dann die Gefahr, sportsüchtig zu werden. Sportsüchtige achten nicht mehr auf die wichtigen körperlichen Signale, machen trotz wahnsinniger Schmerzen weiter und überlasten ihren Körper. Sie reagieren auf Sportentzug wie andere Süchtige, werden unruhig oder sogar depressiv, können nicht mehr richtig schlafen, reagieren zwanghaft und setzen soziale Beziehungen aufs Spiel. Du kannst dich davor schützen, indem du nicht übertreibst und dich an den Clean-Your-Life-Trainingsplan hältst.

WAS HILFT GEGEN MUSKELKATER?

> Richtig effektive Mittel gibt es nicht. Aber du kannst den Kater im Zaum halten. Zum Beispiel mit Wärme – unter der Dusche, in der Badewanne oder in der Sauna. Auch leichte Bewegung – spazieren gehen oder Rad fahren – lindern die Schmerzen. Koffein in geringen Mengen wirkt – zumindest bei Leuten, die sonst nicht viel Kaffee trinken – schmerzlindernd, weil sich darin entzündungshemmende Stoffe befinden. Wer hart trainiert, kann einen Muskelkater kaum vermeiden. Nimm ihn deshalb als gutes Zeichen dafür, dass du etwas getan hast.

WELCHE ARTEN VON ÜBUNGEN GIBT ES?

> Wir unterscheiden bei den Clean-Your-Life-Übungen zwischen vier Übungstypen: Das sind zum einen die »Animal Walks«, also Bewegungsabläufe, die wir von Tieren nachahmen. Sie bringen nicht nur Spaß, sondern sind auch effektiver als Joggen oder Training auf dem Laufband, weil mehr vom ganzen Körper und von einzelnen Muskeln verlangt wird. Dann kommen Kraftübungen (Strength Exercises) zum Muskelaufbau dazu. Das sind die Klassiker wie Liegestütz, Klimmzug oder Beckenlift. Unsere HIIT-Übungen (High Intensity Intervall Training) verbinden Kraft- und Ausdauereinheiten – dazu gehören Übungen wie Burbeeps oder Jumping Jacks. Je nach Trainingszustand kannst du bei den meisten Fitnessübungen zwischen den Varianten A (leicht), B (mittel) und C (schwer) wählen. Die für dich passenden Varianten findest du auch in den Trainingsplänen (siehe S. 154 ff) aufgeführt.

Jeweils am Trainingsende wird mit speziellen Stretchübungen gedehnt. Wir nennen sie »One & Only Body Stretch« (kurz OOBS), eine spezielle Kombination, mit der alle großen Muskelgruppen in verschiedenen Positionen nacheinander gedehnt werden. Diese Übungen sind wichtig, weil Muskeln sich verkürzen, wenn sie trainiert werden. Durch Dehnen erreichen sie ihre ursprüngliche Länge wieder.

WIE KANN ICH MEIN TRAINING OPTIMAL ÜBER DIE ERNÄHRUNG UNTERSTÜTZEN?

> Bei unseren Clean-Eating-Rezepten (ab S. 168) findest du Ideen für verschiedene Bedürfnisse. Los geht's mit Gerichten für Frühstück, Mittag- und Abendessen sowie mit Snacks. Die Pre-Workout-Rezepte sind ein Mix aus »Carbs« und Proteinen. Sie geben dir ein bis zwei Stunden vor dem Training Energie. Wenn du viel trainierst (in der Regel an den Trainingsplan-Tagen 1, 3 und 5), solltest du etwas mehr Nährstoffe zu dir nehmen. Orientiere dich dann an den Gerichten mit einer höheren Energiemenge oder iss vor dem Sport einen Pre-Workout-Snack. Die Grundregel ist: Je intensiver du trainierst, desto mehr Energie hauptsächlich in Form von guten »Carbs« brauchst du. An einem deiner beiden sportfreien Tage isst du Refeed-Rezepte zur Regeneration und zum Ankurbeln des Fettstoffwechsels.

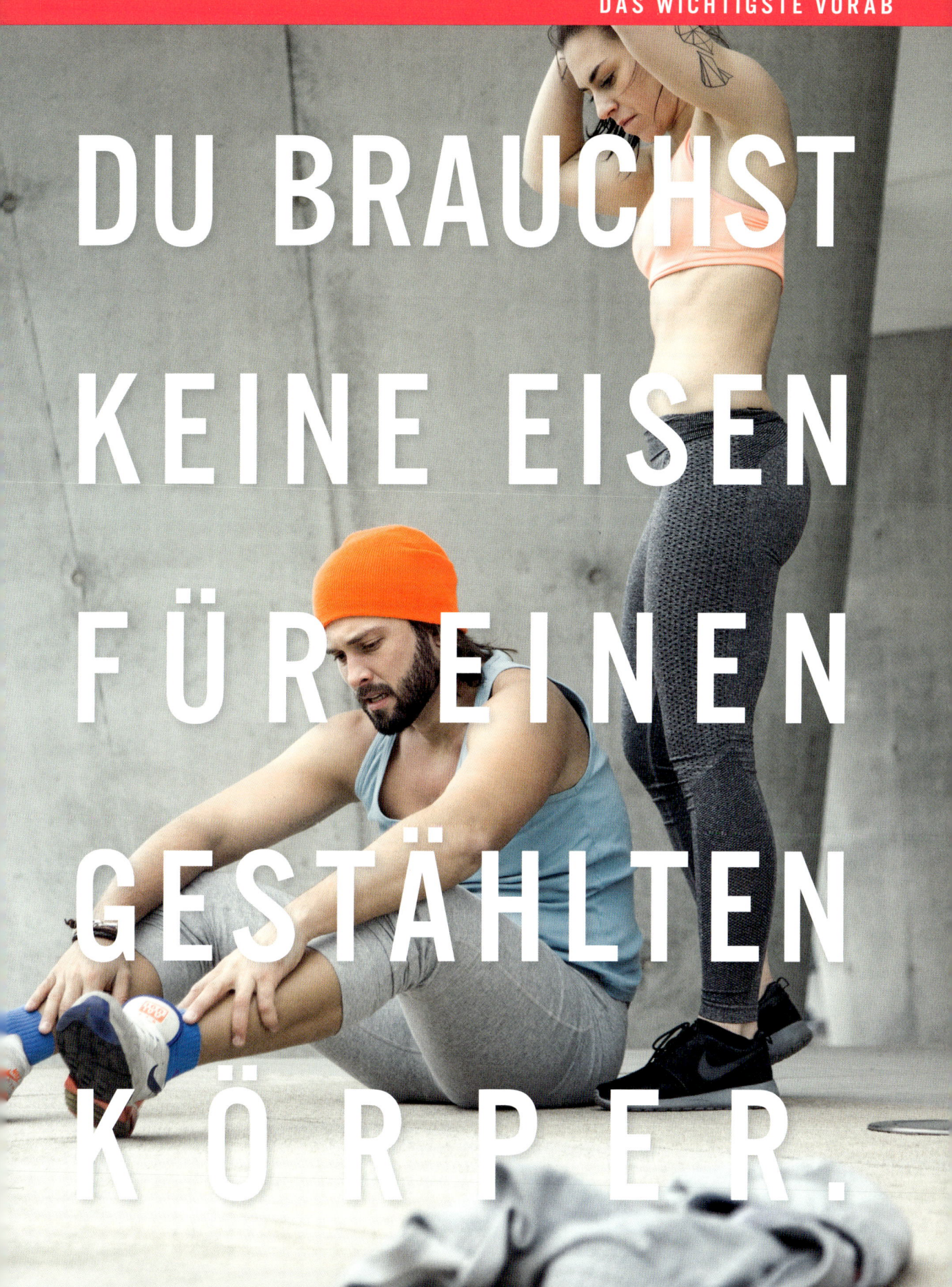

DU BRAUCHST KEINE EISEN FÜR EINEN GESTÄHLTEN KÖRPER.

ANIMAL WALKS

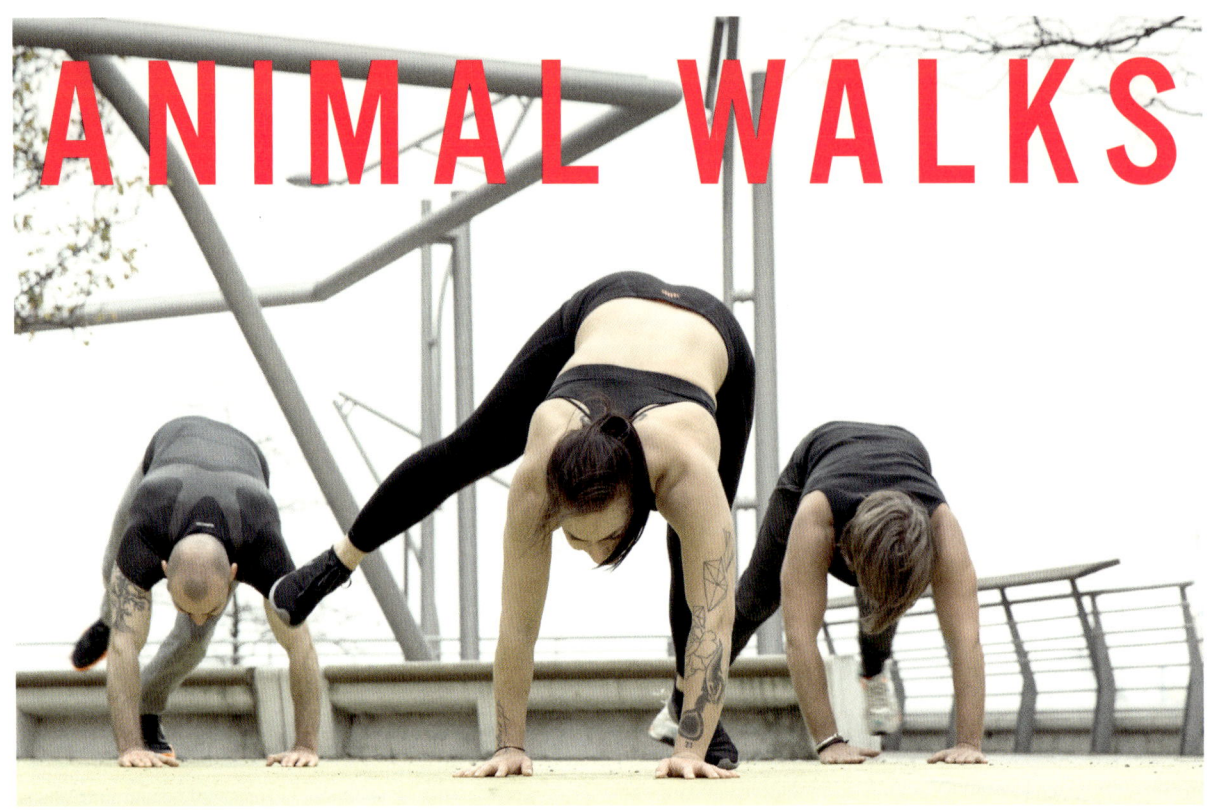

01 BEAR CRAWL

BESCHREIBUNG

Laufen wie ein Bär? Das macht dich warm und deinen Oberkörper stark (Schultern, Rücken, oberer Bauch). Mit dieser Übung kannst du gleichzeitig Kraft aufbauen und deine Ausdauer, Beweglichkeit und Koordinationsfähigkeit trainieren. Du brauchst nur etwas Platz dafür.

Animal Walks: Was ist das? Beweg dich wie ein geschicktes Tier und trainiere dabei deinen ganzen Körper. Das bringt Kraft, Ausdauer, Beweglichkeit und schult deinen Gleichgewichtssinn. Draußen brauchst du nicht mehr als eine freie Fläche oder eine Wiese; drinnen kannst du den Flur nutzen.

SO GEHT'S RICHTIG

Begebe dich auf alle Viere. Die Arme bleiben gestreckt, die Hände auf Schulterbreite, die Beine sind ebenfalls möglichst gestreckt. Halte die Hüfte hoch und den Rücken gerade. Du bewegst dich vorwärts, indem du gleichzeitig eine Hand flach nach vorne auf den Boden setzt und das Bein seitlich schwungvoll mitziehst. Tipp: Draußen auf der Wiese läuft es sich als Bär an einem Hügel am besten.

TYPISCHE FEHLER

Hey, du schummelst, wenn du unbemerkt auf zwei Beinen läufst und nur pro forma mit den Händen hin und wieder den Boden berührst. Die Hände sollen bei dieser Übung einen Großteil deines Gewichts tragen.

02 INCH WORM

BESCHREIBUNG

Damit Raupen vorwärts kommen, müssen sie ihren Körper in der Mitte verdichten und die jeweils letzten Beinpaare schrittweise nach vorne ziehen. So ähnlich machst du das auch – mit Armen und Beinen. Es verlangt Kraft und hält deinen ganzen Körper (vor allem Arme, Brust, Bauch, oberen und unteren Rücken) stabil. Gleichzeitig dehnst du den Beinbizeps und den Rücken.

SO GEHT'S RICHTIG

Bring deine Hände mit möglichst gestreckten Beinen auf den Boden (Vigdis und Achim machen es auf Bild 1 vor). Gehe dann langsam auf den Händen nach vorne, bis du dich fast ausgestreckt über dem Boden hältst (Vigdis auf Bild 2) – je weiter die Arme vorm Kopf sind, desto besser. Dann wandern deine durchgestreckten Beine in kleinen Tippelschritten auf den Fußspitzen

nach vorne, bis du wieder in der Ausgangsposition bist. Tipp: Wenn du nicht so viel Platz hast, kannst du auch nur mit den Händen vor- und zurücklaufen – die Füße bleiben auf der Stelle.

TYPISCHE FEHLER

Auch hier kannst du mogeln, indem du zu große Schritte machst, die Knie nicht streckst oder deine Arme nicht bis zu deinem persönlichen Limit nach vorne führst.

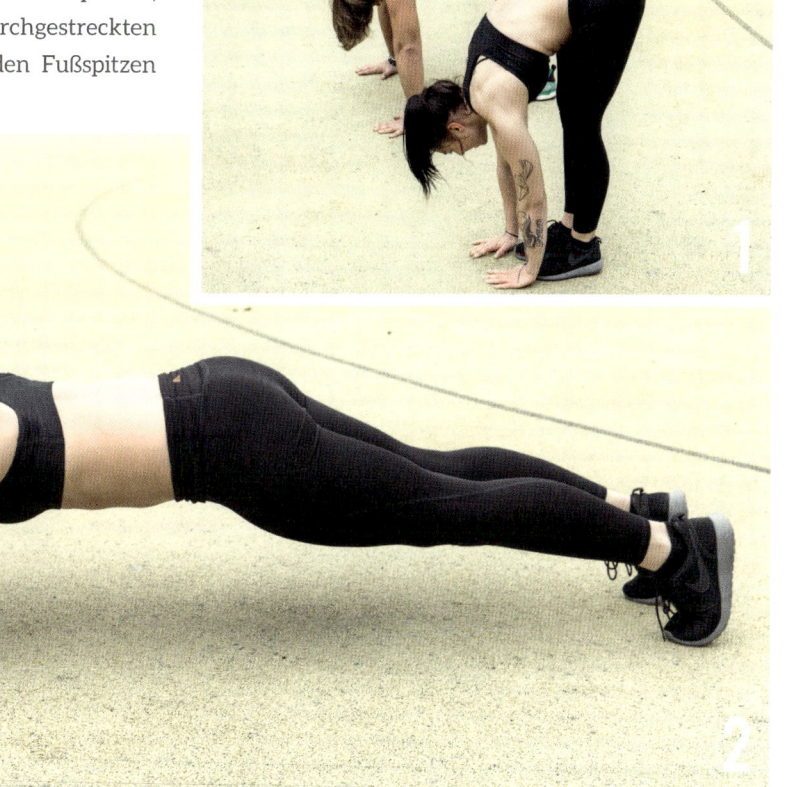

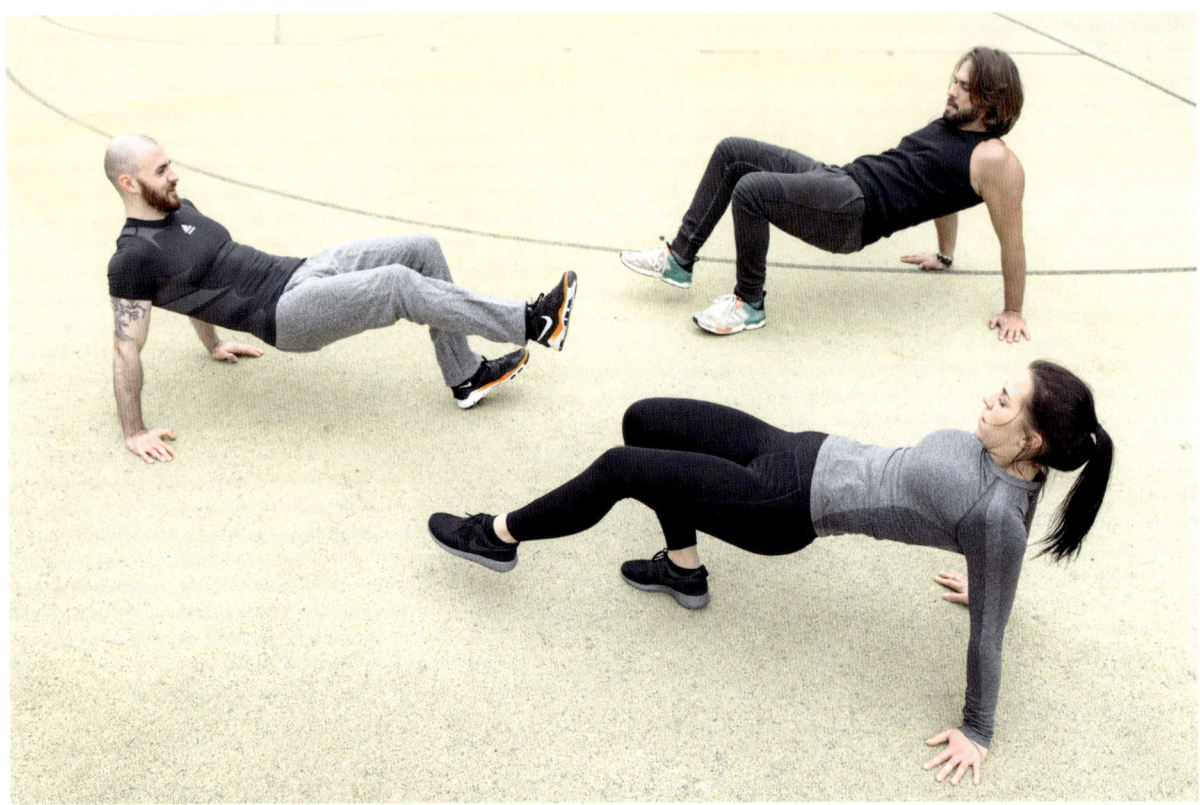

03 CRAB WALK

BESCHREIBUNG

Der Krebsgang beginnt rückwärts auf allen Vieren. Mit der Übung machst du dir vor allem einen strammen Po und schöne Schultern. Gleichzeitig dehnst du die Brust und die vordere Schulterpartie.

SO GEHT'S RICHTIG

Setz dich mit ausgestreckten Beinen auf den Boden. Platziere deine Hände seitlich am Körper – die gespreizten Finger zeigen zu den Füßen. Drück dich soweit es geht nach oben und spanne deinen Po dabei an. Position halten und loslaufen – wie eine Krabbe. Mal vorwärts, mal rückwärts, mal seitwärts.

TYPISCHE FEHLER

Du lässt die Hüfte durchhängen oder setzt die Hände zu weit auseinander auf den Boden auf (sie sollten maximal schulterbreit sein).

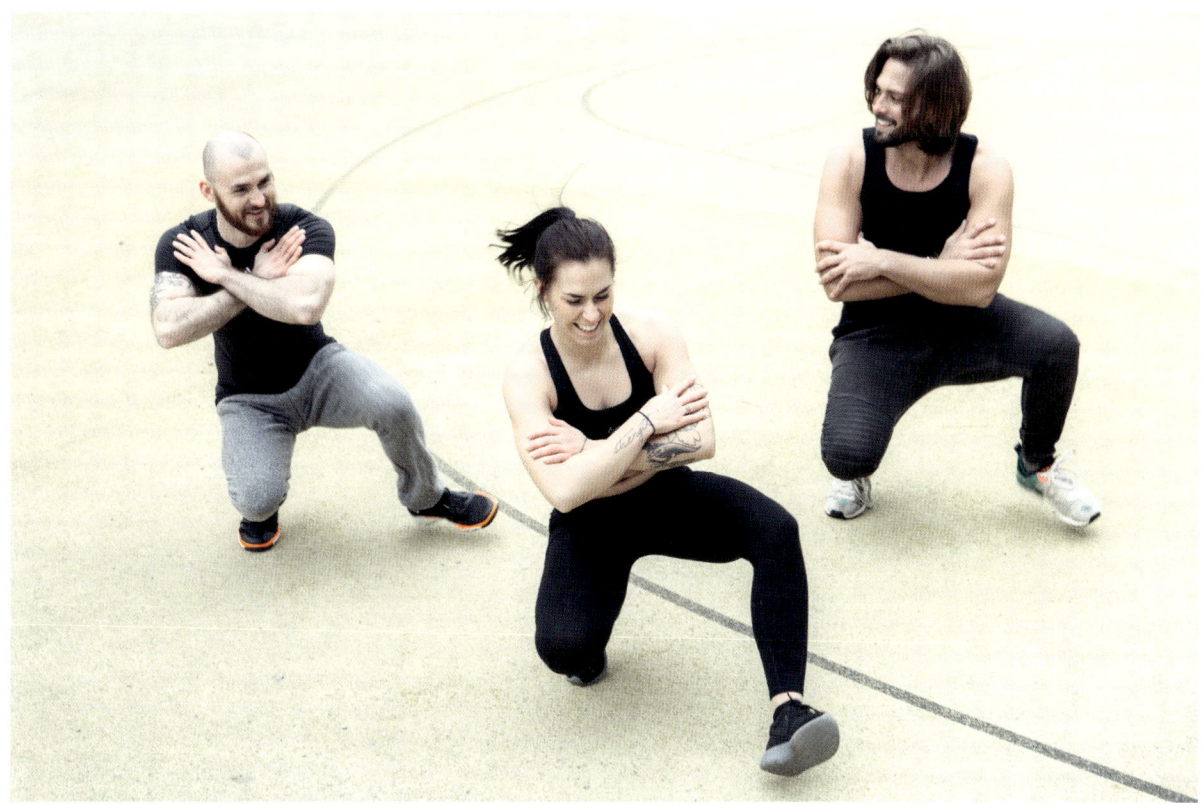

04 DUCK WALK

BESCHREIBUNG

Der Entenmarsch ist eine hocheffektive, aber hammerharte Beinübung, bei der die Knie stark beansprucht werden; wer Knieprobleme hat, sollte deshalb vorsichtig sein oder die Übung auslassen. Mit gesunden Beinen solltest du den Duck Walk aber in jedem Fall ausprobieren – damit kriegst du nämlich einen absoluten Knackpo und Killer-Beine.

SO GEHT'S RICHTIG

Deine Füße stehen schulterbreit, geh in die Hocke, bis dein Po fast den Boden berührt. Den Oberkörper gerade halten und nach vorne watscheln. Deine Arme verschränkst du am besten vor dem Oberkörper. Knie müssen beim Walk immer nach außen zeigen, und bringe dein Gewicht über die Ferse auf den Boden.

TYPISCHE FEHLER

Du stehst auf den Fußspitzen und nicht auf dem ganzen Fuß – dann ist die Kniebelastung zu hoch. Und wenn dein Oberkörper nach vorne sackt – Haltung, bitte!

05 FROG HOPPING

BESCHREIBUNG

Als Froschhüpfer trainierst du dir einen knackigen Po und stramme Oberschenkel an. Du gehst tief in die Kniebeuge, bleibst kurz in der Position, bis du einen festen Stand hast, und springst dann wie ein Frosch nach oben.

SO GEHT'S RICHTIG

Genauso wie der Frosch sich in der Luft streckt, katapultierst du dich nach oben – Arme bleiben dabei vor dem Körper, Finger zeigen nach unten. Wenn du wieder auf den Füßen gelandet bist, gehst du erneut in die Kniebeuge, tippst mit deinen Fingerspitzen auf den Boden und setzt dann wieder zum Sprung an.

TYPISCHE FEHLER

Du federst schwungvoll statt kurze intensive Bewegungen zu machen und verlierst deine Spannung. Du stehst in der tiefsten Position auf den Zehenspitzen und nicht auf dem ganzen Fuß.

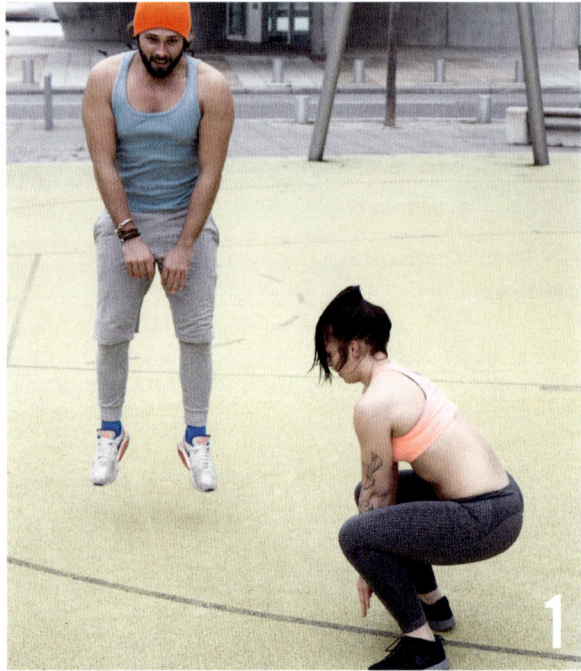

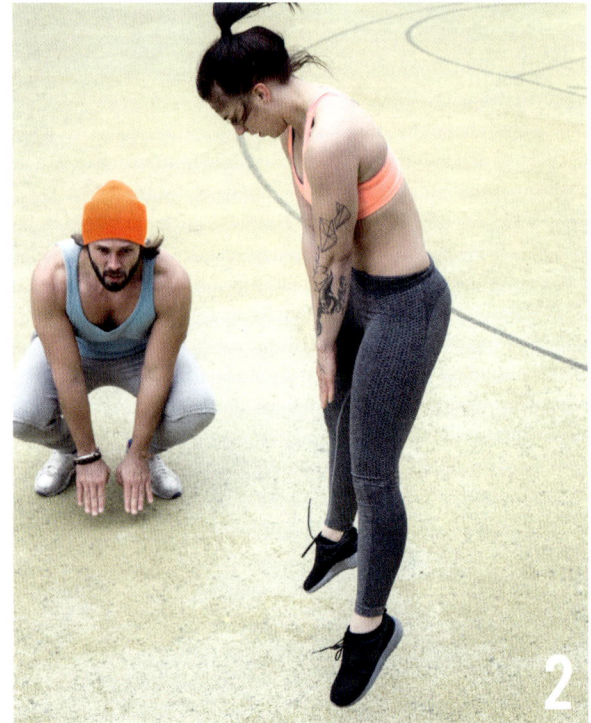

06 BUM WALK

BESCHREIBUNG

Diese Übung sieht witzig aus. Sie ist die Geheimwaffe der Stars für einen knallharten Hintern und einen straffen Bauch. Geh einfach mal auf deinem Po spazieren – es lohnt sich.

SO GEHT'S RICHTIG

Stell dir vor, du sitzt in einem Kanu. In dieser Position hebst du die Beine an, verlagerst dein Gewicht aufs Gesäß (wie Vigdis auf dem Bild) und ziehst abwechselnd die rechte und die linke Pohälfte nach vorne, sodass du schrittweise vorankommst. Die Arme befinden sich vor dem Oberkörper und paddeln fleißig mit. Indem du die Fersen auf den Boden setzt (wie Anni vorne im Bild), kannst du dir die Übung anfangs erleichtern. Das Ganze geht auch wunderbar rückwärts.

TYPISCHE FEHLER

Du machst den Rücken immer runder, statt während der Übung schön aufrecht zu sitzen.

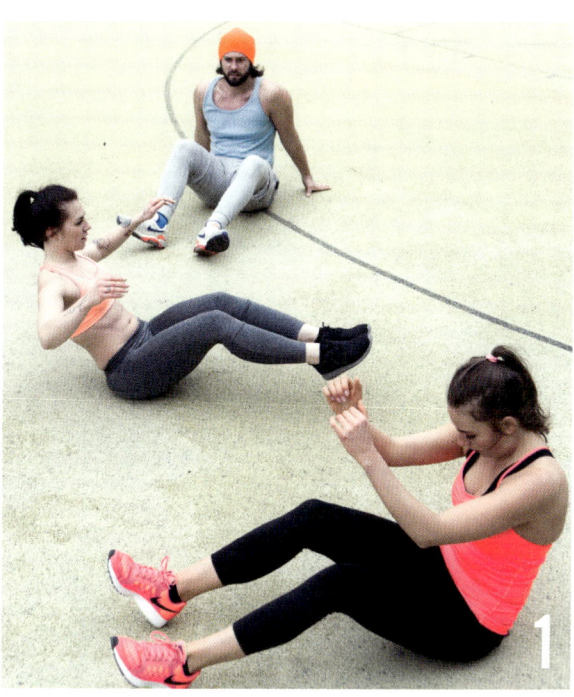

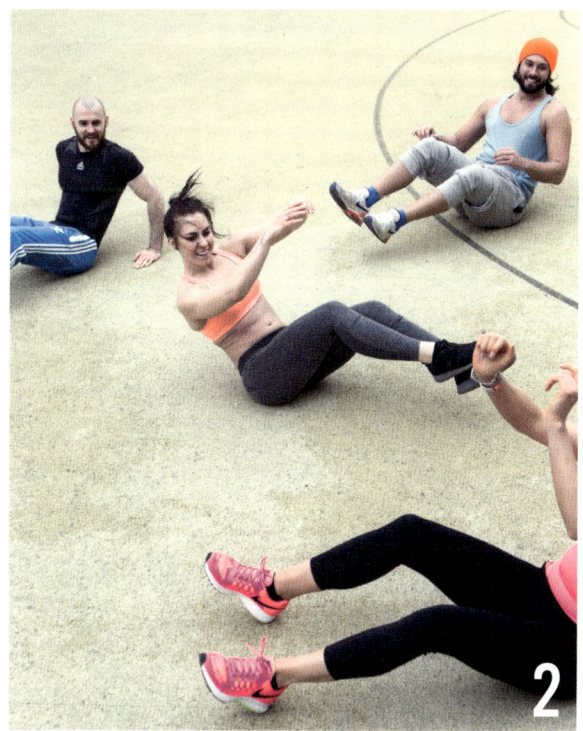

07 LIZARD WALK

BESCHREIBUNG

Der Geckogang ist eine fantastische Ganzkörperübung. Man bewegt sich auf allen Vieren wie eine Eidechse. Du trainierst damit Arme, Beine, Schultern und Rumpf. Zudem verbesserst du deine Koordination.

SO GEHT'S RICHTIG

Du beginnst in der Liegestütz-Position. Dann geht der linke Arm nach vorne – gleichzeitig ziehst du dein rechtes Knie zum rechten Ellenbogen, bevor du deinen Fuß am Boden absetzt (Bild 1). Anschließend geht der rechte Arm nach vorne und im gleichen Moment zieht das linke Bein nach, so dass es den linken Ellenbogen berührt (Bild 2). Danach ziehst du wieder das rechte Bein vor und wiederholst die Sequenz.

TYPISCHE FEHLER

Statt dich wie eine Eidechse langgestreckt über dem Boden zu halten, hebst du den Po, sodass es gar nicht schwierig ist, Knie und Ellenbogen zusammenzubringen. Wichtig: Die Knie werden seitlich am Körper vorbeigeführt und nicht unter Bauch und Brust nach vorne gezogen.

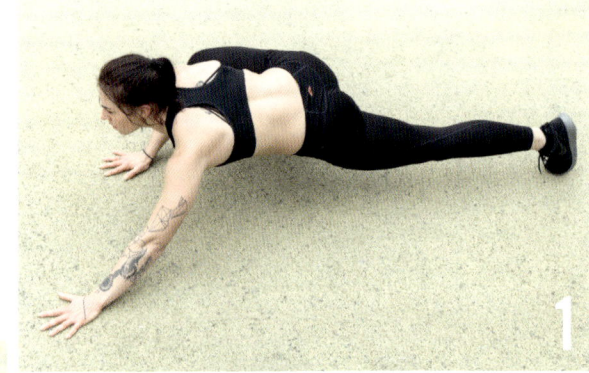

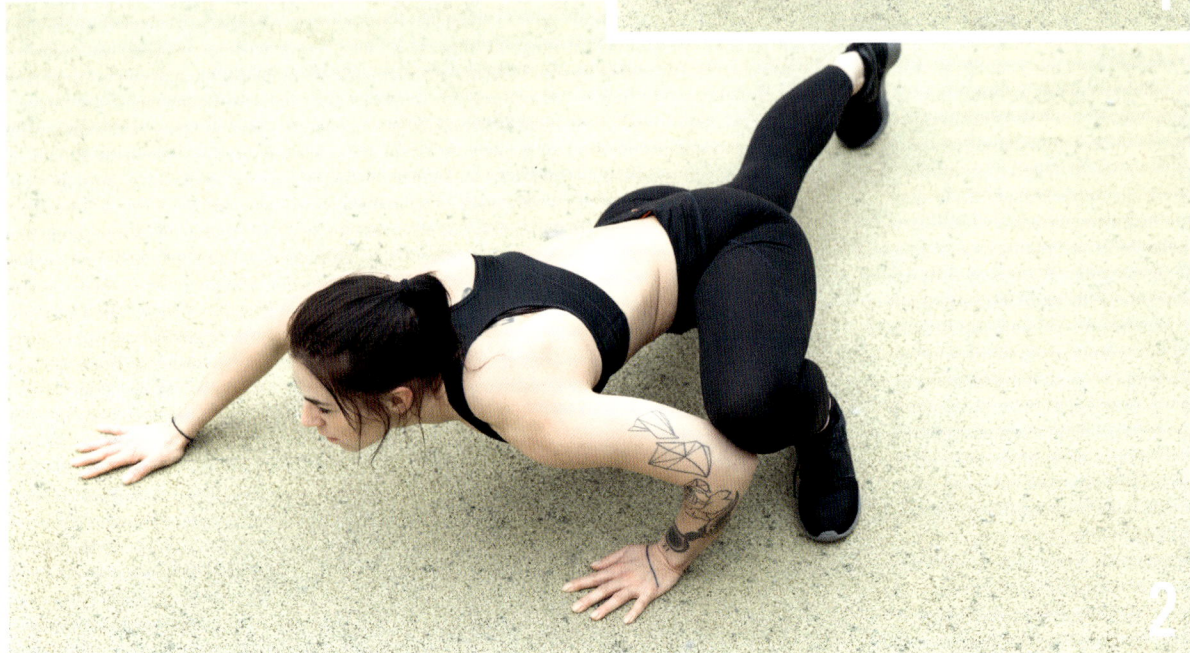

STRENGTH EXERCISES

08 BECKENLIFT

BESCHREIBUNG

Damit bringst du den großen Pomuskel und die Oberschenkelrückseite in Topform. Aus der Rückenlage drückst du mit angewinkelten Beinen die Füße in den Boden und hebst das Becken so hoch, bis Oberkörper und Oberschenkel eine Linie bilden.

SO GEHT'S RICHTIG

Du hebst und senkst dein Becken, ohne es auf dem Boden abzulegen. Wichtig: Führe diese Bewegungen langsam, kontrolliert und intensiv aus – indem du in der oberen Position noch zusätzlich deinen Po anspannst.

TYPISCHE FEHLER

Es ist fast unmöglich, bei dieser Übung etwas falsch zu machen. Du musst nur deinen Hintern hochkriegen.

VARIANTEN

Variante A (leicht): Als Anfänger konzentrierst du dich erst einmal auf die Abläufe. Lass die Beine parallel nebeneinander – hebe und senke dein Becken.
Variante C (schwer): Fortgeschrittene heben das Becken und strecken abwechselnd linkes und rechtes Bein aus, ohne dass dabei das Becken nach unten sinkt.

Strength Exercises: Was ist das? Mit unseren Kraftübungen formst du dir einen athletischen Körper, indem du Muskulatur aufbaust und so grundsätzlich deinen Energieumsatz erhöhst. Wichtig: Führe die Übungen korrekt aus. Sonst besteht Verletzungsgefahr. Steigere die Intensität erst, wenn die Abläufe sitzen.

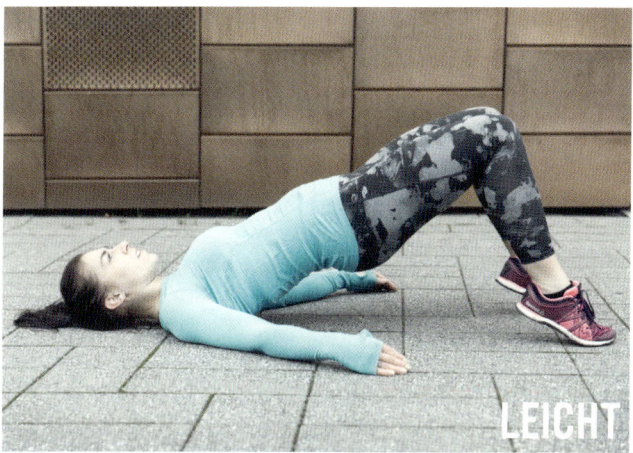

LEICHT

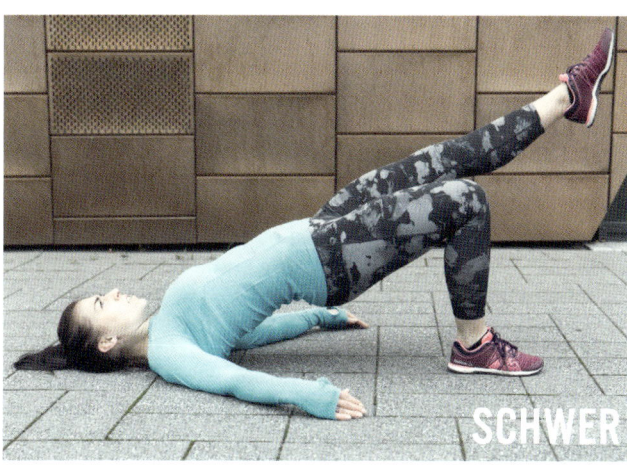

SCHWER

09 LIEGESTÜTZ

BESCHREIBUNG

Der klassische Liegestütz (Push Up) verlangt deinem gesamten Körper einiges ab. Dafür profitierst du aber auch gleich mehrfach, denn fast jeder Muskel muss ran – eine All-Inclusive-Exercise. Du bringst nicht nur Brust und Trizeps, sondern auch Schultern, Rücken, Rumpf, Bizeps und Po in einem Abwasch in Form.

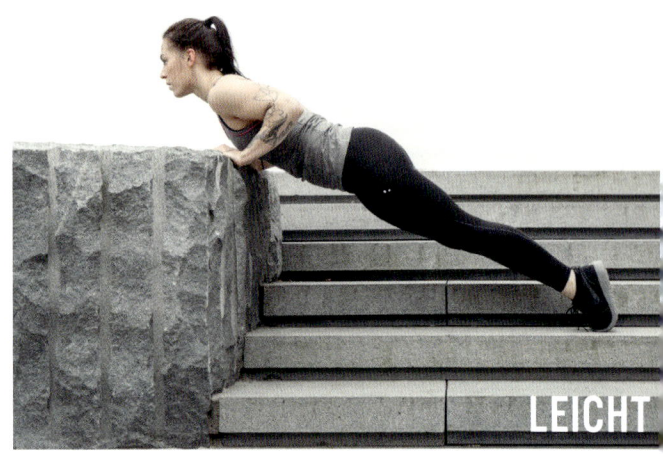

LEICHT

SO GEHT'S RICHTIG

Du stellst die Hände in Höhe deiner Schultern auf und drückst dich aus der Bauchlage langsam nach oben. Die Beine bleiben gestreckt. Gehe nur so weit hoch, dass die Arme minimal angewinkelt bleiben. Dann senkst du dich wieder ab (bis kurz über dem Boden) und drückst dich erneut empor.

TYPISCHE FEHLER

Du hebst den Hintern zu hoch, knickst im Nacken ein, lässt die Hüfte hängen oder bewegst überwiegend den Kopf auf und ab.

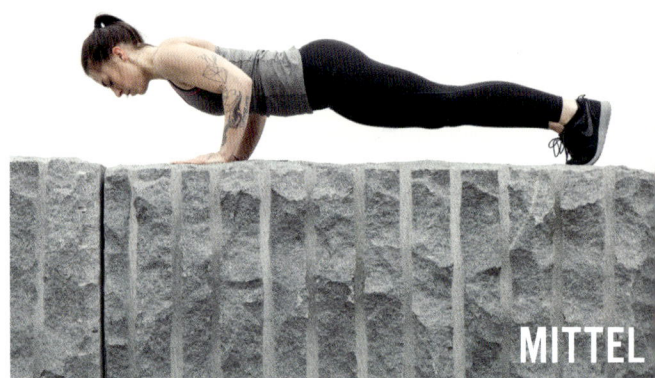

MITTEL

VARIANTEN

Variante A (leicht): Anfänger haben häufig Probleme, die Ganzkörperübung überhaupt hinzukriegen. Wer keinen Liegestütz schafft, fängt deshalb (wie Vigdis auf dem Bild) mit Mauer, Bank, Stufe oder einer anderen stabilen Erhöhung an.

Variante B (mittel): Fortgeschrittene machen den Trainings-Klassiker wie im Bild: Der ganze Köper ist gestreckt und wird über dem Boden gehalten.

Variante C (schwer): Für die Asse ist noch Luft nach oben: Oleg stellt seine Füße auf eine Mauer, damit er noch intensiver trainiert.

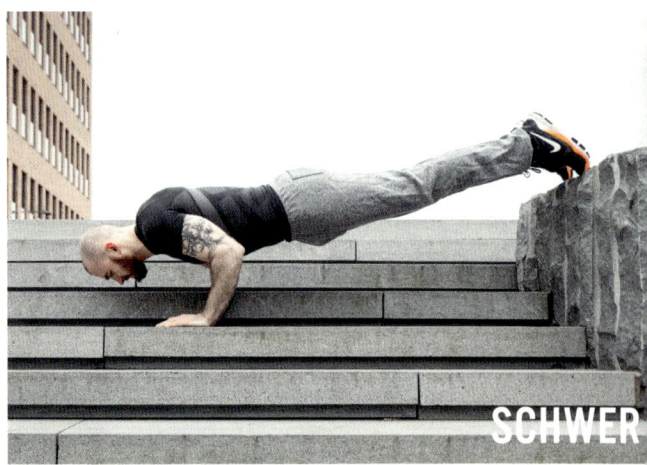

SCHWER

10 HANDSTAND

BESCHREIBUNG

Es sieht einfach nice aus – wenn man ihn kann. Außerdem schult der gute, alte Handstand Gleichgewichtssinn, Koordination und Körperspannung – und ist der absolute Schultermacher. Wenn du dich noch nicht traust – kein Thema –, fang langsam an und nimm erst mal eine Wand zu Hilfe (Vigdis macht's vor).

SO GEHT'S RICHTIG

Die Hände stehen schulterbreit und mit gespreizten Fingern (dadurch hast du einen besseren Halt) auf dem Boden. Die Beine werden mit einer Mischung aus Schwung (nicht zu viel!) und Kraft in die Luft gebracht, bis der Körper gerade über Kopf steht. Wichtig: Alles muss angespannt sein. Die Arme drückst du regelrecht aus den Schultern heraus.

TYPISCHE FEHLER

Entweder zu viel Respekt oder zu viel Übermut. Du drückst die Arme nicht richtig durch oder gehst zu stark ins Hohlkreuz.

VARIANTEN

Variante A (leicht): Halte etwas Abstand zu einer Wand und geh langsam mit den Füßen an ihr hoch – soweit, wie du dich sicher fühlst. Dann gehst du wieder herunter. Vigdis zeigt's.
Variante B (mittel): Oleg macht den klassischen Handstand gegen die Wand.
Variante C (schwer): Am heftigsten ist der Handstand-Push-Up. Dabei gehst du aus dem Handstand mit dem Kopf bis zum Boden und drückst dich dann wieder in die volle Streckung nach oben.

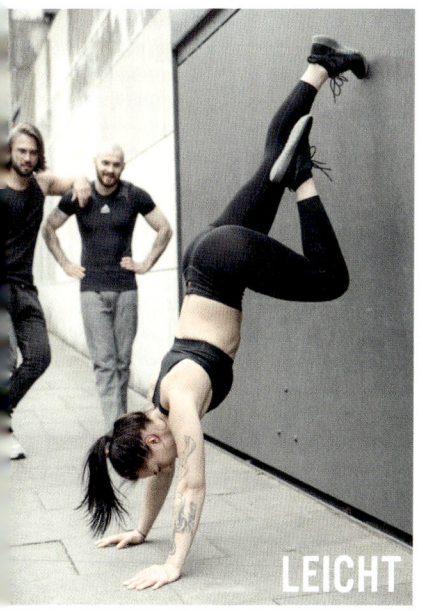
LEICHT

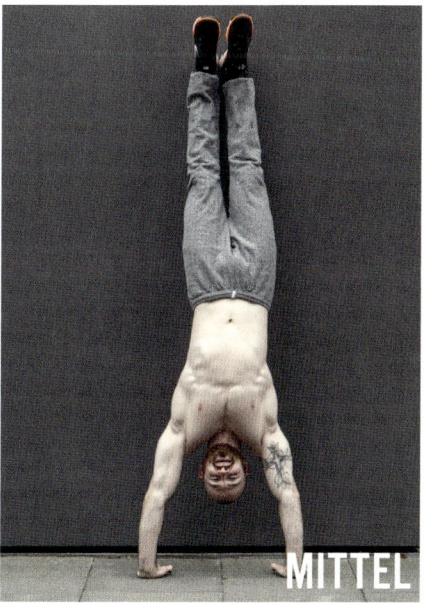
MITTEL

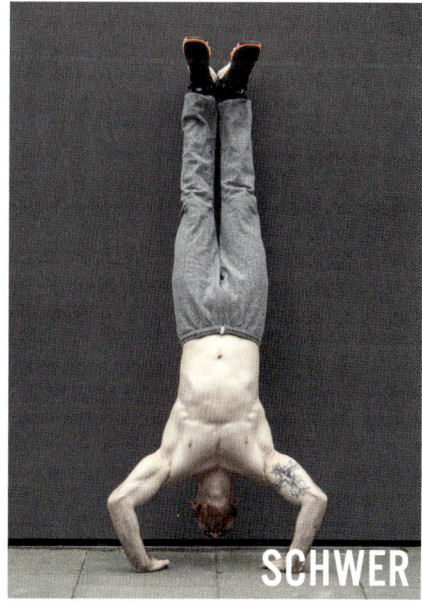
SCHWER

11 KLIMMZUG

BESCHREIBUNG

Klimmzüge sind einfach das Nonplusultra für Rücken und Arme. Es gibt kaum eine andere Übung, bei der du dein eigenes Körpergewicht so effektiv einsetzen kannst – also nichts wie ran an Ast oder Stange.

SO GEHT'S RICHTIG

Egal, welche Klimmzugvariante und mit welchem Griff – die Schultern sind immer nach hinten unten gezogen. Der Bauch ist angespannt und der Blick nach vorne gerichtet. Du hast deinen Körper voll unter Kontrolle und arbeitest nur mit Kraft und ohne Schwung.

TYPISCHE FEHLER

Gar keinen Klimmzug versuchen. Einfach die Schultern hochziehen? Das ist weder für die Schultern noch für den Nacken gut. Nur saubere Technik führt zum Erfolg.

VARIANTEN

Variante A (leicht): Wenn du noch keinen Klimmzug schaffst, fängst du an wie auf dem Bild links: Zieh dich an Ästen hoch, während du mit den Füßen den Boden berührst. Je weiter du mit den Füßen nach vorne gehst, desto schwieriger wird's. Konzentriere dich auf den Ablauf und fixiere aktiv deine Schulterblätter.

Variante B (mittel): Oleg zeigt auf dem mittleren Bild die Variante für Trainierte. Die Arme sind eng gefasst und übernehmen einen Teil der Arbeit.

Variante C (schwer): Fortgeschrittene machen es wie Oleg auf dem rechten Bild. Hier gilt das alte Motto: Je weiter der Griff, desto breiter das Kreuz.

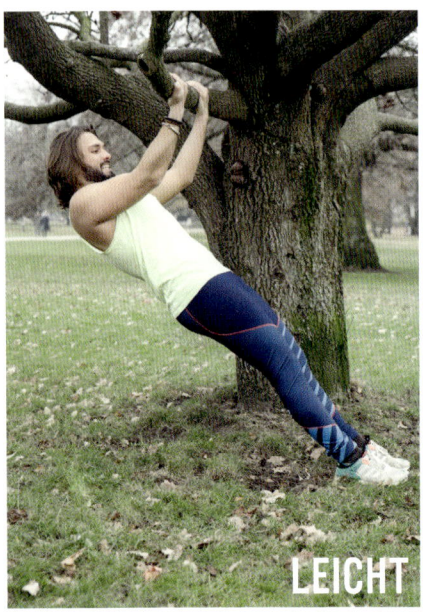
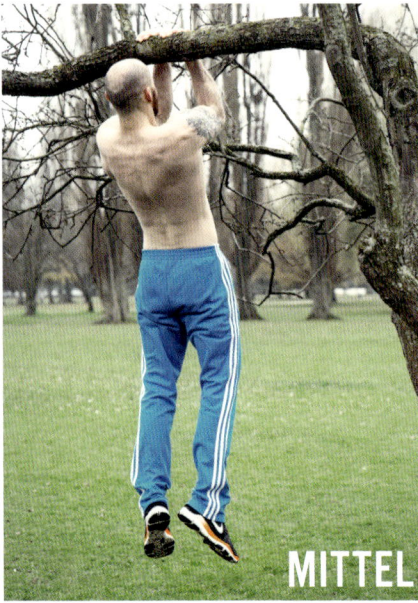
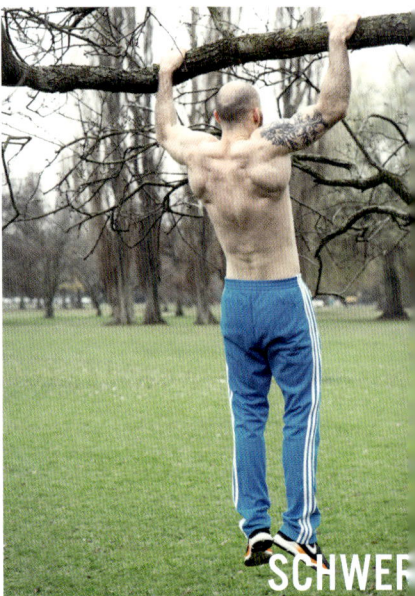

LEICHT   MITTEL   SCHWER

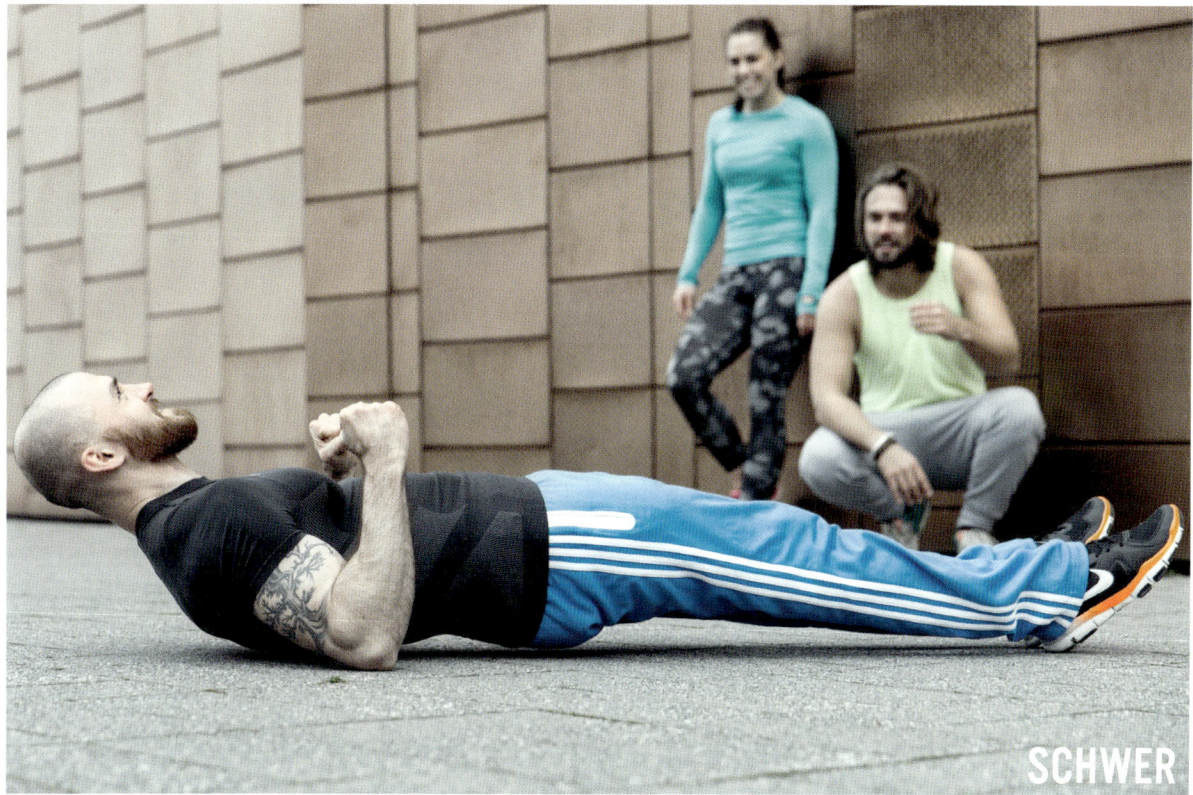

SCHWER

12 ELLENBOGEN BODENDRÜCKER

BESCHREIBUNG

Eine unscheinbare Übung für ein offensichtlich schöneren V-Rücken. Dieser Ellenbogen-Bodendrücker (auch Lat-Drücken liegend) sieht unspektakulär aus, ist aber hocheffektiv für Trizeps, Trapezmuskel, gerade Bauchmuskulatur und den gesamten oberen Rücken.

SO GEHT'S RICHTIG

Du legst dich bei der schwersten Varianten auf den Rücken und streckst beide Beine durch. Die Arme liegen parallel am Körper an – die Fäuste zeigen in die Luft. Jetzt stützt du dich auf den Ellenbogen ab und hebst das Becken an. Nur noch die Fersen und die Ellenbogen berühren jetzt den Boden. Diese Position hältst du so lange, wie dein Trainingsplan es vorsieht.

TYPISCHE FEHLER

Du machst ein Hohlkreuz oder ziehst deine Schultern zu den Ohren hoch.

VARIANTEN

Variante B (mittel): In Rückenlage, die Beine sind im 90-Grad-Winkel aufgestellt. Arme liegen parallel am Körper an. Die Fäuste zeigen in die Luft. Die Ellenbogen drücken lediglich kräftig gegen den Boden, bis du die Anspannung im Rücken spürst.

Variante C (schwer): Bei der schwersten Variante sind die Beine gestreckt. Jetzt drückst du mit den Ellenbogen den gesamte Körper vom Boden weg – einzige Auflagepunkte sind Ellenbogen und Fersen. Der Körper ist komplett gerade. Respekt, wenn du das schaffst.

13 DIPS

BESCHREIBUNG

Bye bye, Bingo Wings – Schluss mit den Winke-
ärmchen. Die Clean-Your-Life-Dips machen deinen
Trizeps fit. Du stützt dich dafür rückwärts mit beiden
Händen auf einer Mauer oder auf einer Stufe (drinnen am besten auf einem Stuhl) ab. Die Füße stehen
auf dem Boden, die Beine sind je nach Schwierigkeitsstufe gestreckt oder angewinkelt.

SO GEHT'S RICHTIG

Nun lässt du dich langsam herunter – deine Ellenbogen zeigen nach hinten und nicht zu den Seiten.
Der Rumpf sinkt so tief wie möglich Richtung Boden.
Dann drückst du dich ebenfalls langsam mit Kraft
wieder empor. Streck die Arme nie ganz durch.

TYPISCHE FEHLER

Du wippst mit der Hüfte auf und ab, um schnell fertig
zu werden, setzt aber kaum Kraft ein. Arbeite lieber
langsam und kontrolliert.

VARIANTEN

Variante A (leicht): Du winkelst die Knie ein bisschen
an. Je kleiner der Beinwinkel, desto leichter wird's.
Variante B (mittel): Kleine Steigerung – du hältst die
Beine durchgehend gestreckt.
Variante C (schwer): Brutal – du absolvierst die Übung
auf einem Bein und mit einem Arm.

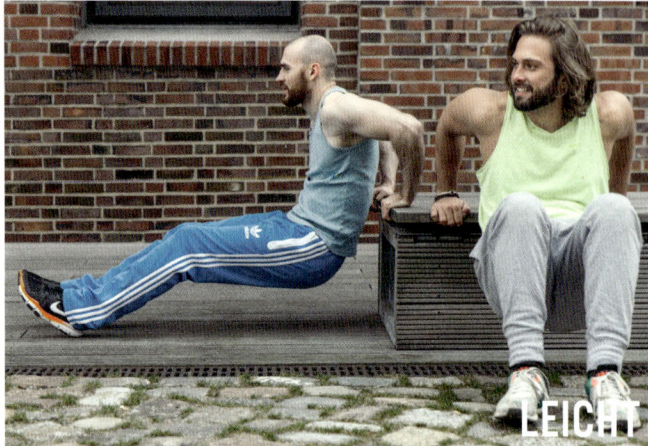

LEICHT

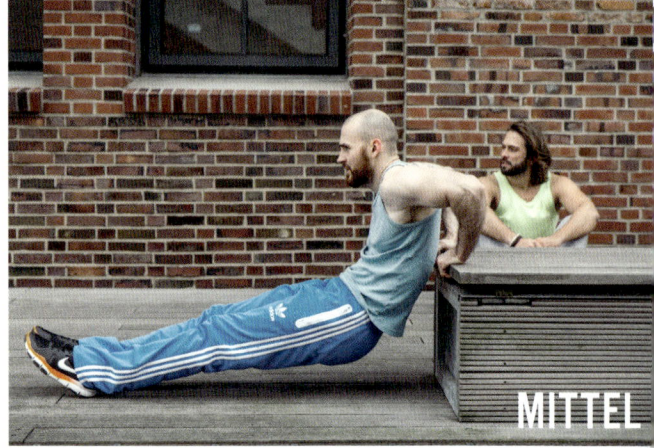

MITTEL

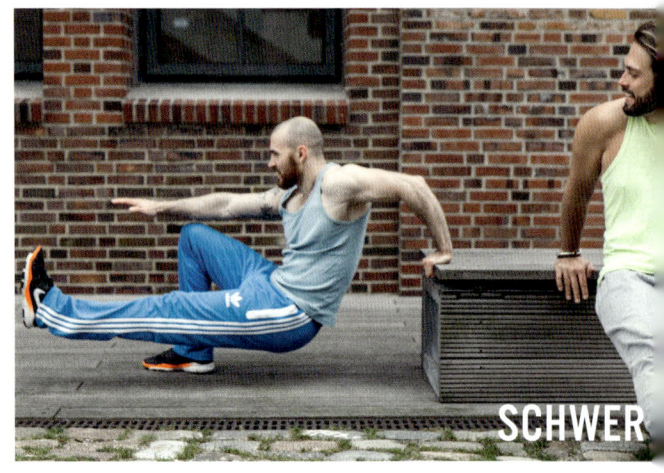

SCHWER

14 TRIZEPS STRECKEN

BESCHREIBUNG

Aus der Liegestütz-Grundposition greifst du einen Gegenstand – zum Beispiel ein Geländer oder eine Parkbank. Je niedriger, desto anspruchsvoller. Neben der Rumpfstabilität wird hierbei hauptsächlich der Trizeps gefordert.

SO GEHT'S RICHTIG

Je nach Schwierigkeitsgrad sind die Knie oder Füße aufgestellt. Oberkörper und Oberschenkel bilden eine Linie. Der Rumpf ist fest. Die Arme sind gerade nach vorne gestreckt. Der Schultern sind fixiert. Die Hände greifen eng. Nur die Ellenbogen knicken ein und be-

wegen sich gerade Richtung Boden. Wenn die maximale Beugung erreicht ist, werden die Arme wieder gestreckt und drücken so den Körper zurück in die Anfangsposition.

TYPISCHE FEHLER

Du spannst deinen Körper nicht fest genug an oder knickst in Hüfte und Schulter ein. Ebenfalls falsch ist es, wenn du die Kraft aus der Brust (wie beim Liegestütz) und nicht aus dem Trizeps holst.

VARIANTEN

Variante A (leicht): Dabei sind die Knie am Boden. Du suchst dir eine Haltemöglichkeit mit etwas Abstand zum Boden. Damit bleibst du aufrechter.

Variante B (mittel): Bei dieser Variante hältst du dich in Bodennähe fest, kniest aber trotzdem noch.

Variante C (schwer; Bilder 1–3): Hier ist der ganze Körper unter Spannung. Du hältst dich nur noch auf den Zehenspitzen. Oleg zeigt den Ablauf.

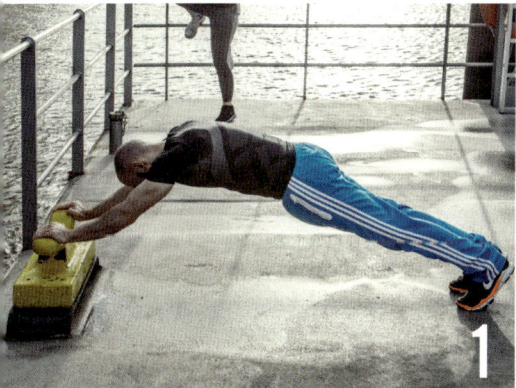

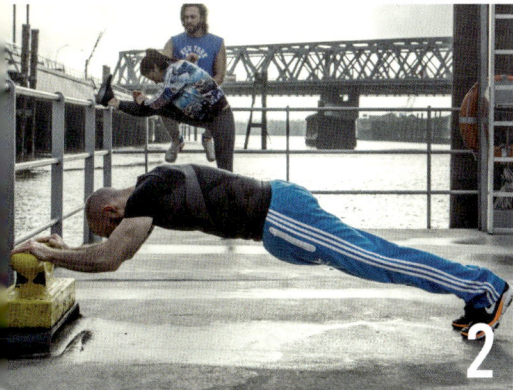

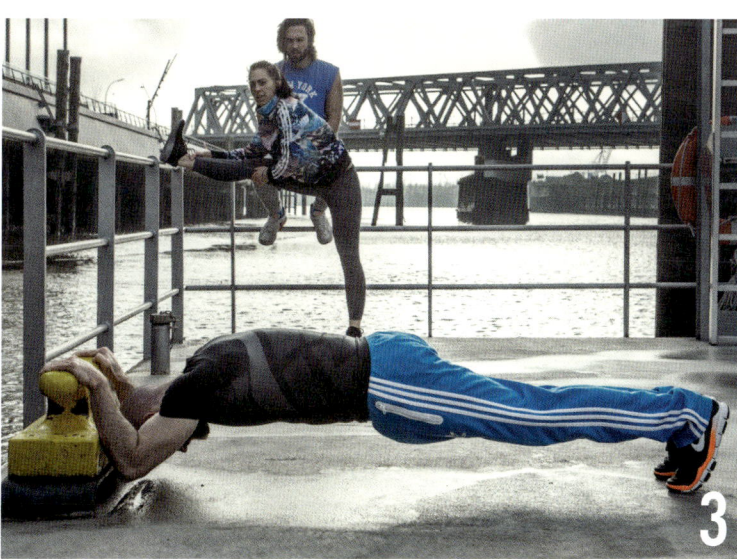

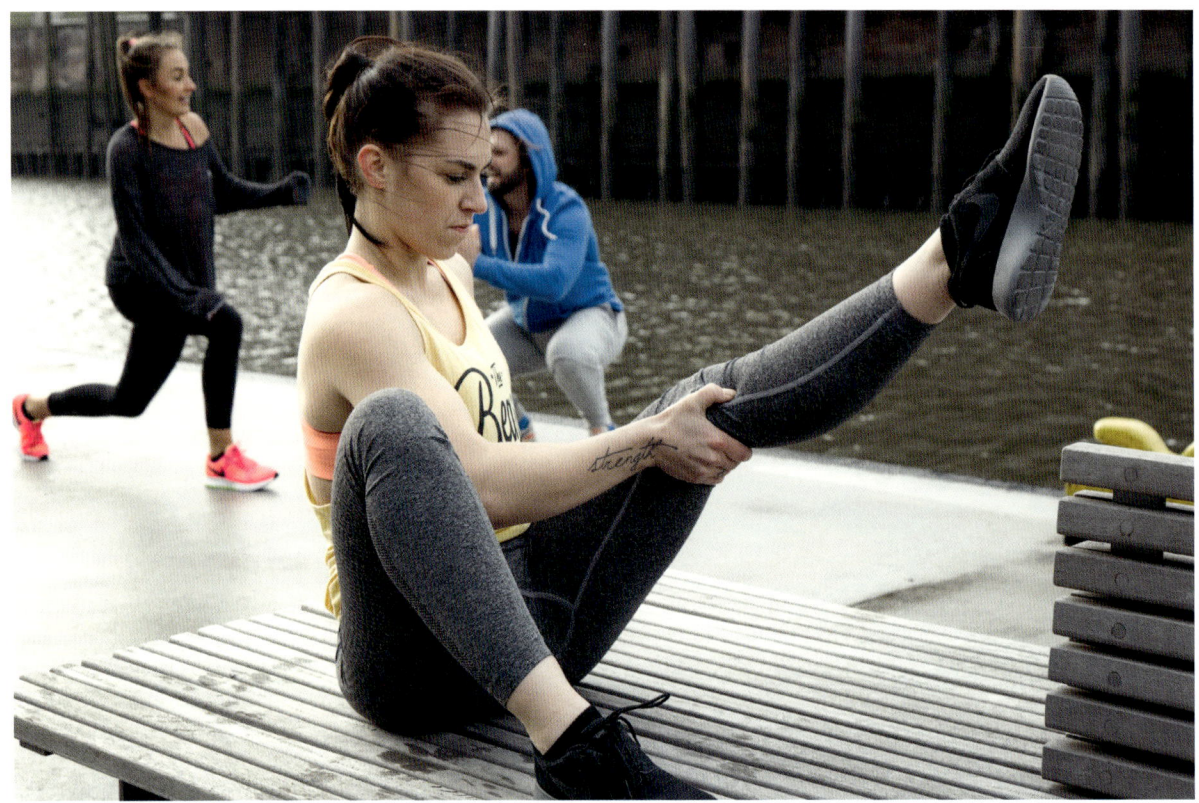

15 BIZEPSCURLS

BESCHREIBUNG

Bei dieser Übung wird dein Bizeps gezielt und intensiv trainiert – ganz ohne Gewichte und Hantelstange. Deine »Bein-Hantel« macht übrigens rund 17 Prozent deines Körpergewichts aus – das entspricht circa 14 Kilo bei einer 80 Kilo schweren Person.

SO GEHT'S RICHTIG

Du setzt dich auf den Boden und nimmst ein Bein in die gegenüberliegende Hand. Gleichzeitig drückst du dein Ellenbogengelenk an die Oberschenkelinnenseite des anderen Beins. Der Rücken bleibt dabei durchgestreckt. Der arbeitende Arm soll allerdings nicht ganz durchgedrückt werden.

TYPISCHE FEHLER

Du hältst den Rücken nicht gerade und machst einen Katzenbuckel. Du holst mit dem Oberkörper Schwung. Dein Bein arbeitet eigenständig mit.

VARIANTEN

Variante A (leicht): Dabei versuchst du lediglich dein Bein statisch zu halten.
Variante B (mittel): Du bewegst dein Bein immer schön flüssig auf und ab.
Variante C (schwer): Du hebst mit dem Arm dein Bein schnell an und senkst es betont langsam wieder ab.

16 CRUNCHES

BESCHREIBUNG

Diese Übung stärkt die Bauchmuskeln, ohne dass der Rücken falsch belastet wird. In der Rückenlage winkelst du die Beine etwa 90 Grad an. Der Kopf ist angehoben, dein Blick geht Richtung Himmel.

SO GEHT'S RICHTIG

Aktiviere deine Bauchmuskeln. Kopf, Arme und Schultern heben vom Boden ab – der Lendenbereich bleibt unten. Die Armposition variiert dabei je nach Schwierigkeitsgrad.

TYPISCHE FEHLER

Du holst mit den Armen Schwung. Bleibst mit beiden Beinen nicht auf dem Boden. »Rollst« dich hoch, indem du den Rücken krümmst statt Kraft einzusetzen. Und falls du ganz hoch kommst – zur Erinnerung: Crunches sind keine Sit Ups.

VARIANTEN

Variante A (leicht): Einsteiger kreuzen die Arme vor der Brust.
Variante B (mittel): Trainierte berühren dabei die Schläfen mit den Fingerspitzen.
Variante C (schwer): Fortgeschrittene strecken die Arme lang über den Kopf.

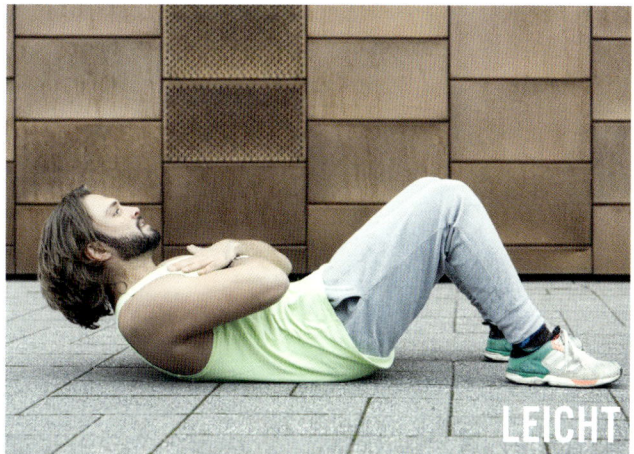

LEICHT

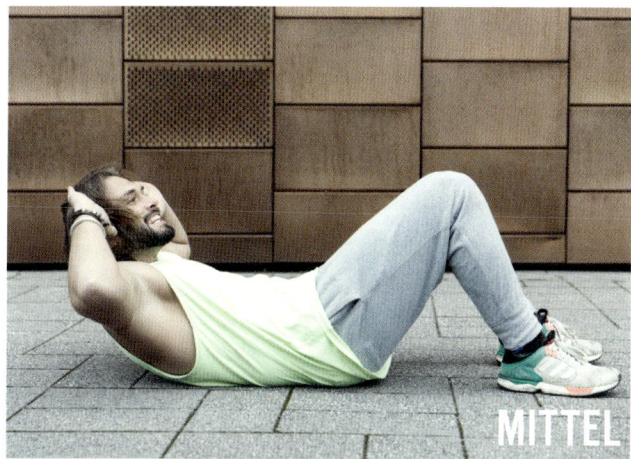

MITTEL

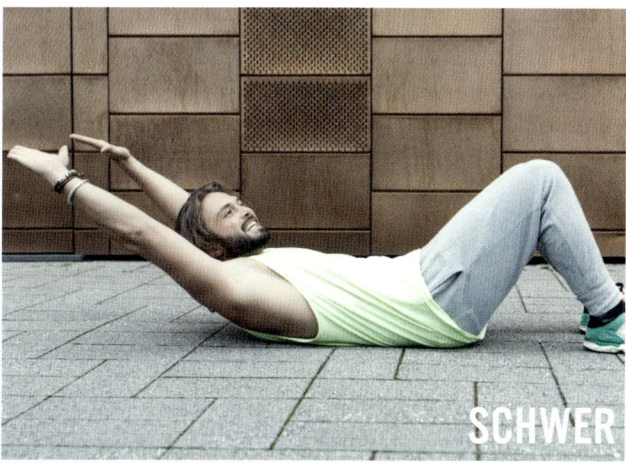

SCHWER

17 REVERSE CRUNCHES

BESCHREIBUNG

Hier geht's wie bei den normalen Crunches um ein solides Sixpack – speziell um die unteren Bauchmuskeln. Du legst dich auf den Rücken (wie Vigdis), beugst die Knie und hebst sie dann in den Himmel. Oder dein Trainingspartner hält die Hand so hin, dass du sie mit optimalem Einsatz erreichen kannst (Anni macht's vor).

SO GEHT'S RICHTIG

Vigdis hält sich an Annis Beinen fest (stattdessen geht natürlich auch ein Baum oder ein Pfeiler), um die Übung noch konzentrierter und kraftvoller ausführen zu können. Wenn du keinen Partner oder Gegenstand parat hast, bleiben die Arme einfach fest am Boden. Schieb die Beine so weit hoch, dass auch die Hüfte vom Boden abhebt. Die verschiedenen Varianten beziehen sich auf die Armposition und den Hebel, der durch die Streckung der Beine entsteht.

TYPISCHE FEHLER

Du lässt die Beine unkontrolliert fallen, statt sie langsam abzusenken. Oder du gehst in abgesenkter Beinposition ins Hohlkreuz.

VARIANTEN

Variante A (leicht): Arme sind gestreckt neben dem Oberkörper, Beine angewinkelt. Dann Bauchmuskeln aktivieren, den unteren Rücken kurz vom Boden abheben und wieder ablegen. Füße bleiben in der Luft.
Variante B (mittel): Wie Variante A, nur die Arme befinden sich jetzt über dem Kopf auf dem Boden.
Variante C (schwer; Bilder 1–3): Du hältst dich an den Beinen des Partners fest. Die Beine nach vorne ausstrecken und leicht vom Boden heben. Knie Richtung Brust ziehen und dann nach oben komplett ausstrecken. Beim Abrollen Beine anwinkeln (Hohlkreuz vermeiden) und ausstrecken.

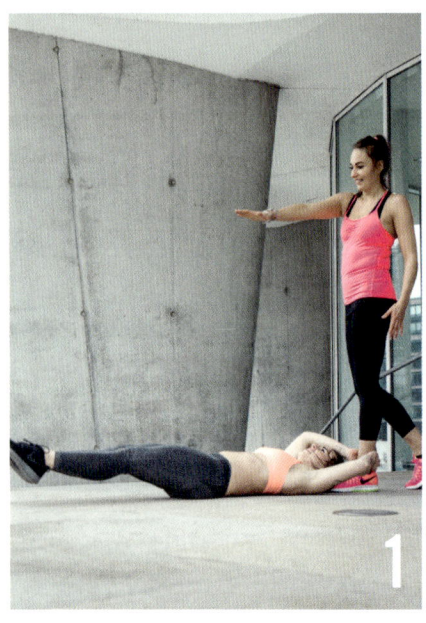
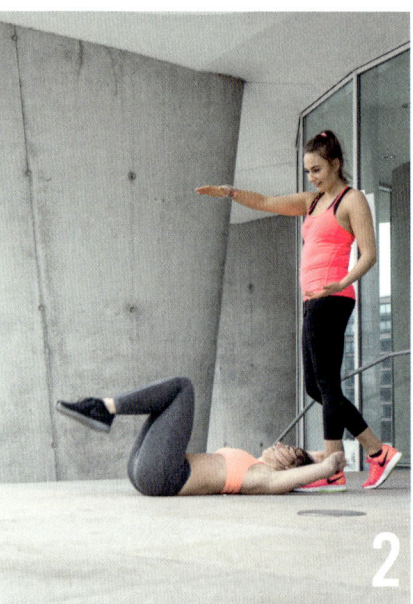
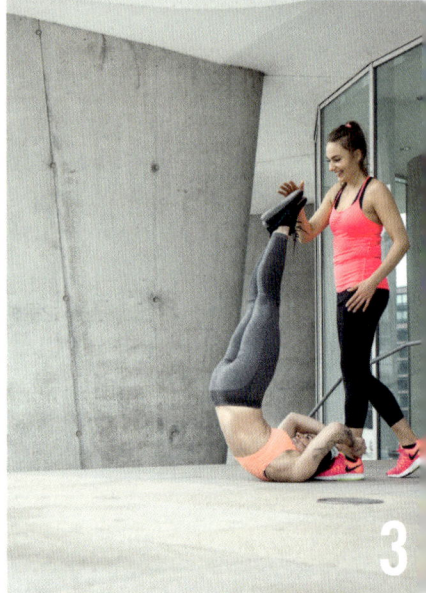

18 SUPERMAN

BESCHREIBUNG

Mit dieser Pose wird aus dem schlaffen Clark Kent ein aufrechter Superheld – auf dem Bauch liegend oder im Vierfüßlerstand auf Knien, bringst du Rumpf und unteren Rücken in Bestform.

SO GEHT'S RICHTIG

Die Position, aus der du Arme und Beine anhebst, ändert sich je nach Schwierigkeitsstufe. Die Handinnenflächen zeigen nach unten. Jede Ausführung wird langsam und kontrolliert absolviert.

TYPISCHE FEHLER

Du bewegst schnell und flüchtig Hände und Füße auf und ab, ohne die Muskeln arbeiten zu lassen. Du knickst im Knie- und Ellenbogengelenk ein.

VARIANTEN

Variante A (leicht): Wahrend das linke Knie und der rechte Arm am Boden bleiben, hebst du den linken Arm und das rechte Bein gestreckt nach oben. Dann wechselst du die Seiten.

Variante B (mittel): Du hebst liegend abwechselnd das rechte Bein und den linken Arm und danach das linke Bein und den rechten Arm hoch.

Variante C (schwer): Du hältst gleichzeitig die gestreckten Arme und Beine hoch und senkst sie wieder – aber nicht absetzen, damit der Muskel dauerhaft unter Spannung steht.

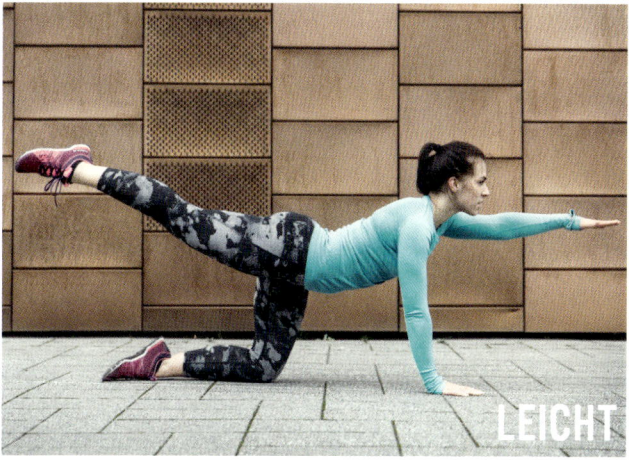

LEICHT

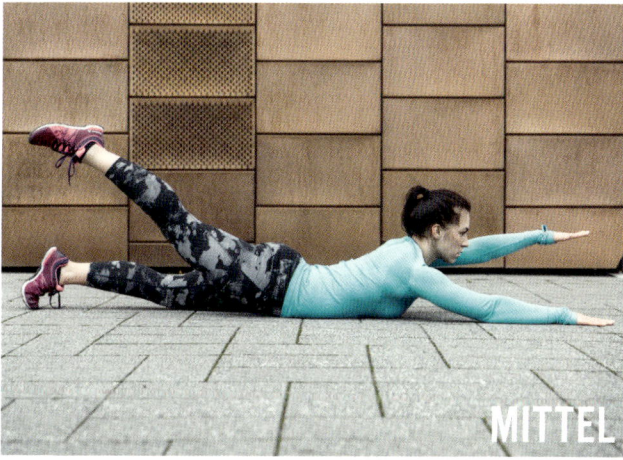

MITTEL

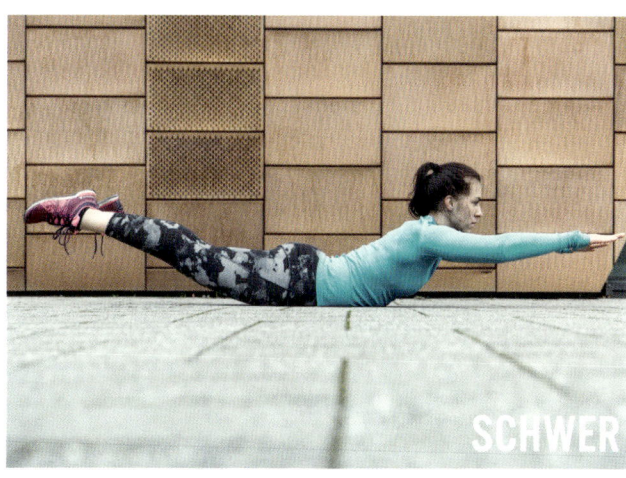

SCHWER

19 SQUATS

BESCHREIBUNG

Die Königsübung für Beine und Po. Je nach dem, in welcher Variante du sie machst, zählen Squats (»Kniebeugen«) zu den anspruchsvollsten und komplexesten Übungen im Kraftsport: Beinstrecker im vorderen Oberschenkel, Oberschenkelinnenseiten, Beinbizeps, großer Gesäßmuskel, Unterschenkel, aufrichtende Rückenmuskeln und Bauch – sind dabei »all inclusive«.

SO GEHT'S RICHTIG

Die Beine stehen schulterbreit, die Fußspitzen zeigen leicht nach außen – bevor du in die Knie gehst. Die Hände führst du vor dem Körper zusammen (wie Vigdis auf Bild links). Dann senkst du den Po so tief wie möglich – achte auf deine Körperspannung. Das Knackpo-Motto lautet: Ass to the gras – Hintern auf den Boden. Die Füße müssen aber noch mit der ganzen Sohle auf dem Boden stehen. Den Oberkörper hältst du dabei immer gerade.

TYPISCHE FEHLER

Deine Füße stehen zu eng, dadurch hebt die Ferse vom Boden ab oder der Rücken wird beim Beugen rund gemacht. Die Knie ragen beim Beugen der Beine über die Fußspitzen hinaus. X-Bein-Stellung. Du lässt dich in die Kniebeuge reinfallen.

VARIANTEN

Variante A (leicht): Anfänger bewegen sich wie oben beschrieben kontrolliert auf und ab.
Variante B (mittel): Aus der tiefen Position springst du in die Streckung und bewegst dich beim Aufkommen der Füße sofort wieder in die Kniebeuge **(Jump Squat)**.
Variante C (schwer): Der sogenannte **Pistol Squat** ist für Fortgeschrittene – dabei absolvierst du die Kniebeuge auf nur einem Bein. Das andere Bein wird wie ein Pistolenlauf waagerecht nach vorne in die Luft gestreckt. Viel Erfolg beim Hochkommen!

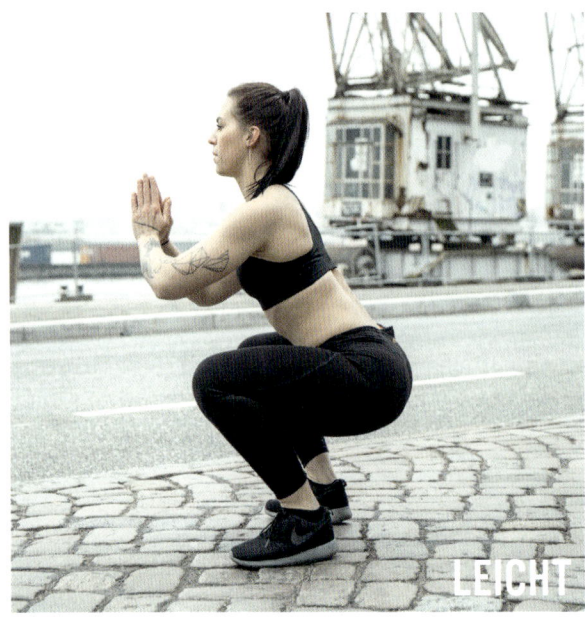

LEICHT

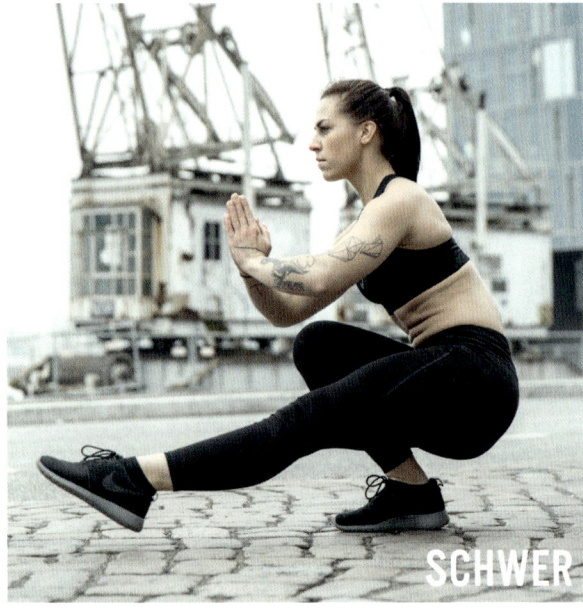

SCHWER

20 FAUSTLIFT

BESCHREIBUNG

Diese Übung macht deinen gesamten Schultergürtel ebenso wie deinen Rücken schön stark. Du arbeitest hierbei aus der Bauchlage. Der Kopf bildet die Verlängerung deiner Wirbelsäule, dein Blick geht nach unten auf den Boden.

SO GEHT'S RICHTIG

Du legst die Arme neben deinem Körper ab und ballst die Fäuste. Nun ziehst du die Ellenbogen nach oben und hältst die Arme dabei weiterhin eng am Körper im 90-Grad-Winkel. Die Nase verharrt nur wenige Zentimeter über dem Boden.

TYPISCHE FEHLER

Du hältst die Arme bzw. Ellenbogen nicht richtig eng am Körper, sondern lässt sie nach außen ausweichen, um Anstrengung zu vermeiden.

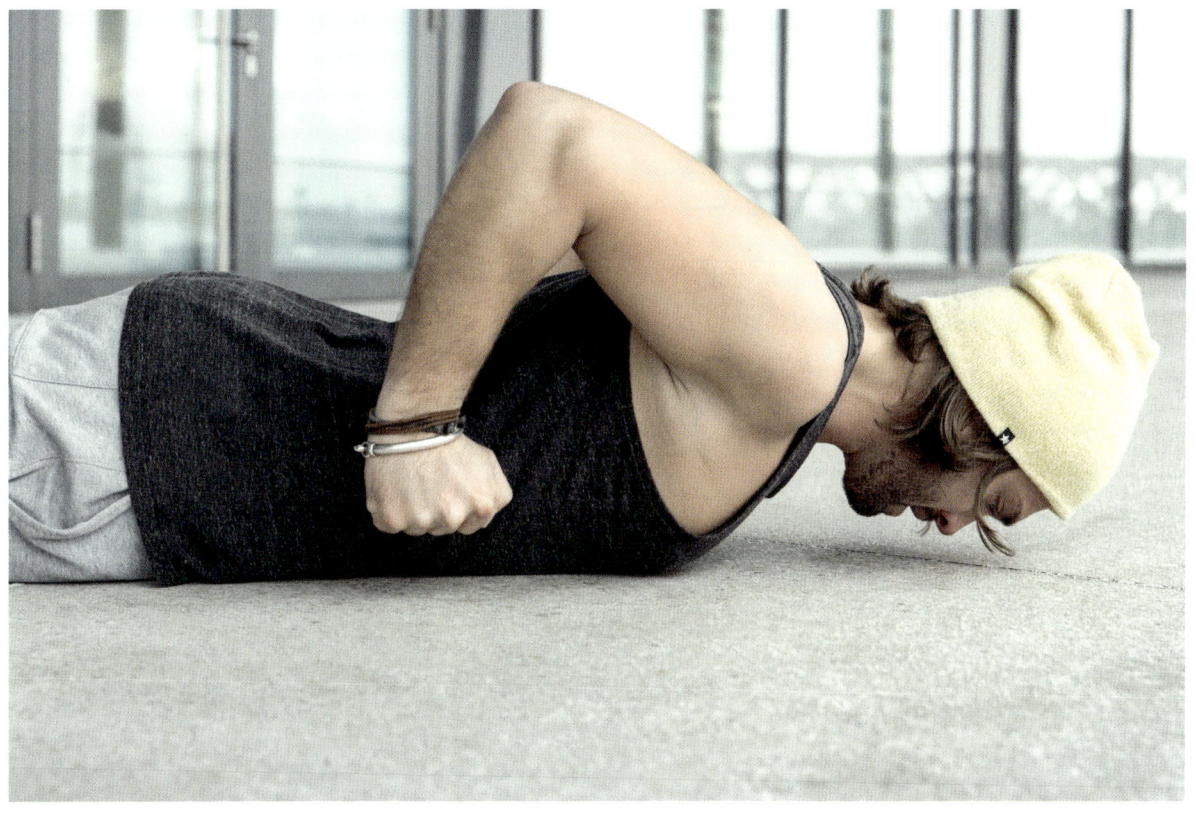

21 LUNGES

BESCHREIBUNG

Mit Ausfallschritten trainierst du die Vorder- und Rückseite deiner Beine und gleichzeitig die Gesäß- und Rückenmuskulatur. Du machst aus dem Stand einen großen Schritt nach vorne, setzt den vorderen Fuß mit der ganzen Sohle und den hinteren nur mit den Zehen auf.

SO GEHT'S RICHTIG

Mit aufrechtem Oberkörper senkst du dich Richtung Boden. Das vordere Bein bleibt im 90-Grad-Winkel.

Wenn das hintere Knie kurz über dem Boden ist, drückst du dich wieder hoch und machst einen Schritt nach vorne. Deine Füße stehen jetzt parallel nebeneinander und du beginnst den nächsten Ausfallschritt mit dem anderen Bein.

TYPISCHE FEHLER

Du lässt das vordere Knie über die Zehenspitzen hinausragen, sodass du lediglich auf deiner Fußspitze stehst. Oder du machst einfach einen Knicks und vermeidest Krafteinsatz.

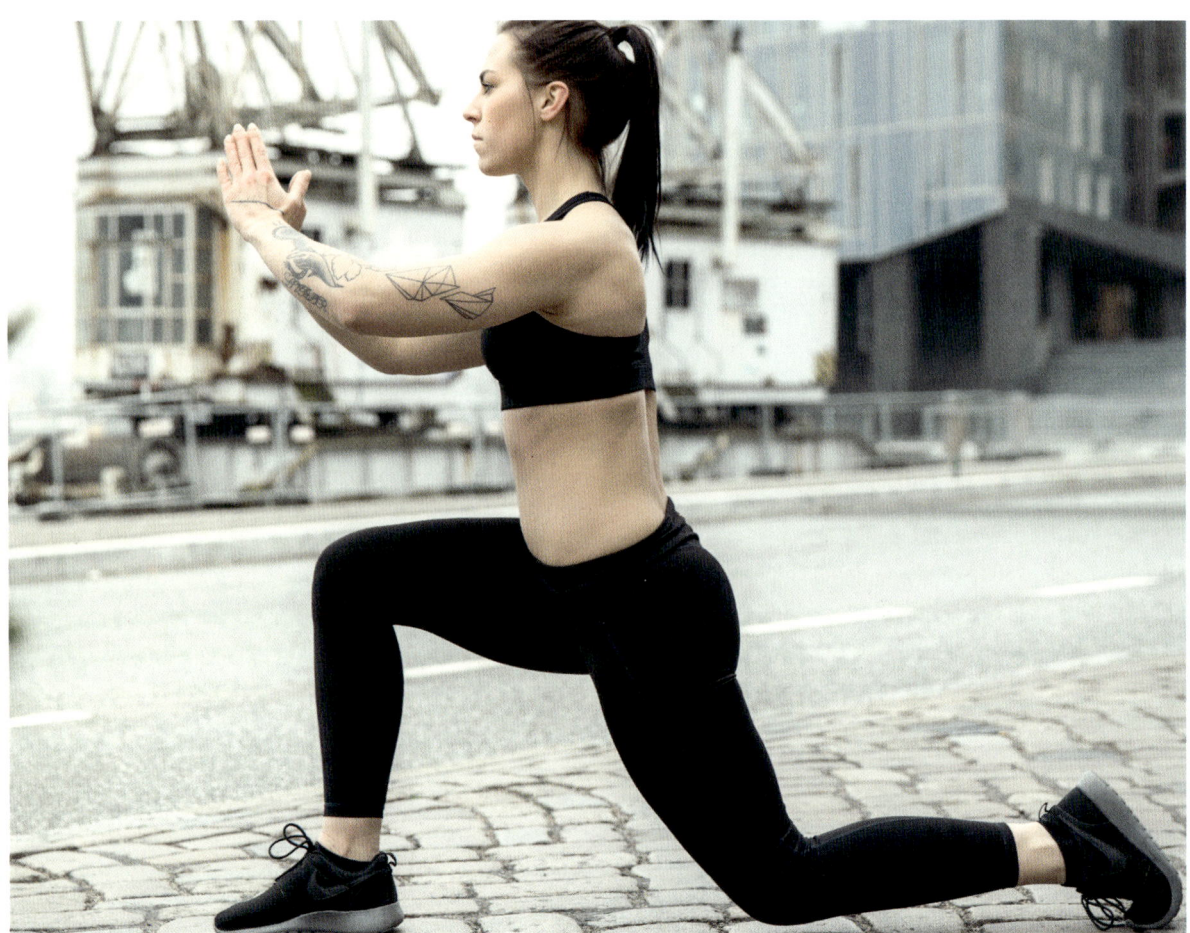

22 ROTOR

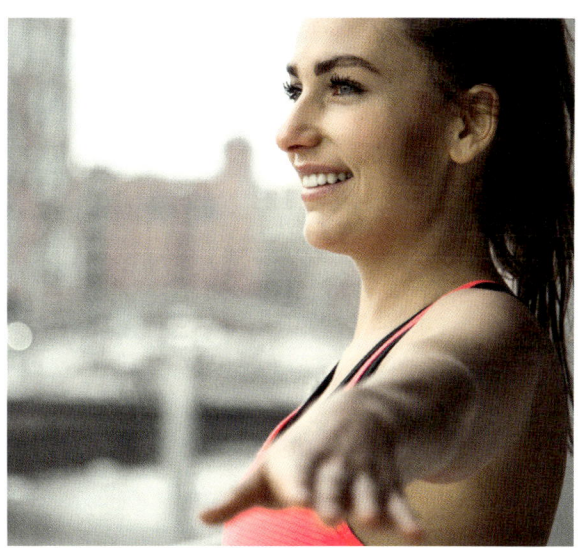

BESCHREIBUNG

Macht den Rücken stark: Mit kleinen Bewegungen kreist du die ausgestreckten Arme abwechselnd vorwärts und rückwärts – wie Anni es vormacht. Das hilft gegen die Probleme aus der Kategorie »Das Kreuz mit dem Kreuz«. Zusätzlich mobilisiert die Übung die Rotation deiner Wirbelsäule und macht die Schultern schön.

SO GEHT'S RICHTIG

Die Schultern müssen tief bleiben. Die Übung wird mit Kraft und nicht mit Schwung ausgeführt.

TYPISCHE FEHLER

Du ziehst die Schultern hoch oder ruderst unkontrolliert mit den Armen.

23 TISCHHALTE

BESCHREIBUNG

Diese Übung macht den unteren Rücken stark und dehnt zudem die Oberschenkelrückseite. Du stehst mit leicht geöffneten Beinen vor einer Stange oder – je nach Variante – frei im Raum.

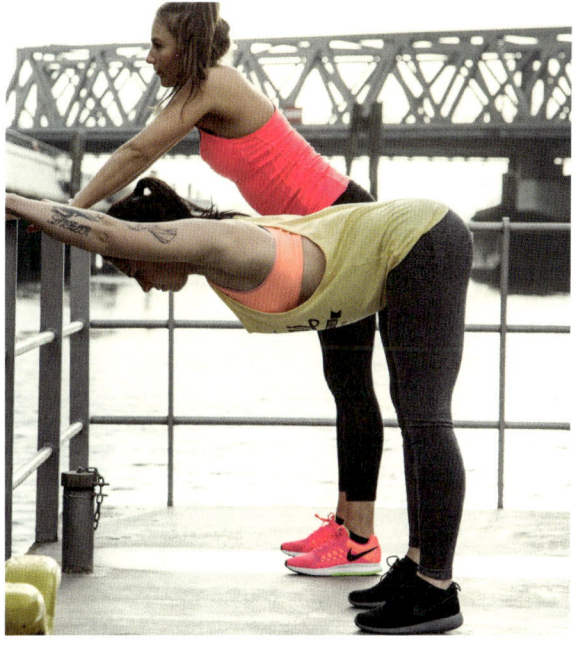

SO GEHT'S RICHTIG

Die Knie sind leicht gebeugt, der Rücken ist durchgestreckt. Im unteren Rücken spürst du eine Spannung und in der Oberschenkelrückseite eine Dehnung. Der Winkel zwischen Oberkörper und Beinen beträgt 90 Grad.

TYPISCHE FEHLER

Du nutzt die Übung als Pause, stützt dich ein bisschen ab, hängst dich ins Hohlkreuz, guckst dabei in der Gegend herum, dehnst aber kein Körperteil.

VARIANTEN

Variante A (leicht): Du hältst dich dabei an einer Stange oder an einer Bank fest.
Variante C (schwer): Du machst die Übung ohne Festhalten.

24 THE CAT

BESCHREIBUNG

Diese Mischung aus Katzenbuckel und Pferderücken tut der Wirbelsäule gut und formt die querliegenden Bauchmuskeln, die für einen straffen Bauch sorgen. Achte dabei auf die Atmung.

TYPISCHE FEHLER

Du führst die Bewegungen nicht zuende, du ziehst nur den Bauch ein und streckst ihn wieder raus, ohne die Wirbelsäule zu bewegen.

SO GEHT'S RICHTIG

Du gehst auf alle Viere, stehst also auf Händen und Knien. Während du tief einatmest, ziehst du den Bauch stark ein – und zwar so stark, dass der Rücken rund wird. Das sieht aus wie bei einer Katze, wenn sie einen Buckel macht. Dann lässt du die Luft wieder heraus und den Bauch richtig tief durchhängen – bis ins Hohlkreuz.

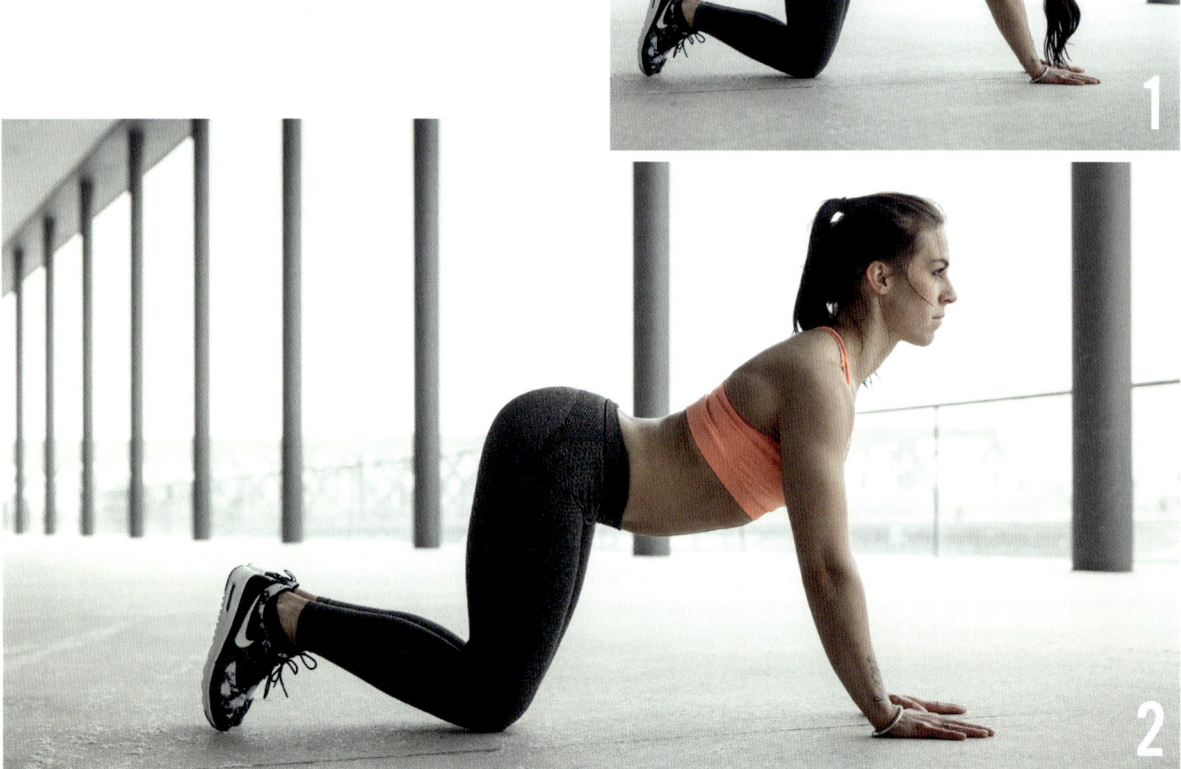

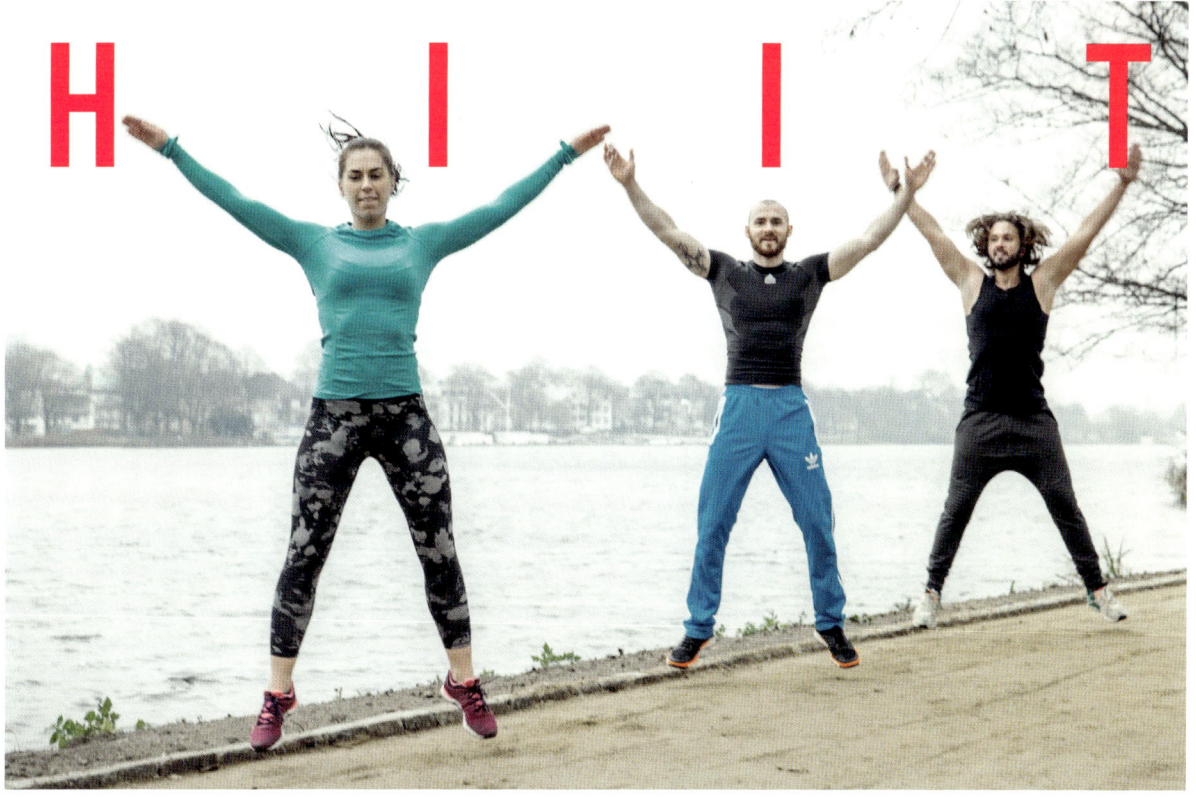

25 JUMPING JACKS

BESCHREIBUNG

Für mehr Kondition, Koordination und ein fittes Herz-Kreislauf-System kannst du dich ruhig mal zum Hampelmann machen. Bevor du beim Jumping Jack abhebst, zeigen die Füße leicht nach außen. Aus dieser Position hüpfst in die Grätschstellung und wieder zurück. Die Arme hebst du dabei nach oben und klatschst über dem Kopf kräftig in die Hände.

HIIT: Was ist das? High Intensity Intervall Training »HIIT« steht für kurz und heftig. Es sind hochintensive Übungen für ein schnelles und enorm effektives Fatburning. Mit geringem Zeitaufwand pushst du deinen Energieverbrauch und erreichst eine doppelt so hohe Fettverbrennung wie beim normalen Ausdauertraining.

SO GEHT'S RICHTIG

Der Oberkörper ist aufrecht. Spann alles an.

TYPISCHE FEHLER

Diesen Fitnessklassiker solltest du nicht verhampeln. Halt deinen Körper komplett angespannt und leg eine leise Landung hin.

26 BURPEES

BESCHREIBUNG

Burn, Baby, burn – mit Burpees bringst du dich und deine Kalorienverbrennung ans absolute Limit. Die Power-Kombi aus Kniebeuge, Liegestütz und Strecksprung macht sie zur effektivsten Allround-Übung überhaupt. Mehr Kondition, mehr Kraft, mehr Muskeln, maximaler Energieverbrauch – mit Burpees geht alles und vor allem alles gleichzeitig. Einziger Nachteil: Die Dinger sind echt fies. Du schaffst auf Anhieb zehn am Stück? Not bad! Cameron Dorn absolviert 5 657 Burpees in zwölf Stunden – Weltrekord.

SO GEHT'S RICHTIG

Geh aus dem Stand in die Hocke, setze die Hände auf den Boden (Handflächen etwa schulterbreit vor die Füße), dann springst du mit den Beinen nach hinten in die Liegestützposition, Brust kurz auf dem Boden ablegen. Drück dich vom Boden weg, zieh die Beine nach vorne und spring aus der Hocke in den Strecksprung. Die Abfolge soll möglichst flüssig sein. Das Ganze wiederholst du so oft, wie dein Trainingsplan es vorgibt.

TYPISCHE FEHLER

Der schlimmste Fehler ist, wenn du erst gar keine Burpees machst. Oder du führst die Übungen nicht zu Ende. Springst nicht richtig hoch, verlierst die Körperspannung, lässt die Hüfte hängen oder ziehst die Beine über den Boden statt zu springen.

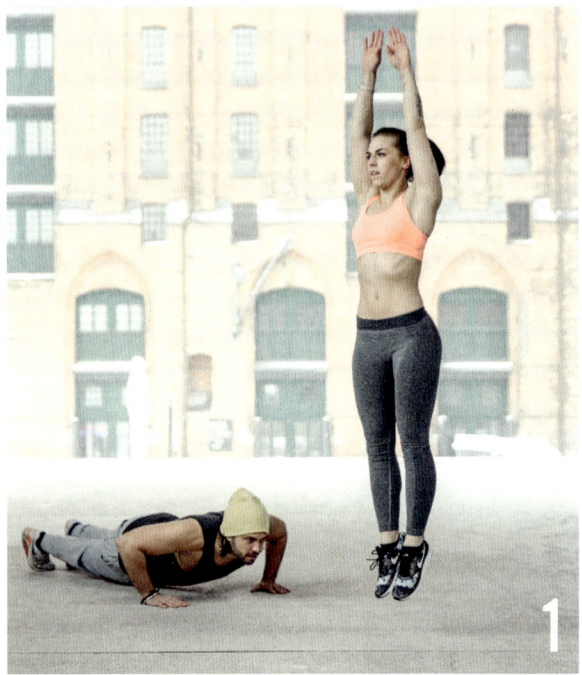

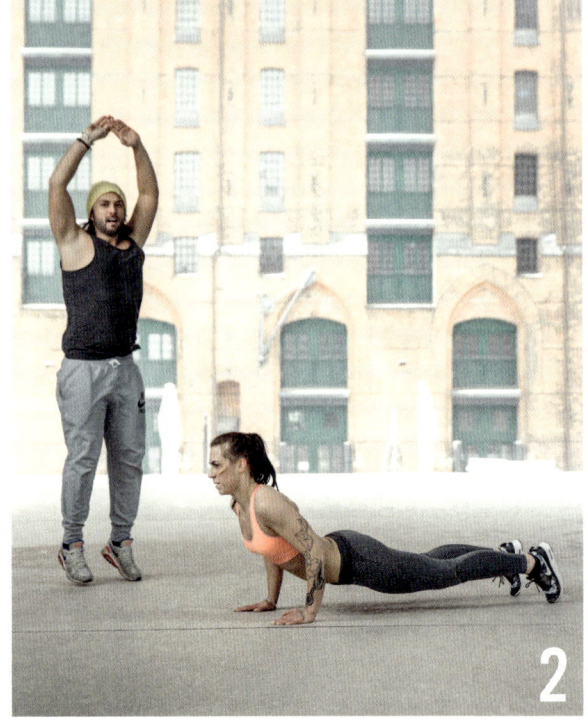

27 BOXJUMPS

BESCHREIBUNG

Eine Übung für Beine und Rumpf, die außerdem die Sprungkraft verbessert. Stell dich vor eine Stufe, eine Parkbank oder eine andere Erhöhung. Die Füße sind schulterbreit. Arme und Beine werden leicht gebeugt, damit du sprungbereit bist.

SO GEHT'S RICHTIG

Der Oberkörper ist leicht nach vorne geneigt. Je nach Variante steigst oder springst du schnell und kraftvoll hoch – und steigst wieder herunter oder landest dann mit leicht gebeugten Knien weich auf den Fußballen, bevor du dich wieder aufrichtest.

TYPISCHE FEHLER

Wenn du vorher nicht richtig warm bist, besteht Verletzungsgefahr für die Gelenke.

VARIANTEN

Variante A (leicht): Du steigst einfach abwechselnd mit dem linken und rechten Bein auf die Erhöhung und wieder runter.

Variante B (mittel): Mit geschlossenen Beinen auf eine Stufe springen, dort kurz verharren und dann wieder heruntersteigen.

Variante C (schwer): Ohne Pause mit geschlossenen Beinen auf- und abspringen.

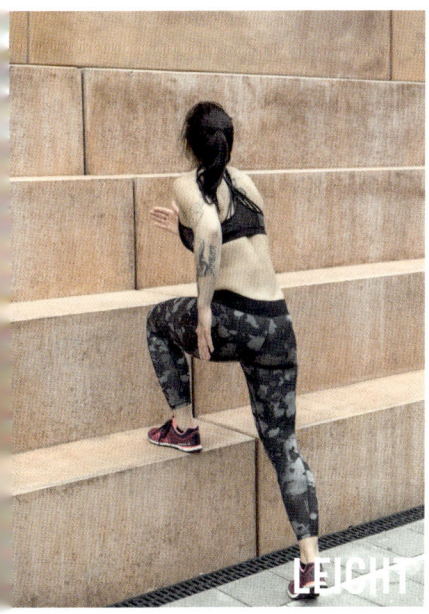
LEICHT

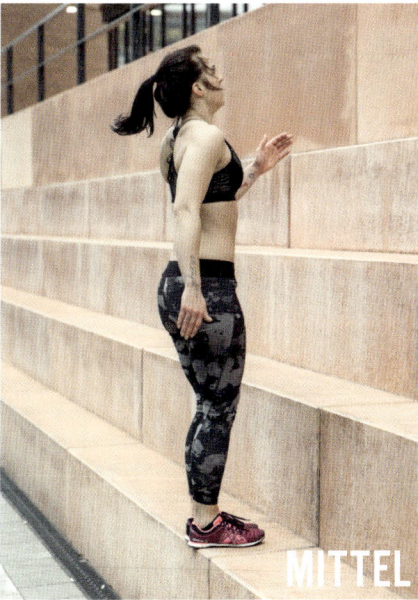
MITTEL

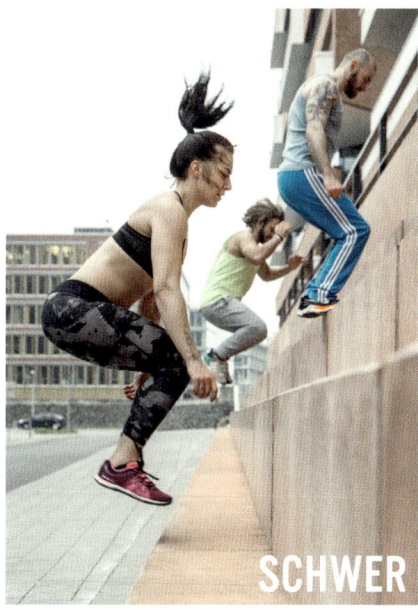
SCHWER

28 SKIPPINGS

BESCHREIBUNG

Diese Übung ist nichts anderes als das gute alte Springen auf der Stelle. Das stärkt die Beinmuskeln, formt die Schultern, trainiert das Herz-Kreislauf-System und bringt Kondition – wenn du ordentlich Gas gibst.

SO GEHT'S RICHTIG

Gleichgültig, welche Variante du hier wählst: Der Oberkörper muss fest angespannt sein. Und die Oberarme werden eng am Körper gehalten.

TYPISCHE FEHLER

Du hüpfst planlos in der Gegend herum, hebst die Beine kaum hoch und lässt den Oberkörper hängen.

VARIANTEN

Variante A (leicht): Einsteiger joggen auf der Stelle ohne bewussten Armeinsatz.

Variante B (mittel): Du machst Wechselsprünge, also abwechselnd das rechte und das linke Beine nach vorne. Der Beinwechsel findet in der Luft statt. Diese Variante ist bei Boxern beliebt.

Variante C (schwer): Bei jedem Abheben ziehst du ein Knie möglichst hoch und den gegenüberliegenden Arm im rechten Winkel ebenfalls nach oben.

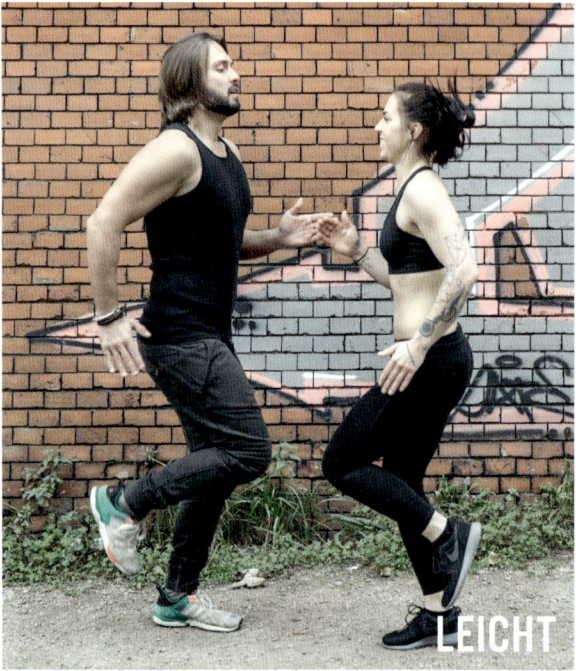

LEICHT

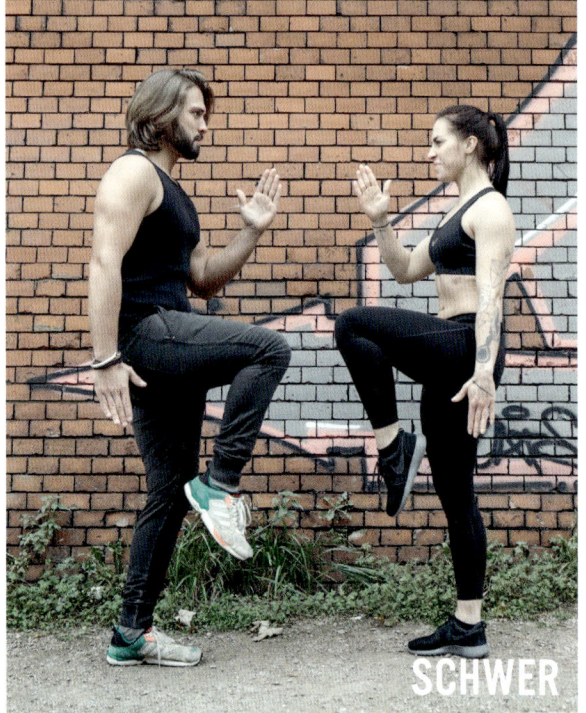

SCHWER

29 MOUNTAIN CLIMBER

BESCHREIBUNG

Der Mountain Climber ist eine grandiose Ganzkörper-übung, mit der du zusätzlich intesiv dein Herz-Kreis-lauf-System stärkst. Gearbeitet wird mit den Beinen und in der Hüfte, doch auch die Arme und der Oberkör-per sind gefordert.

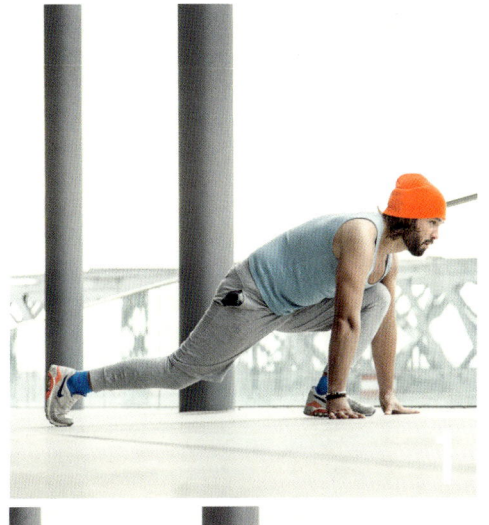

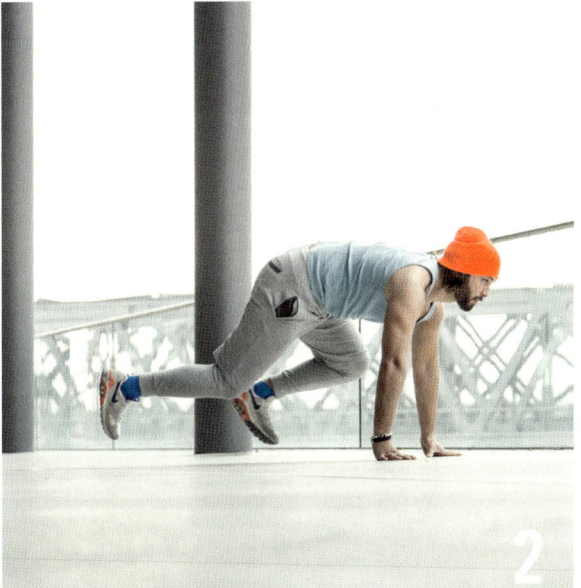

SO GEHT'S RICHTIG

Deine Ausgangsposition ist ähnlich wie für den Liege-stütz. Die Hände stehen etwas mehr als schulterbreit. Dann ziehst du ein Knie nach vorne, ohne die Hüfte zu heben, setzt den Fuß möglichst nah an deinen Händen ab (Bild 1) und springst zurück in die Ausgangsposition (Bild 2). Anschließend ist das andere Bein dran (Bild 3). Wenn du die Übung beherrschst, machst du sie mit schnellen Beinwechseln.

TYPISCHE FEHLER

Deine Sprünge sind zu kurz. Du hast keine Spannung in den Armen und Beinen – dein hinteres Knie ist fast auf dem Boden. Du lässt dir zu viel Zeit.

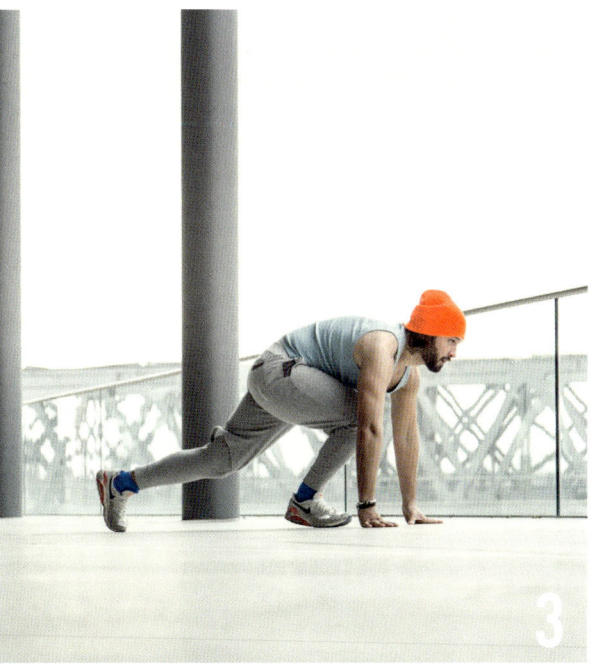

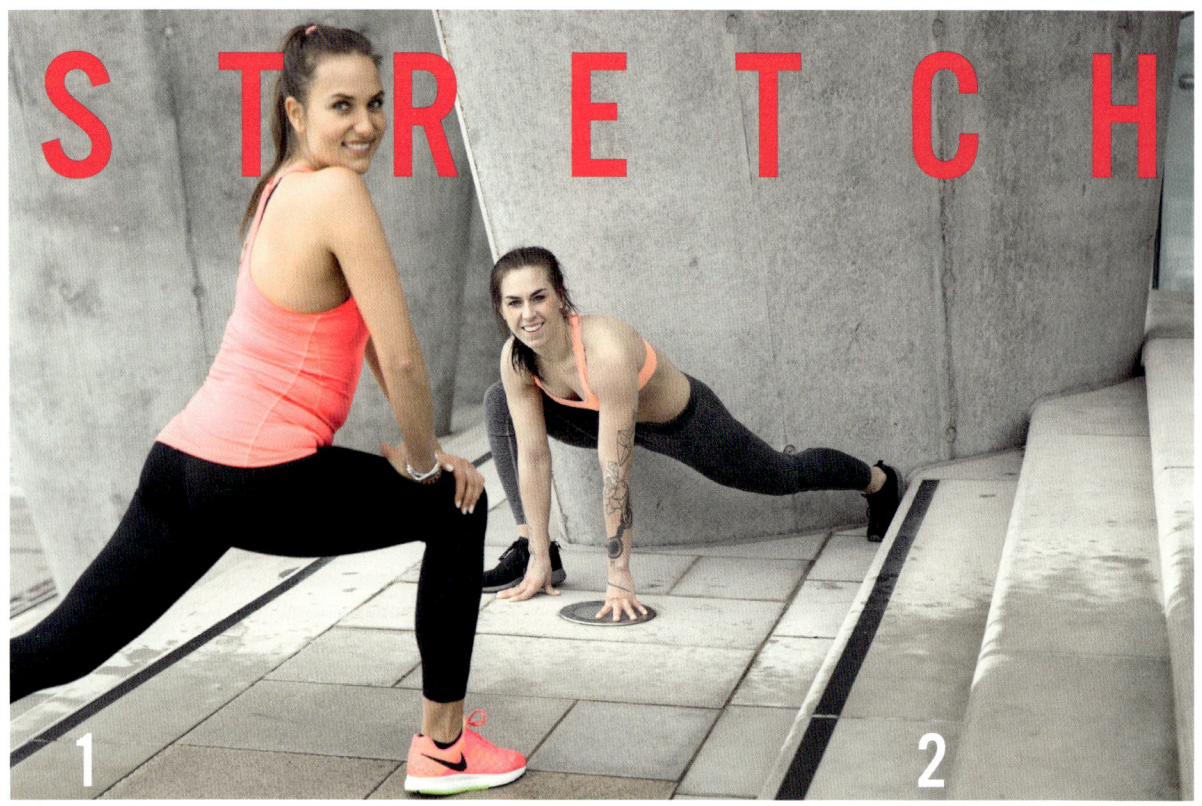

30 ONE & ONLY BODY STRETCH

BESCHREIBUNG

Wenn du deine Muskeln mit dieser genialen Stretching-Sequenz lang machst, regenerieren sie schneller. Du bleibst beweglicher, verbesserst deine funktionelle Leistungsfähigkeit (Mobilität und Stabilität) und beugst Muskelverkürzungen vor.

OOBS: Was ist das? Einer für alles – der »OOBS« (One & Only Body Stretch) ist eine spezielle Stretching-Kombination, mit der du alle großen Muskelgruppen in einem Ablauf und in kürzester Zeit durchdehnst.

SO GEHT'S RICHTIG

Position 1: Geh in den Ausfallschritt. Das rechte Bein steht vorne. Stütze die Hände auf den rechten Oberschenkel. Jetzt das hintere Bein weit strecken. Dabei den Oberkörper gerade halten. Du spürst eine Dehnung im Hüftbeuger und im Quadrizeps?

Position 2: Senke deinen Oberkörper ab, bis die Hände den Boden berühren. Oberkörper und Beine bilden jetzt fast eine Linie.

Position 3: Rechtes Bein und rechte Hand bleiben am Boden. Öffne die Brust und strecke deine linke Hand in die Luft. In Brust, Arm, Rücken und Rumpf ist eine deutliche Dehnung zu spüren.

Position 4: Richte dich auf und strecke beide Beine durch. Oberkörper absenken und mit beiden Händen am rechten Unterschenkel abstützen. Die Dehnung ist jetzt hauptsächlich im Gesäß und im Beinbizeps.

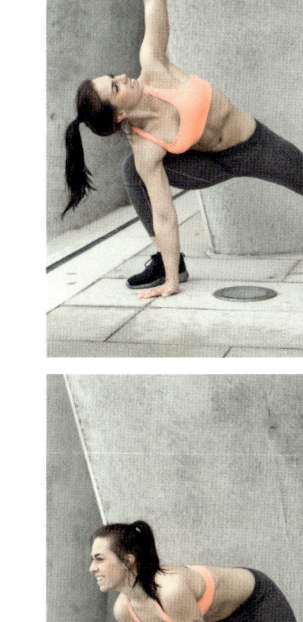

Position 5: Versuche deinen Oberkörper so weit zu senken, bis du mit deinem Kopf dein Knie berührst – oder senke ihn so weit, wie du herunter kommst. Halte die Hände zur Unterstützung an deinen rechten Unterschenkel.

Position 6: Stell dich aufrecht hin und zieh deine rechte Ferse mit den Händen am Spann Richtung Po, bis du eine deutliche Dehnung im Oberschenkel spürst.

Und jetzt die ganze Übung noch mal von vorn, nur mit dem anderen Bein!

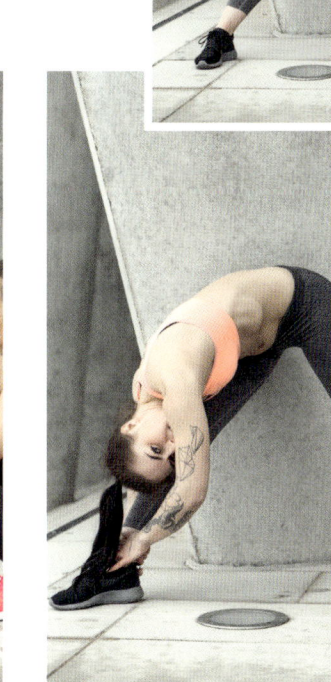

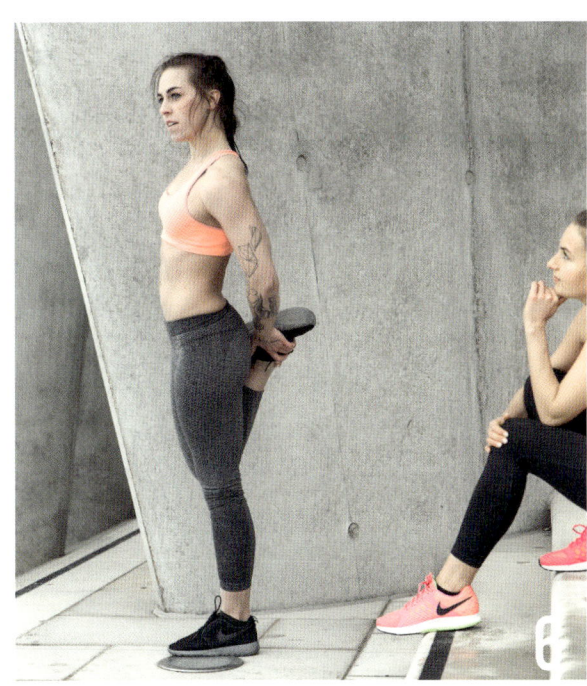

DIE CLEAN-YOUR-LIFE-TRAININGSPLÄNE

Wie viel Aufwand ist nötig? Wann kann ich mich steigern? Wie sehr muss ich mich ins Zeug legen? Was ist Tabata? Hier gibt's Fragen, Antworten und Anleitungen zu den CYL-Trainingsplänen.

WIE IST DER CYL-TRAININGSPLAN AUFGEBAUT?

> Der gesamte Katalog besteht aus 30 Übungen, deren genaue Ausführung du dir auf den Seiten 122 bis 151 ansehen kannst. Es stehen drei Trainingspläne zur Auswahl: Einer für Einsteiger (S. 154/155), einer für Trainierte (S. 156/157) und einer für Fortgeschrittene (S. 158/159). Der Aufbau ist in allen drei Schwierigkeitsstufen gleich; zu einem Großteil der Übungen gibt es aber verschiedene Varianten: eine leichte, eine mittlere und eine schwere. Die Tage 1, 3 und 5 beginnen mit einem kurzen Aufwärmtraining. Danach kommt der Hauptteil, am Ende steht das Abwärmen mit Stretchübungen. An den Tagen 2 und 4 machst du ein Tabata-Workout (siehe S. 153) und Stretchübungen.

WIE VIEL ZEIT MUSS ICH AUFBRINGEN?

> Du trainierst an fünf Tagen in der Woche – und machst abwechselnd ein hypertrophie-orientiertes (muskelaufbauendes) Training und ein auf Kraftausdauer ausgerichtetes High Intensity Intervall Training. An zwei Tagen ruhst du dich aus. Je nachdem, wie lange du unsere All-out-Übungen (bei denen machst du so viele Wiederholungen, wie du schaffst) durchhältst, wirst du zwischen 15 und 30 Minuten schwitzen. An den Tagen mit den Tabata-Workouts verausgabst du dich nur etwa 6 Minuten.

AUF WELCHEM LEVEL STEIGE ICH EIN?

> Das hängt davon ab, wie trainiert du bist und wie viel zu schaffen willst. Unsere Empfehlung: Wenn du bisher wenig Sport getrieben hast, ist der Einsteigerplan perfekt für dich. Bist du regelmäßig ein bis zweimal in der Woche aktiv und willst dich steigern, legst du auf Level 2 los. Du bist schon jetzt richtig fit? Dann ist nur Trainingsplan 3 eine Herausforderung für dich.

WANN PAUSIERE ICH?

> Pro Woche solltest du zwei Erholungstage einlegen. Theoretisch kannst du die fünf Trainingstage am Stück absolvieren und dir dann ein freies Wochenende gönnen. Aber hör am besten auf deinen Körper – wenn du dich nach einem intensiven Workout noch nicht fit genug fürs nächste Training fühlst, dann ist der richtige Zeitpunkt für einen Erholungstag. Optimal ist dann eine aktive Pause: z. B. Stretching, Yoga, Sauna, Massagen oder moderates Ausdauertraining im Kompensationsbereich (wie lockeres Radfahren) fördern die Regenerationszeit zusätzlich. Im Anschluss steigst du wieder laut Trainingsplan mit dem folgenden Tag ein. Wichtig: Fürs Training solltest du kerngesund sein – lass dich im Zweifel bitte zuvor noch einmal ärztlich durchchecken. Wenn du dich dem Programm nicht gewachsen fühlst, überspringe die Übungen, die dir zu schwer sind und trainiere so lange, wie du es schaffst.

WIE STEIGERE ICH MICH IM LAUFE DER SECHS WOCHEN?

> In deinen sechs Clean-Your-Life-Wochen wirst du dich langsam steigern. Damit du die richtige Technik so lernst, dass sie perfekt sitzt, musst du dir nicht jede Woche neue Übungen erarbeiten. Du erhöhst nur die Intensität, indem du die Anzahl der Wiederholungen erhöhst und die Pausenzeiten verkürzt. Das heißt: Während du in den ersten beiden Wochen noch eine Minute zwischen zwei Übungssätzen pausieren darfst, sind es in der dritten und vierten Woche nur noch 45 Sekunden. In der fünften und sechsten Woche hältst du jeweils eine halbe Minute inne. Bei den All-out-Übungen erhöhst du gleichzeitig die Zahl der Wiederholungen, wenn du merkst, dass du dafür fit genug geworden bist.

WAS IST TABATA?

> Tabata, benannt nach dem japanischen Wissenschaftler Izumi Tabata, steht für harte vier Minuten. Es sind knackige Quickies in Form von hochintensiven Intervalltrainings-Einheiten, bei denen es um Tempo, Kraft, erhöhten Stoffwechsel und Ausdauer geht. Phasen äußerster Anstrengung wechseln sich im Zeitverhältnis von 2 : 1 (also zum Beispiel 20 Sekunden Belastung, zehn Sekunden ausruhen) mit Pausen ab. Von jeder Übung werden acht Intervalle 20 Sekunden lang durchgeführt; dazwischen gibt es jeweils eine Pause von zehn Sekunden. Wer es richtig macht, kann in 240 Sekunden so viel Energie verbrauchen wie sonst in einer Stunde auf dem Crosstrainer.

WAS IST HIIT?

> Sportwissenschaftler empfehlen das High Intensity Intervall Training heute als hochintensives Workout für schnelle und vor allem effektive Fettverbrennung. Denn wer kurz und heftig trainiert, wird fixer fit als jemand, der sich lange im Wohlfühlbereich aufhält, um nur die Ausdauer zu verbessern. Wer hochintensiv trainiert, verliert überflüssiges Fett schneller und baut gleichzeitig Muskeln auf. Mit vergleichsweise geringem Zeitaufwand erreichst du in Sachen Fettverbrennung doppelt so viel wie bei normalem Ausdauertraining.

WAS BEDEUTET DIE ANGABE INTENSITÄT 8 IM TRAININGSPLAN?

> Das ist die Intensität, mit der du arbeitest. Stell dir dafür eine Skala von 1 bis 10 vor. 1 sind ganz leichte Bewegungen. 10 ist Vollgas. Bei 8 sollst du dich nicht total verausgaben, sondern knapp unterm Höchst-Limit bleiben.

WAS IST EINE WIEDERHOLUNG, WAS EIN SATZ?

> Wenn im Trainingsplan zum Beispiel steht: »Beckenlift A, Satzzahl 3, Haltezeit 30 Sekunden, Pause 60 Sekunden« heißt das: Du machst die leichteste Version des Beckenliftes (siehe S. 129) und hältst ihn drei mal jeweils 30 Sekunden. Die dreißig Sekunden sind dabei ein Satz. Zwischen den Sätzen machst du am Anfang jeweils 60 Sekunden Pause; später wird die Erholungszeit auf 45 Sekunden und am Ende auf 30 Sekunden reduziert.

EINSTEIGER

TAG 1

Nr.	Seite	Übung	Satzzahl	Wiederholung/ Haltezeit	Pause
		Aufwärmen			
22	143	Rotor	1	30 Sek.	0 Sek.
25	145	Jumping Jacks	1	30 Sek.	0 Sek.
20	140	Squats A	1	30 Sek.	0 Sek.
		Hauptteil			
21	142	Lunges	3	all out *)	60 Sek.
09	130	Liegestütz A	3	all out	60 Sek.
11	132	Klimmzug A	3	all out	60 Sek.
20	141	Faustlift Bauchlage	3	20 Sek.	60 Sek.
19	140	Squats A	3	all out	60 Sek.
08	129	Beckenlift A	3	30 Sek.	60 Sek.
02	123	Inch Worm	3	10 Sek.	60 Sek.
22	143	Tischhalte A	1	30–60 Sek.	60 Sek.
		Abwärmen			
30	150	One & Only Body Stretch	1	3 bis 4 Min.	0 Sek.

TAG 2

Nr.	Seite	Übung	Satzzahl	Intensität	Pause
		Tabata			
26	146	Burpees	8 x 20 Sek.	8	10 Sek.
		Stretch			
30	150	One & Only Body Stretch	3 bis 4 Min.	locker	0 Sek.

TAG 3

Nr.	Seite	Übung	Satzzahl	Wiederholung/ Haltezeit	Pause
		Aufwärmen			
24	144	The Cat	1	60 Sek.	0 Sek.
25	145	Jumping Jacks	1	30 Sek.	0 Sek.
22	143	Rotor	1	30 Sek.	0 Sek.
		Hauptteil			
13	134	Dips A	3	all out *)	60 Sek.
14	135	Trizeps strecken A	3	all out	60 Sek.
15	136	Bizepscurls A	3	30 Sek.	60 Sek.
16	137	Crunches A	3	all out	60 Sek.
17	138	Rev. Crunches A	3	all out	60 Sek.
18	139	Superman A	3	30 Sek.	60 Sek.
04	125	Duck Walk	3	30 Sek.	60 Sek.

TAG 3 – FORTSETZUNG

Nr.	Seite	Übung	Satzzahl	Wiederholung/ Haltezeit	Pause
		Abwärmen			
30	150	One & Only Body Stretch	1	3 bis 4 Min.	0 Sek.

TAG 4

Nr.	Seite	Übung	Satzzahl	Intensität	Pause
		Tabata			
28	148	Skippings A	8 x 20 Sek.	8	10 Sek.
		Stretch:			
30	150	One & Only Body Stretch	3 bis 4 Min.	locker	0 Sek.

TAG 5

Nr.	Seite	Übung	Satzzahl	Wiederholung/ Haltezeit	Pause
		Aufwärmen			
22	143	Rotor	1	60 Sek.	0 Sek.
25	145	Jumping Jacks	1	30 Sek.	0 Sek.
20	140	Squats A	1	30 Sek.	0 Sek.
		Hauptteil			
21	142	Lunges	3	all out *)	60 Sek.
09	130	Liegestütz A	3	all out	60 Sek.
11	132	Klimmzug A	3	all out	60 Sek.
20	141	Faustlift Bauchlage	3	30 Sek.	60 Sek.
19	140	Squats A	3	all out	60 Sek.
08	129	Beckenlift A	3	30 Sek.	60 Sek.
02	123	Inch Worm	3	30 Sek.	60 Sek.
22	143	Tischhalte A	1	30–60 Sek.	60 Sek.
		Abwärmen			
30	150	One & Only Body Stretch	1	3 bis 4 Min.	0 Sek.

*) all out: So viele Wiederholungen wie möglich.

In **Woche 2** wiederholst du einfach die Woche 1. In den **Wochen 3 und 4** machst du ebenfalls die Übungen aus Woche 1, zwischen den Sätzen aber nur noch 45 Sekunden Pause.
In den **Wochen 5 und 6** verkürzt du die Erholungszeit auf 30 Sekunden.
Bei den **All-out-Übungen** erhöhst du die Anzahl der Wiederholungen, wenn du dich fit genug dafür fühlst. So steigerst du dauerhaft deine Leistung.

TRAINIERTE

TAG 1

Nr.	Seite	Übung	Satzzahl	Wiederholung/ Haltezeit	Pause
		Aufwärmen			
22	143	Rotor	1	60 Sek.	0 Sek.
25	145	Jumping Jacks	1	60 Sek.	0 Sek.
19	140	Squats A	1	60 Sek.	0 Sek.
		Hauptteil			
10	131	Handstand A–B	3	all out *)	60 Sek.
09	130	Liegestütz B	3	all out	60 Sek.
11	132	Klimmzug B	3	all out	60 Sek.
12	133	Ellenbogen Bodendrücker B	3	30 Sek.	60 Sek.
19	140	Jump Squats B	3	all out	60 Sek.
08	129	Beckenlift A	3	30 Sek.	60 Sek.
01	122	Bear Crawl	3	30 Sek.	30 Sek.
22	143	Tischhalte C	1	30–60 Sek.	60 Sek.
		Abwärmen			
30	150	One & Only Body Stretch	1	3 bis 4 Min.	0 Sek.

TAG 2

Nr.	Seite	Übung	Satzzahl	Intensität	Pause
		Tabata			
27	147	Boxjumps A oder B	8 x 20 Sek.	9	10 Sek. **)
19	140	Jump Squats B	8 x 20 Sek.	9	10 Sek.
		Stretch			
30	150	One & Only Body Stretch	3 bis 4 Min.	locker	0 Sek.

TAG 3

Nr.	Seite	Übung	Satzzahl	Wiederholung/ Haltezeit	Pause
		Aufwärmen			
24	144	The Cat	1	60 Sek.	0 Sek.
25	145	Jumping Jacks	1	30 Sek.	0 Sek.
22	143	Rotor	1	30 Sek.	0 Sek.
		Hauptteil			
13	134	Dips B	3	all out *)	60 Sek.
14	135	Trizeps strecken B	3	all out	60 Sek.
15	136	Bizepscurls B	3	30 Sek.	60 Sek.
16	137	Crunches B	3	all out	60 Sek.
17	138	Rev. Crunches B	3	all out	60 Sek.
18	139	Superman B	3	30 Sek.	60 Sek.

TAG 3 – FORTSETZUNG

Nr.	Seite	Übung	Satzzahl	Wiederholung/Haltezeit	Pause
06	127	Bum Walk	3	30 Sek.	30 Sek.
22	143	Tischhalte C	1	30–60 Sek.	60 Sek.
		Abwärmen			
30	150	One & Only Body Stretch	1	3 bis 4 Min.	0 Sek.

TAG 4

Nr.	Seite	Übung	Satzzahl	Intensität	Pause
		Tabata			
28	148	Skippings B	8 x 20 Sek.	8	10 Sek.
29	149	Mountain Climber	8 x 20 Sek.	8	10 Sek.
		Stretch			
30	150	One & Only Body Stretch	3 bis 4 Min.	locker	0 Sek.

TAG 5

Nr.	Seite	Übung	Satzzahl	Wiederholung/Haltezeit	Pause
		Aufwärmen			
22	143	Rotor	1	60 Sek.	0 Sek.
25	145	Jumping Jacks	1	30 Sek.	0 Sek.
19	140	Squats A	1	30 Sek.	0 Sek.
		Hauptteil			
10	131	Handstand A–B	3	all out *)	60 Sek.
09	130	Liegestütz B	3	all out	60 Sek.
11	132	Klimmzug B	3	all out	60 Sek.
12	133	Ellenbogen Bodendrücker B	3	30 Sek.	60 Sek.
19	140	Jump Squats B	3	all out	60 Sek.
08	129	Beckenlift A	3	30 Sek.	60 Sek.
01	122	Bear Crawl	3	30 Sek.	30 Sek.
22	143	Tischhalte C	1	30–60 Sek.	60 Sek.
		Abwärmen			
30	150	One & Only Body Stretch	1	3 bis 4 Min	0 Sek.

*) all out: So viele Wiederholungen wie möglich.
**) Nach Durchführung der Sätze hast du 5 Minuten Regenerationzeit bis zur nächsten Übung.

In **Woche 2** wiederholst du einfach die Woche 1. In den **Wochen 3 und 4** machst du ebenfalls die Übungen aus Woche 1, zwischen den Sätzen aber nur noch 45 Sekunden Pause.
In den **Wochen 5 und 6** verkürzt du die Erholungszeit auf 30 Sekunden.
Bei den **All-out-Übungen** erhöhst du die Anzahl der Wiederholungen, wenn du dich fit genug dafür fühlst. So steigerst du dauerhaft deine Leistung.

FORTGESCHRITTENE

TAG 1

Nr.	Seite	Übung	Satzzahl	Wiederholung/Haltezeit	Pause
		Aufwärmen			
22	143	Rotor	1	60 Sek.	0 Sek.
25	145	Jumping Jacks	1	60 Sek.	0 Sek.
19	140	Squats A	1	60 Sek.	0 Sek.
		Hauptteil			
10	131	Handstand C	3	all out *)	60 Sek.
09	130	Liegestütz C	3	all out	60 Sek.
11	132	Klimmzug C	3	all out	60 Sek.
12	133	Ellenbogen Bodendrücker C	3	30 Sek.	60 Sek.
19	140	Pistol Squats C	3	all out	60 Sek.
08	129	Beckenlift C	3	30 Sek.	60 Sek.
07	128	Lizard Walk	3	30 Sek.	30 Sek.
22	143	Tischhalte C	1	30–60 Sek.	60 Sek.
		Abwärmen			
30	150	One & Only Body Stretch	3 bis 4 Min	locker	0 Sek.

TAG 2

Nr.	Seite	Übung	Satzzahl	Intensität	Pause
		Tabata			
26	146	Burpees	8 x 20 Sek.	10	10 Sek. **)
28	148	Skippings C	8 x 20 Sek.	10	10 Sek.
30	150	One & Only Body Stretch	3 bis 4 Min.	locker	0 Sek.

TAG 3

Nr.	Seite	Übung	Satzzahl	Wiederholung/Haltezeit	Pause
		Aufwärmen			
24	144	The Cat	1	60 Sek.	0 Sek.
25	145	Jumping Jacks	1	60 Sek.	0 Sek.
22	143	Rotor	1	60 Sek.	0 Sek.
		Hauptteil			
13	134	Dips C	3	all out *)	60 Sek.
14	135	Trizeps strecken C	3	all out	60 Sek.
15	136	Bizepscurls C	3	30 Sek.	60 Sek.
16	137	Crunches C	3	all out	60 Sek.
17	138	Rev. Crunches C	3	all out	60 Sek.
18	139	Superman C	3	30 Sek.	60 Sek.
05	126	Frog Hopping	3	5	30 Sek.

TAG 3 – FORTSETZUNG

Nr.	Seite	Übung	Satzzahl	Wiederholung/ Haltezeit	Pause
		Abwärmen			
30	150	One & Only Body Stretch	3 bis 4 Min.	locker	0 Sek.

TAG 4

Nr.	Seite	Übung	Satzzahl	Intensität	Pause
		4x4			
25	145	Jumping Jacks	4 Min.	8	3 Min.
27	147	Boxjumps C	4 Min.	8	3 Min.
26	146	Burpees	4 Min.	8	3 Min.
28	148	Skippings C	4 Min.	8	3 Min.
30	150	One & Only Body Stretch	3 bis 4 Min.	locker	0 Sek.

TAG 5

Nr.	Seite	Übung	Satzzahl	Wiederholung/ Haltezeit	Pause
		Aufwärmen			
22	143	Rotor	1	60 Sek.	0 Sek.
25	145	Jumping Jacks	1	60 Sek.	0 Sek.
19	140	Squats A	1	60 Sek.	0 Sek.
		Hauptteil			
10	131	Handstand C	3	all out *)	60 Sek.
09	130	Liegestütz C	3	all out	60 Sek.
11	132	Klimmzug C	3	all out	60 Sek.
12	133	Ellenbogen Bodendrücker C	3	30 Sek.	60 Sek.
19	140	Pistol Squats C	3	all out	60 Sek.
08	129	Beckenlift C	3	30 Sek.	60 Sek.
03	124	Crab Walk	3	30 Sek.	30 Sek.
22	143	Tischhalte C	1	30–60 Sek.	60 Sek.
		Abwärmen			
30	150	One & Only Body Stretch	3 bis 4 Min.	locker	0 Sek.

*) all out: So viele Wiederholungen wie möglich.
**) Nach Durchführung der Sätze hast du 5 Minuten Regenerationzeit bis zur nächsten Übung.

In **Woche 2** wiederholst du einfach die Woche 1. In den **Wochen 3 und 4** machst du ebenfalls die Übungen aus Woche 1, zwischen den Sätzen aber nur noch 45 Sekunden Pause.
In den **Wochen 5 und 6** verkürzt du die Erholungszeit auf 30 Sekunden.
Bei den **All-out-Übungen** erhöhst du die Anzahl der Wiederholungen, wenn du dich fit genug dafür fühlst. So steigerst du dauerhaft deine Leistung.

IV

CLEAN EATING REZEPTE

FIT, STARK UND SCHLANK À LA CARTE – SO GEHT'S

Sport allein macht noch lange keinen athletischen Körper – die Clean-Your-Life-Challenge ist vor allem auch durch ihr ausgeklügeltes Ernährungskonzept so erfolgreich. In diesem Kapitel findest du zunächst Basisrezepte, mit denen du optimal durch den Tag kommst – vom Frühstück über Snacks und Mittagessen bis zum Abendessen. All diese Gerichte sind kohlenhydratarm (also »low carb«), dafür aber besonders reich an hochwertigen Proteinen.

Frauen sollten an den normalen Clean-Your-Life-Tagen nicht mehr – aber auch nicht weniger! – als 1 600 bis 2 000 Kilokalorien (kcal), Männer 2 000 bis 2 500 kcal zu sich nehmen. Stell dir deine Rezepte aus Frühstück, Mittagessen, Snacks und Abendessen so zusammen, dass du insgesamt in etwa auf die jeweilige Kalorienmenge kommst. Diese Kombi aus »Low Carb« und reduzierter Energieaufnahme bringt deine Fettpolster zum Schmelzen, gleichzeitig werden aber auch deine Muskeln bestmöglich geschützt.

Grundsätzlich musst du natürlich nicht immer nach Rezept essen. Du kannst dir nach den Clean-Eating-Regeln auch selbst etwas ausdenken und so zusammenstellen, wie du es am liebsten magst. Oder erst einmal nur eine oder zwei Mahlzeiten am Tag clean halten und sonst essen, wie du es gewohnt bist. Du musst auch nicht immer am Herd stehen, um frisch zu kochen. Wenn dir zum Beispiel ein Gericht besonders gefällt und du die Zutaten in großen Mengen kaufst, kannst du dir gleich so viel auf einmal machen, dass du mehrere Tage damit auskommst.

KRAFTNAHRUNG: PRE-WORKOUT-SNACKS

An Tagen, an denen du intensive Workout-Einheiten absolvierst, brauchst du zusätzliche Energie in Form von komplexen Carbs. Dann kannst du entweder die Basisrezepte mit kohlenhydrathaltigen Beilagen ergänzen – zum Beispiel mit einer kleinen Portion Reis, Dinkel-Flakes, Dinkel-Pasta, Quinoa oder Süßkartoffeln. Oder du stärkst dich kurz vor dem Training (etwa eine Stunde vorher) noch mit einem unserer speziellen, carbhaltigen Pre-Workout-Snacks (siehe S. 212 f) – diese kleinen Muskelhappen kannst du dir auch perfekt auf Vorrat zubereiten, so hast du deine Powernahrung jederzeit griffbereit.

YES YOU CAN: AM REFEED-DAY DARFST DU RICHTIG REINHAUEN

Deine Refeed Days (auch »Loading-Tage« genannt) sind wichtig zum Auftanken und helfen dir beim Durchhalten – außerdem kurbeln sie den Stoffwechsel wieder an und du vermeidest eine Gewichtsstagnation. Lege einmal pro Woche einen Refeed Day ein – nicht öfter, aber auch nicht seltener. An diesem treibst du keinen oder nur ganz moderat Sport, und beim Essen darfst du mal so richtig reinhauen – du isst 1 300 bis 1 800 kcal mehr als an den normalen Clean-Your-Life-Tagen. Deshalb haben unsere Refeed-Rezepte (siehe S. 214 ff) auch einen höheren Energie- und Kohlenhydratgehalt (mehr als 45 Prozent) als die Basisrezepte.

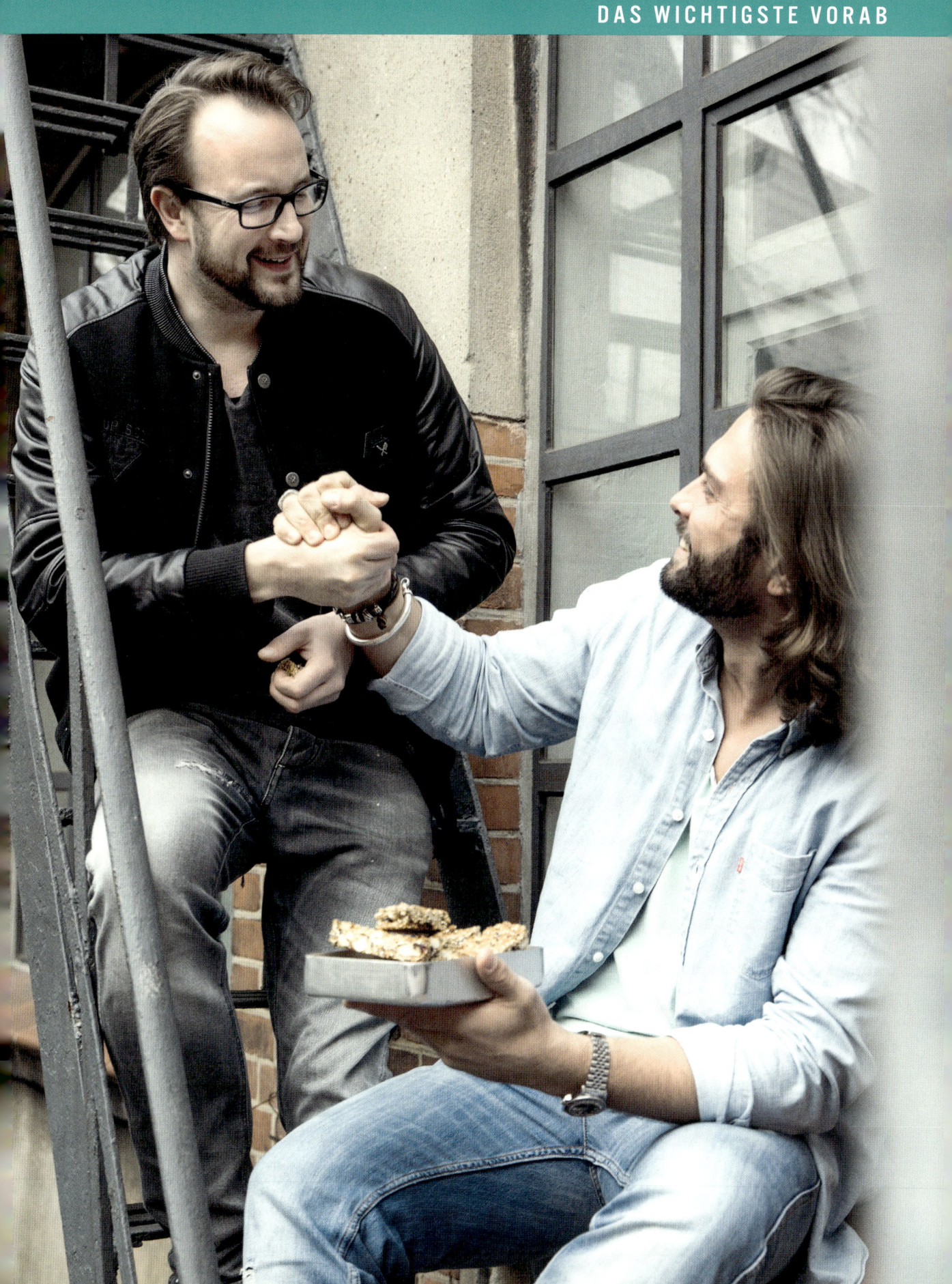

Wenn es dir am Anfang sehr schwerfällt, dich regelmäßig an die Clean-Eating-Rezepte zu halten, kannst du statt des Refeed Days auch mal einen Sündentag (den sogenannten »Cheating Day«) einlegen, an dem du einfach das isst, worauf du Lust hast. Auch auf Reisen oder zu besonderen Anlässen sind solche Ausnahmen gelegentlich erlaubt – wenn du es schaffst, danach nicht alle guten Vorsätze über Bord zu werfen, sondern wieder in die Spur zu kommen.

FOOD FACTS: UNSERE REZEPTE SIND

1. frisch und mit natürlichen Zutaten,

2. reich an »basischen« Lebensmitteln,

3. mit vielen stoffwechselanregenden und unterstützenden Gewürzen,

4. voller gesunder Omega-3-Fettsäuren,

5. ohne Konservierungsstoffe und Geschmacksverstärker,

6. ohne Industriezucker,

7. mit Bestgehalten an Vitaminen, Mineralstoffen und sekundären Pflanzenstoffen,

8. ideal für das Fatburning und zum Muskelaufbau,

9. ohne Weißmehl und

10. überwiegend gluten- und laktosefrei (achte auf die Symbole in den Rezepten).

KLEINE ZUTATEN, GROSSE WIRKUNG

Was wird bei Clean Your Life gegessen? Das meiste weißt du schon aus den zwölf Regeln. Grundsätzliches ist so ziemlich alles erlaubt, was nicht industriell bearbeitet wurde. Dazu gehören Gemüse, Obst, Fleisch, Fisch, Meeresfrüchte, Eier, Nüsse, Samen, gute Fette, Kräuter und Gewürze.

Auch wenn wir empfehlen, möglichst viel aus der Region zu kaufen, in der du wohnst, machen wir bei den sogenannten Superfoods eine Ausnahme. Denn die wachsen größtenteils nicht in Deutschland. Warum? Wir wollen das Beste und Wertvollste bieten. In den Superfoods stecken besonders viele und hochkonzentrierte wertvolle Inhaltsstoffe. Und wir nehmen Rücksicht auf Veganer, Gluten- und Fruktose-Sensitive oder Laktose-Intolerante (diese Rezepte sind extra mit diesen Symbolen gekennzeichnet). Achtung: Wir gehen in unseren Rezepten von reinen, möglichst unverarbeiteten Lebensmitteln aus. Wer besonders gluten-sensitiv ist, sollte aber beachten, dass bei der Herstellung einzelner Produkte glutenhaltige Zutaten zugesetzt sein können (beispielsweise können bei getrockneten Früchte oder Nüssen Spuren von Mehl oder Stärke enthalten sein, um das Zusammenkleben zu vermeiden). Prüfe im Zweifel dazu die Zutatenliste.

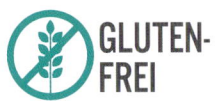 GLUTEN-FREI 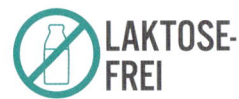 LAKTOSE-FREI 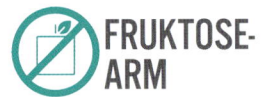 FRUKTOSE-ARM 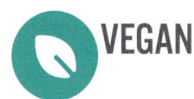 VEGAN

SUPERFOODS – DIE NEUEN LEBENSMITTEL-STARS

Aroniabeeren sind einheimische Apfelbeeren mit einem Höchstgehalt an antioxidativen Pflanzenstoffen. Diese schützen optimal vor oxidativem Stress, also vor freie Radikalen. Ihren Ruf als Vorbeugemaßnahme gegen Herzinfarkt und Schlaganfall genießen die Früchte aufgrund der enthaltenen Gerbstoffe. Zudem wirken sie sich positiv auf den gesamten Cholesterinspiegel aus.

Avocado ist kalorienmäßig zwar ein Schwergewicht, doch ihr hoher Anteil an einfach ungesättigten Fettsäuren macht sie so wertvoll. Außerdem punkten die Früchte mit sekundären Pflanzenstoffen und den lebenswichtigen Vitaminen A und E.

Chiasamen enthalten mehr Kalzium als Milch sowie reichlich Antioxidantien, Kalium, Eisen und gute Fettsäuren. Der Wundersamen aus Mexiko galt bereits bei den Azteken und Maya als Heilmittel und wurde vor Kämpfen als Überlebensmahlzeit eingenommen.

Gerstengras enthält Vitamine, Mineralstoffe, Spurenelemente, Proteine, natürliche Faser- und Zelluloseanteile in hoher Dichte. Es wächst in Deutschland. Außerdem ist Gerstengras eines der basischsten Lebensmittel. Es ist zudem glutenfrei.

Gojibeeren, auch Glücksbeeren genannt, sind ein beliebtes Nahrungsmittel der traditionellen chinesischen Medizin. Sie enthalten essentielle Mineralstoffe, Aminosäuren und Beta-Carotin, stärken das Immunsystem, helfen gegen Stress, hohen Blutdruck, Diabetes und Herzkrankheiten. Wichtig: Kauf sie in Bio-Qualität mit Bio-Siegel – sonst verlieren sie ihre Wirkung, weil sie mit Schadstoffen belastet sind.

Grüner Tee – die Grüntee-Catechine sind gute Abnehmhelfer. Sie fördern die Fettverbrennung nach Mahlzeiten, steigern den Grundumsatz und gelten als Wunderwaffe gegen Krankheiten – unter anderem gegen Alzheimer, Darmkrebs und Diabetes.

Hanfsamen gelten als proteinreiche Figurmacher. Außerdem sind die kleinen Kraftpakete eine der wertvollsten Ölfrüchte mit einer guten Fettsäurezusammensetzung. Weitere Pluspunkte: Der hohe Gehalt an Vitamin B_1, B_2 und E, Magnesium, Kalium und Eisen.

Lucuma ist ein gesundes Nahrungsmittel mit Süßkraft und eine tolle Quelle für Ballaststoffe, Beta-Carotin, Eisen und B-Vitamine. Die Frucht aus Südamerika darf nicht exportiert werden. Deshalb gibt es sie hier nur als Pulver – super als Verdickungsmittel für Smoothies, Drinks und Desserts einsetzbar.

Mandelmilch ist der perfekte Kuhmilchersatz für Veganer. Der neue Hype-Drink gilt als Anti-Aging-Lebensmittel, wird aus fein gemahlenen Mandeln und anderen Zutaten hergestellt. Die Milch liefert Ballaststoffe, stärkt die Knochen und unterstützt eine gesunde Darmflora. Mandelmilch enthält weder Laktose noch Gluten.

Quinoa – der glutenfreie Reis der Inka ist ein energiespendender Mix aus »Carbs« und Proteinen. Er hat einen hohen Gehalt an Spurenelementen, macht lange leistungsfähig und soll sogar stimmungsaufhellend wirken.

Süßlupinenmehl enthält viel Eisen und hochwertiges Protein. Es eignet sich zum Backen, wenn du den »Carb«-Anteil senken und den Eiweißgehalt erhöhen willst. Das Mehl kann auch als Protein-Shake getrunken werden. Außerdem ist Süßlupinenmehl gluten- und cholesterinfrei. Die Lupine kann allerdings bei empfindlichen Menschen Allergien auslösen. Wer davon betroffen ist, sollte mit kleinen Mengen anfangen und die Verträglichkeit testen.

Teffmehl, wird aus Zwerghirse gemahlen, besitzt einen niedrigen glykämischen Index (Glyx) und einen geringen Kohlenhydratanteil. Sportler wissen das »Korn des Lebens« als Energielieferanten zu schätzen. Der hohe Mineralstoffgehalt des glutenfreien Mehls unterstützt die Regeneration nach dem Sport.

Zimt verbessert die Insulinwirkung, was den Heißhunger reduziert und das Fatburning beschleunigt. Bei Entzündungen, Rheuma oder Erkältungen wird dem Gewürz eine lindernde Wirkung nachgesagt. Mehr als 1,6 Gramm täglich sollte man aber nicht essen; vor allem Allergiker und Kinder müssen vorsichtig sein.

SUPERMARKT FÜR SUPERFOODS

Auch wenn viele der Superfoods nicht aus unserer Region kommen, zu kaufen bekommst du sie in der Regel alle gut. Mach dich auf die Suche in Reformhäusern, Bio-Läden, Drogerien und Asialäden. Spezielle Produkte wie Teffmehl bestellst du am besten online (einfach Produkt als Suchbegriff eingeben).

CLEVER SHOPPEN

Bio-Gemüse, hochwertiges Fleisch oder exotische Vitaminbomben – beim ersten Blick auf die Rezepte fragst du dich vielleicht: »Wie soll ich das denn alles bezahlen?« Wenn du es gewohnt bist, große Mengen an Fertigfutter zu Spottpreisen nach Hause zu tragen, ist das sicher berechtigt. Doch wir können dich trösten: Clean Eating muss nicht teuer sein. Du kannst zum Beispiel große Portionen auf Vorrat kochen, dich auf Basics konzentrieren, Sonderangebote kaufen und lagern, deine Snacks selbst machen oder die Mengen reduzieren, was insbesondere für Fleisch gilt. Wenn du davon weniger isst und stattdessen mehr Gemüse nimmst, um satt zu werden, sind die Zusatzkosten schnell wieder drin.

Wie kaufe ich ein? In Regel 1 (siehe S. 26 ff) hast du erfahren, warum Bio-Produkte aus der Region am besten sind. Doch wie ist es mit Fleisch, Fisch und Eiern? Hier ein paar alltagstaugliche Regeln:

FLEISCH & GEFLÜGEL

\# In vielen Fertigprodukten – von der Pizza bis zur Tomatensauce – verstecken sich Fleischbestandteile, die überflüssig sind. Meide diese Gerichte.

\# Kauf kein abgepacktes Billigfleisch beim Discounter. Meide Fleisch aus Massentierhaltung. Frag den Metzger an der Frischetheke: Schlachtet er selbst? Wo bezieht er seine Tiere? Wie haben sie gelebt?

\# Tiere von der Weide und aus Freilandhaltung, die natürliche Lebensmittel gefressen haben und nicht mit Kraftfutter gefüttert wurden, schmecken besser und haben bessere Qualität.

\# Wenn möglich bevorzugst du Bio-Fleisch aus artgerechter Haltung direkt vom Erzeuger. Bio-Schlachtereien in deiner Nähe nennen Verbände wie Bioland, Demeter oder Naturland.

\# Wer Produkte der modernen Fleischindustrie prinzipiell ablehnt, kann auf Wild umsteigen – nach dem Motto »Wenn schon ein Tier auf dem Teller, dann soll es wenigstens gut gelebt haben.«

FISCH

Gute Händler können fachkundig Auskunft geben und wissen, wo ihre Fische herkommen. Frag einfach gezielt nach.

Frischer Fisch riecht nicht nach Fisch! Frischen ganzen Fisch erkennst du an klaren Augen, roten Kiemen, angenehmem Geruch und glänzender Haut. Außerdem hat er ein festes Fleisch. Fischfilets sollten ebenfalls frisch riechen und an der Innenseite silbrig glänzen.

Trotz drohender Überfischung darfst du noch guten Gewissens Fisch essen, wenn er aus nachhaltiger Fischerei kommt – zu erkennen an Siegeln wie EU-Bio-, Follow-Fish-, Naturland-, MSC- oder ASC-Siegel.

EIER

Knack den Code, denn der verrät die Herkunft von Eiern: 0 bedeutet Bio-Haltung, 1 Freilandhaltung, 2 Bodenhaltung, 3 Käfighaltung. Zwei Buchstaben (zum Beispiel DE für Deutschland) sind das Kürzel fürs Erzeugerland. Dann folgt das Bundesland (01 für Schleswig-Holstein bis 16 für Thüringen). Anschließend wird die Legebetriebs- und Stallnummer genannt. Wer es genauer wissen will, findet mehr Informationen unter was-steht-auf-dem-ei.de.

BIO-NORMAL UND BIO-PLUS

Bio ist nicht gleich bio. Es gibt Lebensmittel, die »nur« die EG-Bio-Verordnung erfüllen (hier müssen zum Beispiel Zutaten zu 95 Prozent aus ökologischem Landbau stammen), und welche, die auf Höfen erzeugt werden, die nach den Vorgaben eines Bio-Anbauverbandes produzieren. Das ist quasi »bio-plus«, weil sie in ihren Anforderungen (etwa beim Thema Tierschutz) noch viel deutlicher werden. Zu erkennen ist »bio-plus« am Emblem der Anbauverbände – zum Beispiel Bioland, Demeter oder Naturland. Grundsätzlich aber gilt: Wo bio draufsteht, ist auch wirklich bio drin – darauf kannst du dich verlassen. Aufpassen solltest du jedoch bei Produkten, die mit irreführenden Formulierungen den Eindruck erwecken, sie seien ebenfalls ökologisch unbedenklich, etwa: aus kontrolliertem Anbau, naturrein, natürlich, ohne Spritzmittel.

NICE TO HAVE – DAS SOLLTEST DU IMMER AUF VORRAT HABEN

Chiasamen # fettarmer Joghurt oder Sojajoghurt, wenn du laktosefrei essen willst # frische Sojabohnen (heißen Edamame; oder TK aus dem Asialaden) # gemischte Beeren (TK) # getrocknete Früchte: Cranberrys, Aprikosen (ungeschwefelt) # Gojibeeren # gute Pflanzenöle: Raps-, Lein-, Kokos- oder Walnussöl # Haferflocken # Kichererbsen (Dose) # Leinsamen # Mandelmilch # Mandelmus/Erdnussbutter # Naturreis # Nüsse: Hasel- und Walnüsse, Mandeln # Quinoa # Sojaflocken # Süßlupinenmehl # geröstete Sojakerne # Tomaten # Vollkorn-Pasta.

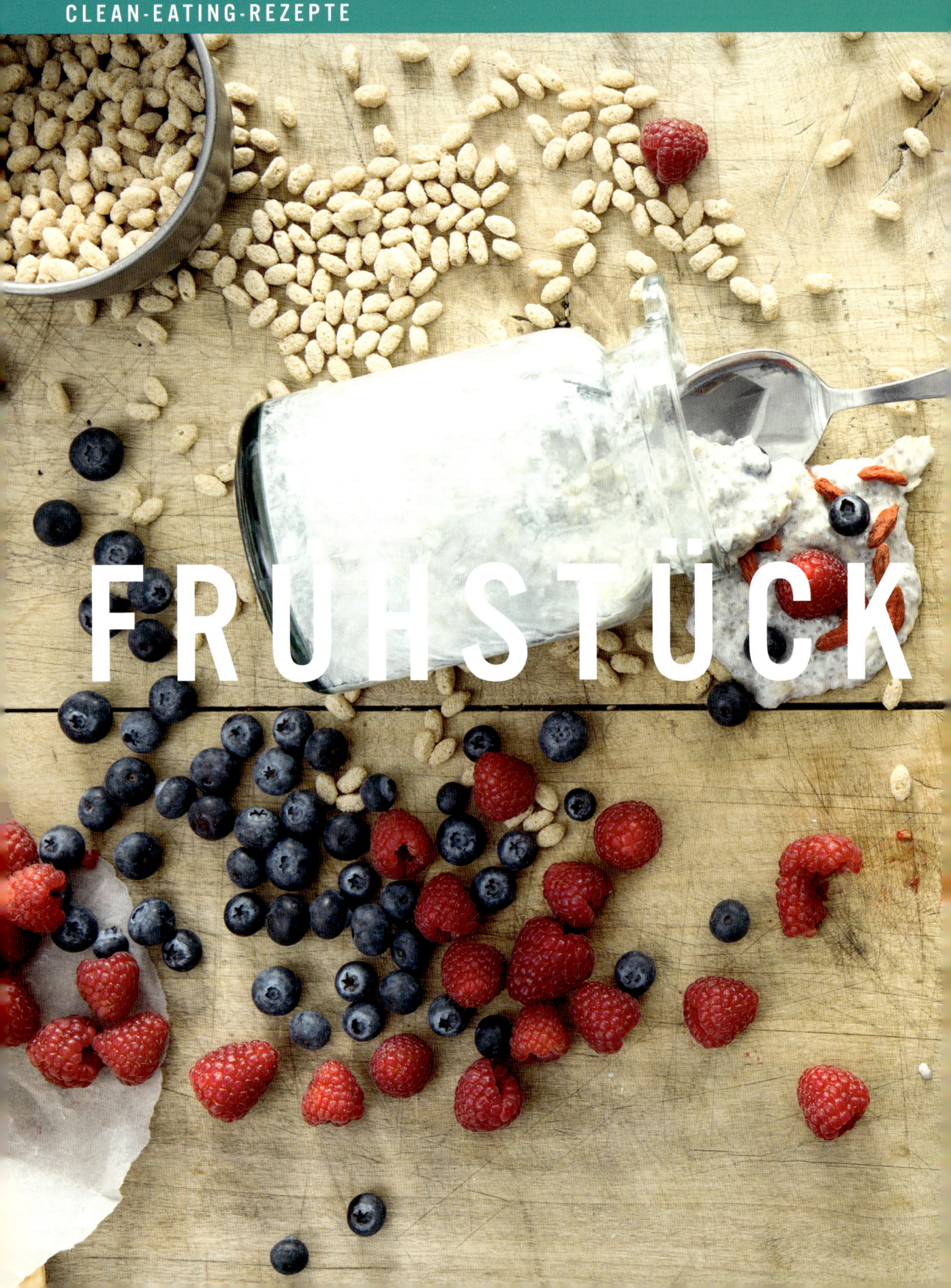

FRÜHSTÜCK

OVERNIGHT-CHIAPOWER-GLAS

ZUTATEN/PERSON:

½ Banane (ca. 50 g)

150 ml Mandelmilch

150 ml fettarmer Naturjoghurt

30 g Chiasamen

20 g Vollkornflakes

50 g Himbeeren und Heidelbeeren

10 g Erdnussbutter

1–2 EL Vollkornhaferflakes

1 TL Gojibeeren (siehe S. 165)

Zubereitungszeit ca. 20 Minuten
Ziehzeit ca. 12 Stunden
Eiweiß 18 g • **Fett** 18 g
Kohlenhydrate 39 g
Brennwert 445 kcal

ZUBEREITUNG:

Am Vortag die Banane schälen und mit einer Gabel zerdrücken. Das Bananenmus mit der Mandelmilch, dem Joghurt, den Chiasamen und den Volkornflakes in einer Schüssel gut mischen.

Die Mischung in ein Marmeladen- oder Weckglas (400 ml Inhalt) füllen. Das Glas gut verschließen und über Nacht in den Kühlschrank stellen.

Am nächsten Tag die Himbeeren und Heidelbeeren verlesen, waschen und trocken tupfen. Das Mus nochmals durchrühren, auf einen Teller geben und die Beeren, die Erdnussbutter, die Haferflakes und die Gojibeeren darüber verteilen.

MANGO-SPINAT-SMOOTHIE
mit Chiasamen

ZUTATEN/PERSON:

100 g Mangofruchtfleisch
50 g junger Spinat
1 EL Limettensaft
20 g Chiasamen
40 g Sojaflocken
300 ml Mandelmilch

Zubereitungszeit ca. 15 Minuten
Eiweiß 21 g • **Fett** 23 g
Kohlenhydrate 24 g
Brennwert 393 kcal

ZUBEREITUNG:

Das Mangofruchtfleisch in grobe Würfel schneiden. Den Spinat verlesen, waschen und trocken schleudern.

Mango, Spinat, Limettensaft, Chiasamen, Sojaflocken und Mandelmilch im Küchenmixer oder mit dem Stabmixer fein pürieren. Nach Bedarf noch etwas Wasser hinzufügen, bis die gewünschte Konsistenz erreicht ist.

Den Mango-Spinat-Smoothie in ein Glas füllen.

HEIDELBEER-SMOOTHIE
mit Aroniabeeren

ZUTATEN/PERSON:

100 g Heidelbeeren (frisch oder tiefgekühlt)
20 g getrocknete Aroniabeeren (Apfelbeeren; siehe S. 165)
10 g Erdnussbutter
300 ml Mandelmilch (oder Kokoswasser)
30 g Süßlupinenmehl

Zubereitungszeit ca. 15 Minuten
Eiweiß 16 g • **Fett** 11 g
Kohlenhydrate 21 g
Brennwert 297 kcal

ZUBEREITUNG:

Frische Heidelbeeren verlesen und waschen, tiefgekühlte auftauen lassen.

Die Heidelbeeren, die Aroniabeeren, die Erdnussbutter, die Mandelmilch und das Lupinenmehl im Küchenmixer oder mit dem Stabmixer fein pürieren. Nach Bedarf noch etwas Wasser hinzufügen, bis die gewünschte Konsistenz erreicht ist.

Den Heidelbeer-Smoothie in ein Glas füllen.

PROTEINBROT mit Buttermilch

ZUTATEN/BROT (CA. 1,4 KG):

100 g Gerstenkörner
100 g Roggenmehl (Type 1150)
30 g frische Hefe
1 EL Honig
300 ml Buttermilch
75 g Natursauerteig (Fertigprodukt)
300 g Sojamehl
150 g Haferkleie
50 g Süßlupinenmehl | 2 TL Salz

Zubereitungszeit ca. 30 Minuten
Einweichzeit 24 Stunden
Gehzeit 75 Minuten
Backzeit 1 Stunde
Pro 100 g (2 Scheiben) Proteinbrot:
Eiweiß 15 g ● **Fett** 7 g
Kohlenhydrate 19 g
Brennwert 200 kcal

ZUBEREITUNG:

Am Vortag die Gerstenkörner in reichlich Wasser über Nacht (am besten 24 Stunden) einweichen.

Am nächsten Tag das Roggenmehl in eine große Schüssel geben und eine Mulde hineindrücken. Die Hefe zerbröckeln und mit dem Honig in die Mulde geben.

Die Buttermilch in einem Topf auf etwa 50 °C erwärmen. Zu der Mehlmischung geben und alles zu einem glatten Vorteig verrühren. Den Vorteig mit einem Küchentuch zugedeckt an einem warmen Ort etwa 15 Minuten gehen lassen.

Den Sauerteig, das Sojamehl, die Haferkleie, das Lupinenmehl, das Salz sowie 300 ml Wasser dazugeben und alles zu einem glatten Teig verkneten. Den Teig zugedeckt weitere 30 Minuten gehen lassen.

Eine Kastenform (30 cm Länge) mit Backpapier auslegen, den Teig darin verteilen und nochmals zugedeckt 30 Minuten gehen lassen. Inzwischen den Backofen auf 190 °C vorheizen. Das Proteinbrot im Ofen auf der mittleren Schiene 1 Stunde goldgelb backen.

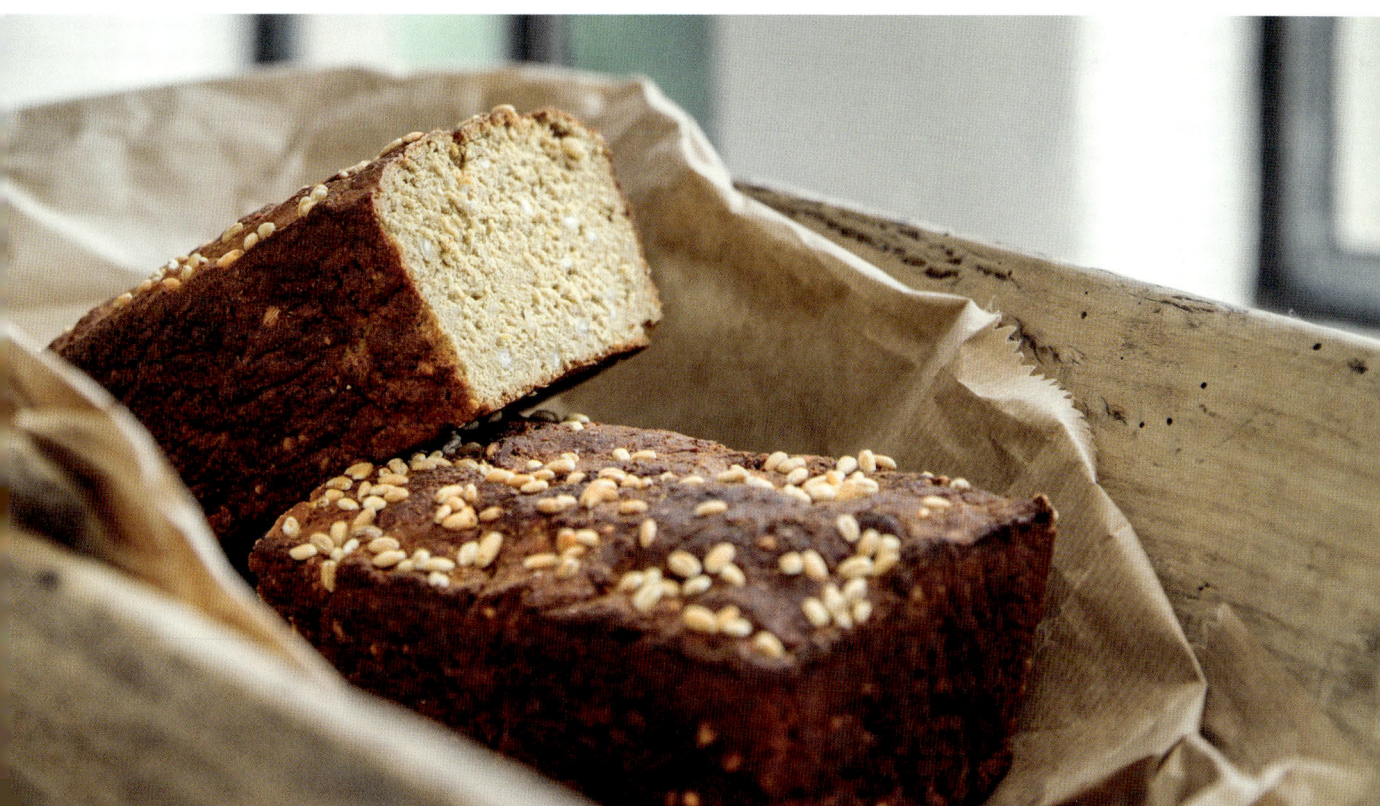

PROTEINPANCAKES mit Beeren

ZUTATEN/PERSON:

30 g Kokosmehl

¼ TL Weinsteinbackpulver

90 ml Mandelmilch

2 Eier (M; 100 g) | 20 g Sojaflocken

50 g gemischte Beeren (z.B. Erdbeeren, Heidelbeeren, Himbeeren)

1 TL Rapsöl | 1 EL Ahornsirup (10 g)

Zubereitungszeit ca. 20 Minuten
Ziehzeit 10 Minuten
Eiweiß 27 g • **Fett** 22 g
Kohlenhydrate 20 g
Brennwert 396 kcal

ZUBEREITUNG:

Das Kokosmehl, das Backpulver und die Mandelmilch in einer Schüssel mischen. Die Eier und die Sojaflocken unterrühren und alles 10 Minuten quellen lassen. Die Beeren verlesen bzw. putzen, waschen und trocken tupfen.

Das Öl in einer Pfanne erhitzen. 2 EL Teig hineingeben, nicht zu dünn rund verstreichen und auf der Unterseite bei schwacher Hitze 2 bis 3 Minuten goldgelb backen. Wenden und die andere Seite ebenfalls kurz goldgelb backen. Aus dem restlichen Teig weitere Pancakes backen.

Die Proteinpancakes mit den Beeren und dem Ahornsirup anrichten.

ALTERNATIVEN:

Die Pancakes können auch sehr gut mit Joghurt oder anderen Früchten der Saison kombiniert werden.

RÜHREI mit Kräuterseitlingen und Quinoa

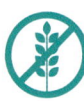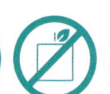

ZUTATEN/PERSON:

30 g roter Quinoa (oder Quinoa Tricolore)

1 Ei (M; 60 g) | 2 Eiweiß (M; 80 g)

20 ml Mandelmilch

Salz | Pfeffer aus der Mühle

60 g Bio-Räuchertofu

2 Frühlingszwiebeln

100 g Kräuterseitlinge (ersatzweise Austernpilze)

2 TL Rapsöl

2 EL gemischte Kräuterblätter (z.B. Basilikum, Dill, Estragon und Petersilie)

Zubereitungszeit ca. 45 Minuten
Eiweiß 33 g • **Fett** 22 g
Kohlenhydrate 28 g
Brennwert 433 kcal

ZUBEREITUNG:

Den Quinoa nach Packungsanweisung garen. Das Ei, die Eiweiße und die Mandelmilch in einer Schüssel verrühren. Mit Salz und Pfeffer würzen.

Den Tofu in kleine Würfel schneiden. Die Frühlingszwiebeln putzen und waschen. Den grünen und den weißen Teil getrennt in feine Ringe schneiden.

Die Pilze putzen, falls nötig, mit Küchenpapier trocken abreiben und klein schneiden. In einer Pfanne 1 TL Öl erhitzen und die Pilze darin rundum 1 bis 2 Minuten anbraten. Mit Salz und Pfeffer würzen. Aus der Pfanne nehmen.

Das restliche Öl in der Pfanne erhitzen und die weißen Frühlingszwiebelringe darin andünsten. Tofu und Eier dazugeben und die Eier stocken lassen.

Die Kräuter waschen, trocken tupfen und in grobe Stücke zupfen. Das Rührei mit den Pilzen und dem Quinoa anrichten. Mit den Kräutern und dem Frühlingszwiebelgrün bestreuen.

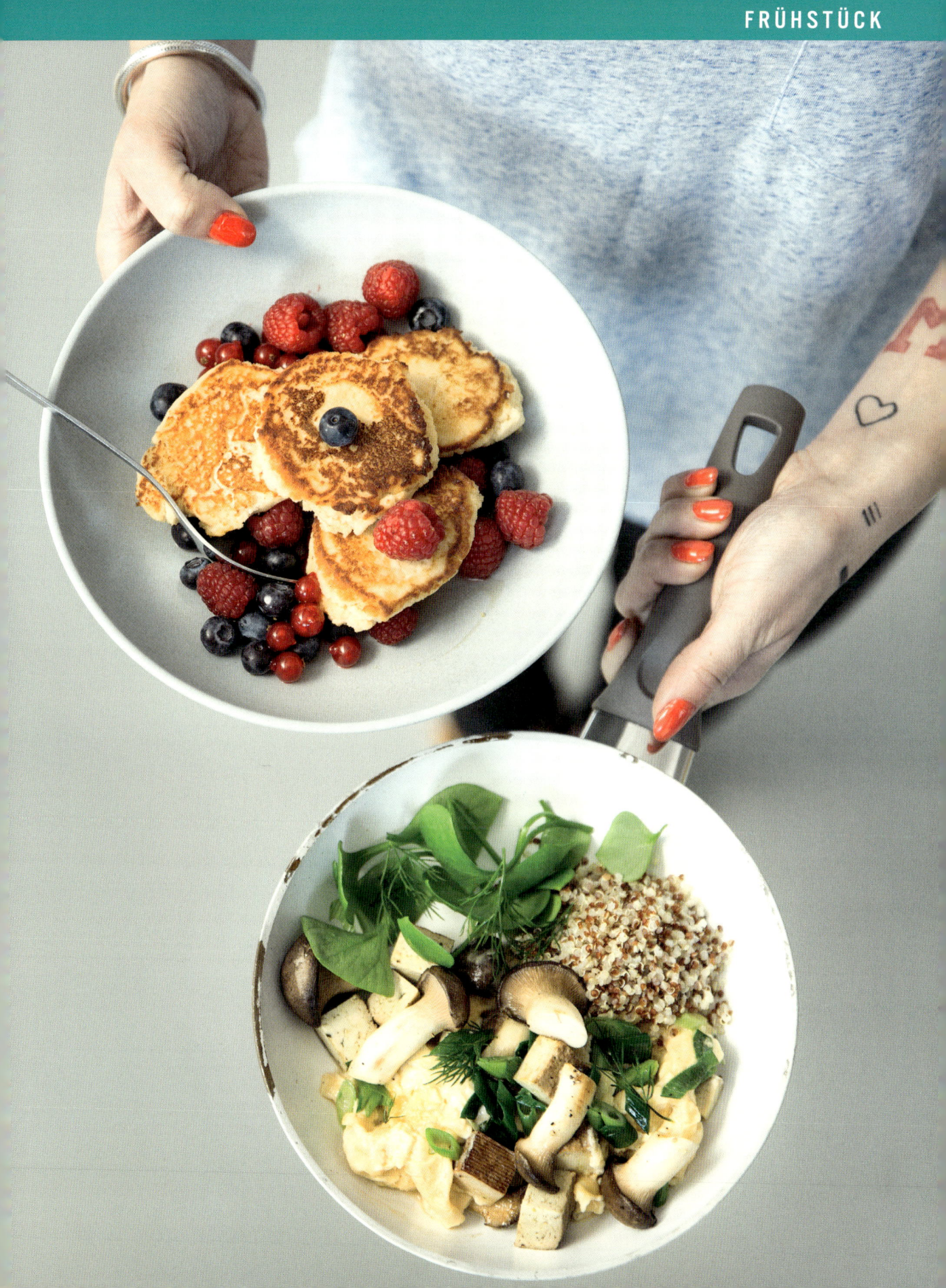

FRÜHSTÜCKSBURRITO
mit Roastbeef, Avocadocreme und Spinat

ZUTATEN/PERSON:

¼ Bio-Zitrone
80 g Avocadofruchtfleisch
Salz | Pfeffer aus der Mühle
gemahlener Kreuzkümmel
1 Maistortilla (oder Vollkorntortilla;
Bioqualität)
30 g junger Spinat (oder Salatblätter)
6–8 Minzeblätter
40 g Sprossen (z.B. Alfalfa-, Radies-
chen- oder Rote-Bete-Sprossen)
80 g Roastbeef (in Scheiben; oder
Putenbrustaufschnitt)

Zubereitungszeit ca. 35 Minuten
Eiweiß 22 g ● **Fett** 14 g
Kohlenhydrate 22 g
Brennwert 309 kcal

ZUBEREITUNG:

Die Zitrone heiß waschen, trocken reiben und die Schale fein abreiben. Den Saft auspressen.

Zitronenschale und -saft mit Avocado, Salz, Pfeffer und Kreuzkümmel mit dem Stabmixer fein pürieren oder mit einer Gabel zerdrücken. Den Tortillafladen mit der Avocadocreme bestreichen.

Den Spinat verlesen, waschen und trocken schütteln. Die Minze und die Sprossen waschen und trocken tupfen. Mit dem Spinat und dem Roastbeef auf der Avocadocreme verteilen. Den Tortilla zu einem Burrito zusammenklappen.

Eine große Pfanne erhitzen und den Burrito auf beiden Seiten je 1 Minute anbraten. Den Frühstücksburrito nach Belieben mit etwas Chilisauce und Joghurt anrichten.

FÜR BESSERESSER!

Idealerweise greifst du bei Roastbeef oder Putenbrust auf regionale Bio-Ware zurück. Kaufe also direkt bei dem Metzger deines Vertrauens oder im Bio-Markt ein.

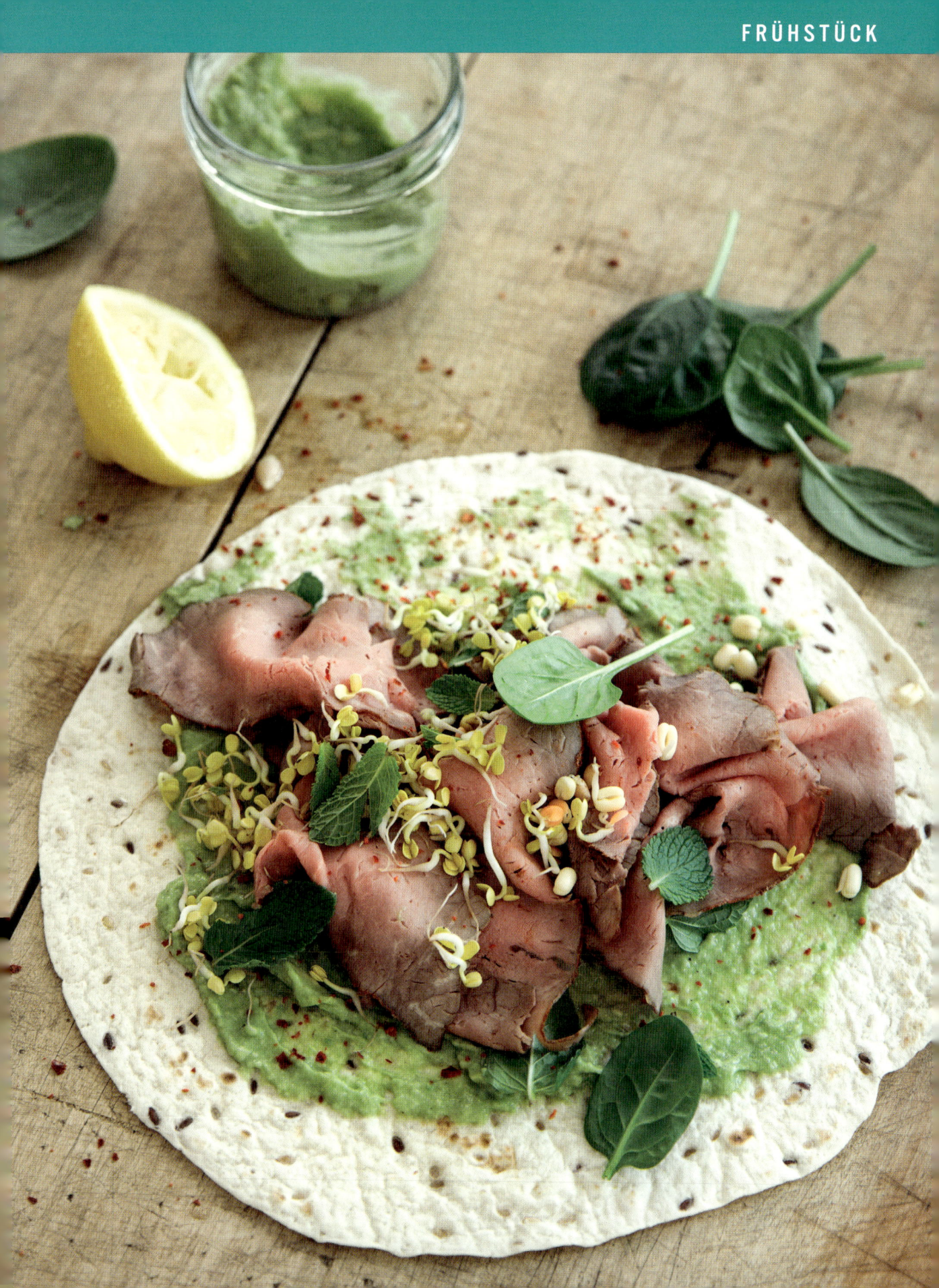

POWERPORRIDGE mit Hüttenkäse und Cranberrys

ZUTATEN/PERSON:

25 g zarte Vollkornhaferflocken
1 EL Leinsamen
200 ml Mandelmilch (oder Kokoswasser)
100 g fettarmer Hüttenkäse
½ TL Zimtpulver
1 TL Bienenpollen (bei einer Pollen-
allergie weglassen)
1 EL gehackte Nüsse (z.B. Haselnüsse, Mandeln oder Walnüsse)
20 g Cranberrys | 100 g Erdbeeren

Zubereitungszeit ca. 25 Minuten
Eiweiß 23 g • **Fett** 17 g
Kohlenhydrate 27 g
Brennwert 356 kcal

ZUBEREITUNG:

Die Haferflocken und die Leinsamen mit der Mandelmilch in einen Topf geben und bei schwacher Hitze 2 bis 3 Minuten köcheln lassen, bis beides aufgequollen ist.

Den Hüttenkäse, das Zimtpulver, die Bienenpollen, die Nüsse sowie die Cranberrys dazugeben und gut untermischen.

Die Erdbeeren waschen, putzen und trocken tupfen. Die Erdbeeren in kleine Würfel schneiden. Das Powerporridge in einen tiefen Teller geben und mit den Erdbeerwürfeln bestreuen.

ALTERNATIVEN:

Zu dem Porridge passen auch gemischte Beeren, Birne, Bananen und getrocknete Früchte. Anstatt Hüttenkäse können auch Joghurt oder Kefir verwendet werden.

KOKOSBREI mit Seidentofu und Grapefruit

ZUTATEN/PERSON:

1 TL Cashewkerne
50 g Grapefruit
20 g zarte Haferflocken
1 EL Kokosraspel
60 ml Mandelmilch (oder Kokoswasser)
100 g Bio-Seidentofu
1 TL Hanfsamen | ½ TL Ahornsirup
100 ml Buttermilch

Zubereitungszeit ca. 25 Minuten
Eiweiß 20 g • **Fett** 18 g
Kohlenhydrate 28 g
Brennwert 361 kcal

ZUBEREITUNG:

Die Cashewkerne hacken. Die Grapefruit in Würfel schneiden.

Die Haferflocken, die Kokosraspel und die Mandelmilch in einem Topf bei schwacher Hitze 2 bis 3 Minuten köcheln lassen, bis das Porridge eingedickt ist.

Den Tofu unterrühren und alles in einen tiefen Teller geben. Die Cashewkerne, die Grapefruitwürfel, die Hanfsamen und den Ahornsirup darauf verteilen. Den Kokosbrei mit der Buttermilch genießen.

SOJABOHNEN-OMELETT
mit Tomaten und Avocado

ZUTATEN/PERSON:

100 g Sojabohnen (tiefgekühlt;
z.B. Edamame)

2 Eier (M; 120 g)

2 Eiweiß (M; 80 g)

3 EL Mandelmilch

Salz | Pfeffer aus der Mühle

Currypulver

1 TL Rapsöl

50 g Cocktailtomaten

80 g Avocadofruchtfleisch

40 g Champignons

40 g Sprossen (z.B. Alfalfa-, Radies-
chen- oder Rote-Bete-Sprossen)

Zubereitungszeit ca. 30 Minuten
Eiweiß 41 g • **Fett** 33 g
Kohlenhydrate 20 g
Brennwert 543 kcal

ZUBEREITUNG:

Die Sojabohnen ggf. aus den Schoten lösen bzw. einfach nur: palen. Die Eier, die Eiweiße und die Mandelmilch in einer Schüssel verquirlen. Mit Salz, Pfeffer und Currypulver würzen.

Das Öl in einer Pfanne erhitzen, die Eiermischung hineingeben und die Sojabohnen darüberstreuen. Die Eier zugedeckt bei schwacher Hitze 4 bis 5 Minuten stocken lassen.

Die Tomaten waschen und halbieren. Das Avocadofruchtfleisch in Würfel schneiden. Die Champignons putzen und, falls nötig, mit Küchenpapier trocken abreiben. Die Sprossen waschen und trocken tupfen.

Das Omelett auf einen Teller geben. Die Tomatenhälften und die Avocadowürfel darauf verteilen. Die Champignons in feinen Scheiben darüberhobeln und das Omelett mit den Sprossen bestreuen.

FÜR BESSERESSER!

Du kannst Sprossen ganz einfach in kleinen Saatkisten auf der Fensterbank selbst ziehen. So kannst du auch gleichzeitig verschiedene Sorten anbauen. Selbst gemacht und selbst gepflanzt: Das ist Clean Eating pur!

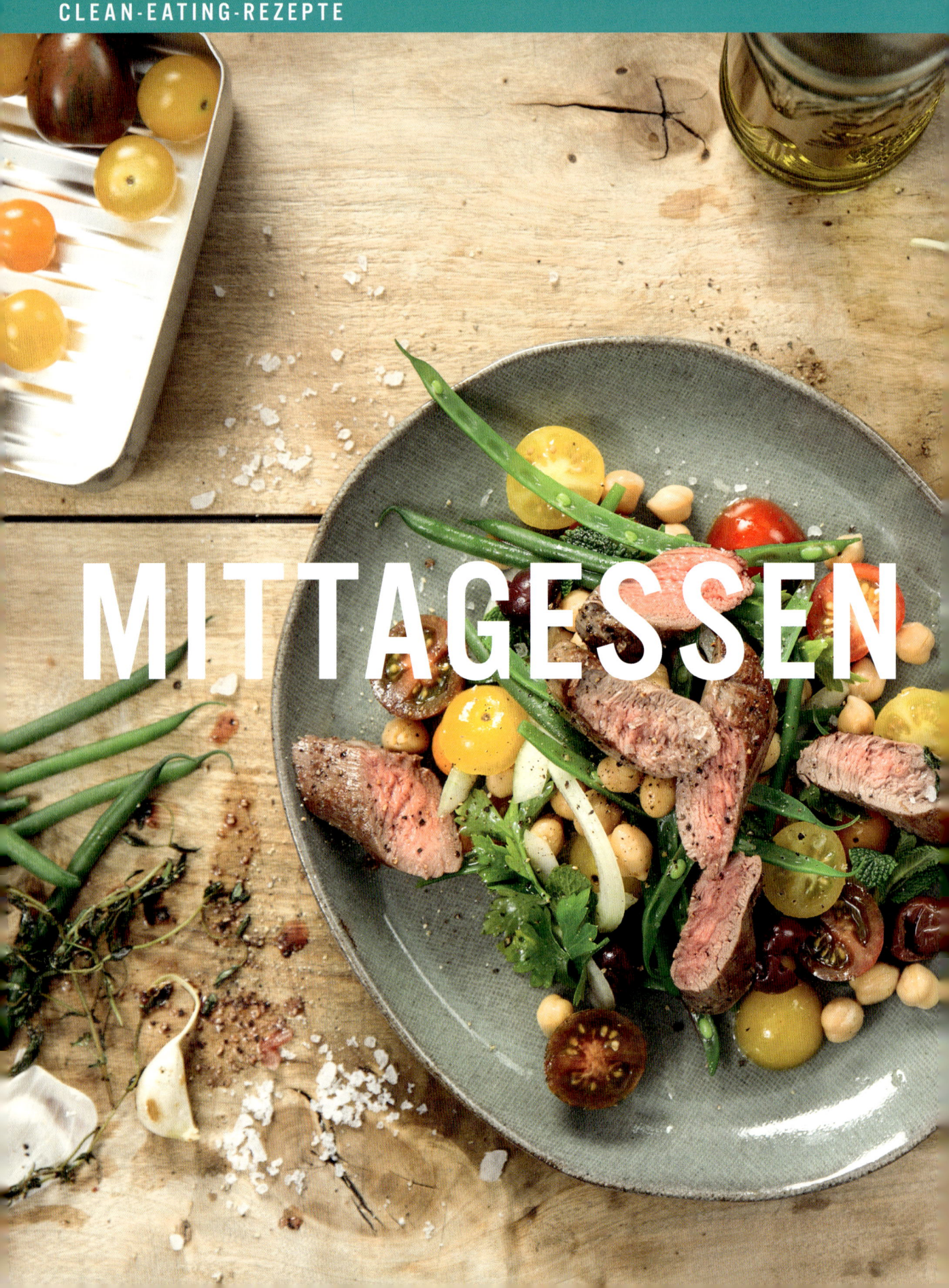

MITTAGESSEN

GRIECHISCHER SALAT
mit Lammfilet und Kichererbsen

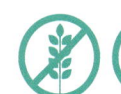

ZUTATEN/PERSON:

3–4 Lammfilets (120 g)

Salz | Pfeffer aus der Mühle

1 TL Rapsöl | 2–3 Zweige Thymian

1 angedrückte Knoblauchzehe

½ kleine Zwiebel (20 g)

100 g bunte Cocktailtomaten

100 g grüne Bohnen

60 g Kichererbsen (aus der Dose)

5 Kalamata-Oliven (ohne Stein)

1 EL Weißweinessig | 1 TL Honig

1 EL Olivenöl (oder Rapsöl)

je einige Minze- und Petersilienblätter

Zubereitungszeit ca. 40 Minuten
Eiweiß 34 g ● **Fett** 24 g
Kohlenhydrate 26 g
Brennwert 459 kcal

ZUBEREITUNG:

Die Lammfilets rundum mit Salz und Pfeffer würzen. Das Öl in einer Pfanne erhitzen und die Filets darin rundum 2 bis 3 Minuten anbraten. Den Thymian waschen, trocken tupfen und mit dem Knoblauch dazugeben. Alles kurz schwenken, die Lammfilets herausnehmen und in Alufolie wickeln.

Die Zwiebel schälen und in feine Streifen schneiden. Die Tomaten waschen und halbieren. Die Bohnen putzen, waschen und in kochendem Salzwasser 3 bis 4 Minuten garen. In ein Sieb abgießen, kalt abschrecken und abtropfen lassen, nach Belieben längs halbieren. Die Kichererbsen auf einem Sieb abbrausen und abtropfen lassen. Alles mit den Oliven in einer Schüssel mischen.

Essig, Honig, Olivenöl, Salz und Pfeffer in einer Schüssel verrühren und Zwiebel, Tomaten, Bohnen, Kichererbsen und Oliven damit marinieren. Die Kräuterblätter waschen und trocken tupfen.

Den griechischen Salat auf einen Teller geben. Die Lammfilets schräg aufschneiden, auf dem Salat anrichten und alles mit den Kräuterblättern bestreuen.

RÄUCHERLACHSSALAT mit Meerrettichsauce

ZUTATEN/PERSON:

120 g Stremellachs (oder geräuchertes Forellenfilet) | 50 g Naturjoghurt (1,5 % Fett) | 1 TL geriebener Meerrettich | abgeriebene Schale von ½ Bio-Zitrone | Salz | Pfeffer aus der Mühle | 20 g Pumpernickel 100 g Rote Bete (vorgegart und vakuumiert) | 30 g Portulak (oder Brunnenkresse oder junger Spinat) 20 g geröstete Sojakerne

Zubereitungszeit ca. 25 Minuten
Eiweiß 38 g • **Fett** 23 g
Kohlenhydrate 23 g
Brennwert 465 kcal

ZUBEREITUNG:

Den Backofen auf 100 °C vorheizen. Den Lachs auf dem Ofengitter im Ofen auf der mittleren Schiene 10 Minuten erwärmen.

Den Joghurt mit dem Meerrettich und der Zitronenschale verrühren. Mit Salz und Pfeffer würzen.

Den Pumpernickel in feine Würfel schneiden und in einer Pfanne ohne Fett 2 bis 3 Minuten unter Rühren anrösten. Die Rote Bete in Stifte schneiden. Den Portulak waschen und trocken tupfen. Mit den Rote-Bete-Stiften auf einem Teller verteilen. Mit Salz und Pfeffer würzen.

Den Stremellachs aus dem Ofen nehmen, in grobe Stücke zupfen und über den Salat streuen. Den Räucherlachssalat mit der Meerrettichsauce beträufeln und mit den Sojakernen und den Pumpernickelwürfeln bestreuen.

LAUWARMER REISNUDELSALAT mit Pute

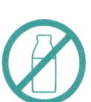

ZUTATEN/PERSON:

20 g dünne Reisnudeln
2 Schalotten | 1 Knoblauchzehe
2 cm Ingwer | 1 EL Rapsöl
200 g Putenhackfleisch (oder Rinderhackfleisch) | 1 TL Ahornsirup | Saft von ½ Limette
1–2 EL Bio-Sojasauce
½ rote Zwiebel | 3–4 Radieschen
80 g Salatgurke | 1 Handvoll Koriandergrün und Minzeblätter
1 EL gehackte, geröstete Erdnüsse

Zubereitungszeit ca. 40 Minuten
Eiweiß 57 g • **Fett** 19 g
Kohlenhydrate 33 g
Brennwert 535 kcal

ZUBEREITUNG:

Die Reisnudeln nach Packungsanweisung garen und abschrecken.

Die Schalotten, den Knoblauch und den Ingwer schälen. Alles in sehr feine Würfel schneiden. Das Öl in einer Pfanne erhitzen und Schalotten, Knoblauch und Ingwer darin 1 bis 2 Minuten andünsten. Das Hackfleisch dazugeben und 5 bis 6 Minuten krümelig braten. Die Pfanne vom Herd nehmen.

Den Ahornsirup, den Limettensaft und die Sojasauce verrühren. Die Marinade mit den Reisnudeln unter das Hackfleisch mischen. Den Salat in einen tiefen Teller geben.

Die rote Zwiebel schälen. Die Radieschen und die Gurke putzen und waschen. Zwiebel, Radieschen und Gurke in dünne Scheiben schneiden. Koriander und Minze waschen und trocken tupfen. Alles mit den Erdnüssen auf dem lauwarmen Reisnudelsalat verteilen.

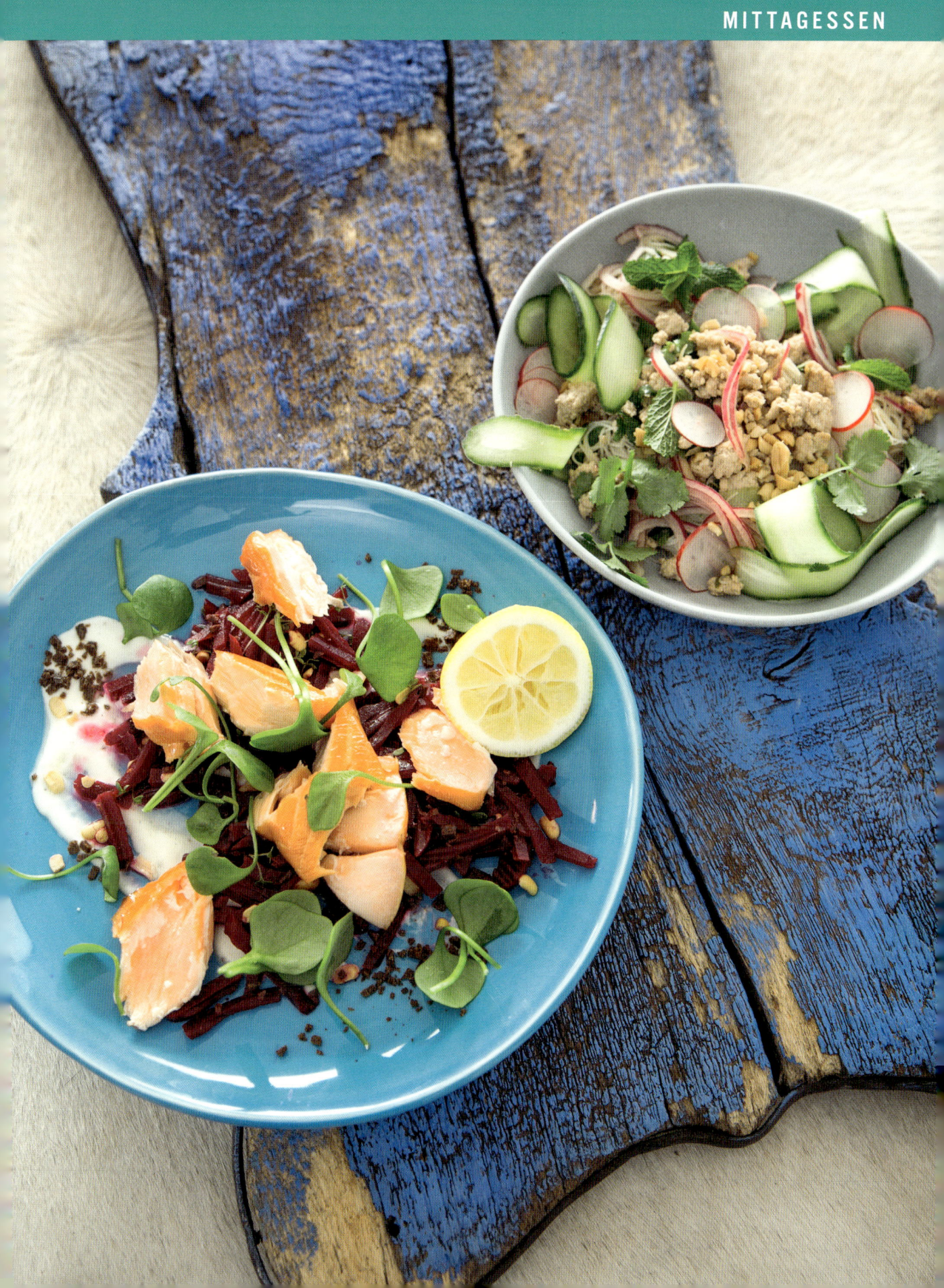

GERÖSTETER ROSENKOHL mit Räuchertofu

ZUTATEN/PERSON:

300 g Rosenkohl (frisch oder tiefgekühlt) | Salz
100 g Bio-Räuchertofu | 1 TL Rapsöl
50 g Ricotta
100 ml Gemüsebrühe
½ TL abgeriebene Bio-Zitronenschale
Pfeffer aus der Mühle
frisch geriebene Muskatnuss
30 g Pumpernickel
1 EL Haselnusskerne

Zubereitungszeit ca. 30 Minuten
Eiweiß 34 g • **Fett** 26 g
Kohlenhydrate 29 g
Brennwert 488 kcal

ZUBEREITUNG:

Den Rosenkohl, falls nötig, auftauen lassen. Den Rosenkohl putzen und die äußeren Blätter entfernen. Den Rosenkohl waschen und die einzelnen Blätter abtrennen. Die Rosenkohlblätter in kochendem Salzwasser 1 bis 2 Minuten blanchieren. In ein Sieb abgießen und kalt abschrecken.

Den Tofu in 1 cm große Würfel schneiden. Das Öl in einer Pfanne erhitzen und den Tofu darin rundum 1 Minute anbraten. Die Rosenkohlblätter dazugeben und 2 Minuten mitbraten. Ricotta, Brühe und Zitronenschale dazugeben und nur kurz erwärmen. Alles mit Salz, Pfeffer und Muskatnuss würzen.

Pumpernickel und Haselnüsse im Blitzhacker grob zermahlen oder mit einem Messer grob hacken. In einer Pfanne ohne Fett goldgelb rösten. Den Rosenkohl auf einen Teller geben und Pumpernickel und Nüsse darauf verteilen.

KICHERERBSENEINTOPF
mit Seitan und Joghurt

ZUTATEN/PERSON:

½ Zwiebel | 1 TL Rapsöl
200 g stückige Tomaten (aus der Dose) | 200 ml Gemüsebrühe
1 TL Harissapaste | ½ TL gemahlener Kreuzkümmel | 200 g Zucchini
150 g Seitan | 50 g Kichererbsen (aus der Dose) | Salz | Pfeffer aus der Mühle | 2 Stiele Minze
50 g Naturjoghurt (3,5 % Fett)

Zubereitungszeit ca. 35 Minuten
Eiweiß 59 g • **Fett** 16 g
Kohlenhydrate 24 g
Brennwert 479 kcal

ZUBEREITUNG:

Die Zwiebel schälen und in feine Würfel schneiden. Das Öl in einem Topf erhitzen und die Zwiebel darin andünsten. Die Dosentomaten, die Brühe, die Harissapaste sowie den Kreuzkümmel dazugeben und alles aufkochen lassen.

Die Zucchini putzen, waschen und in 1½ cm große Würfel schneiden. Die Zucchini in den Topf geben und 5 Minuten mitköcheln lassen.

Den Seitan in kleine Würfel schneiden. Die Kichererbsen auf einem Sieb abbrausen und abtropfen lassen, mit dem Seitan in den Eintopf geben. Alles nochmals kurz aufkochen lassen. Mit Salz und Pfeffer würzen.

Die Minze waschen, trocken tupfen und die Blätter abzupfen. Den Kichererbseneintopf in einen tiefen Teller geben und mit dem Joghurt und der Minze garnieren.

HÜHNERSUPPE Thai-Style

ZUTATEN/2 PORTIONEN:

½ Poularde (ca. 700 g)

Salz

1 Zwiebel

2 Stängel Zitronengras

3 cm Ingwer

80 g Möhren

120 g Pastinaken

80 g Lauch

Bio-Sojasauce

Saft von 1 Limette

Pfeffer aus der Mühle

Zubereitungszeit ca. 75 Minuten
Pro Portion: Eiweiß 55 g • **Fett** 16 g
Kohlenhydrate 13 g
Brennwert 424 kcal

ZUBEREITUNG:

Die Poularde waschen, trocken tupfen und in einem großen Topf mit 1½ l Wasser und 1 TL Salz bei schwacher Hitze 30 Minuten köcheln lassen. Dabei immer wieder den Schaum abschöpfen.

Die Zwiebel waschen und mit Schale längs halbieren. Vom Zitronengras die welken Außenblätter und die obere, trockene Hälfte entfernen, die untere Hälfte längs halbieren. Den Ingwer waschen und in dünne Scheiben schneiden. Die Möhren und Pastinaken putzen, schälen und in 1 cm große Würfel schneiden. Den Lauch putzen, waschen und in 1 cm breite Ringe schneiden. Die Zwiebelhälften, das Zitronengras, den Ingwer, die Möhren, die Pastinaken und den Lauch zur Suppe geben und weitere 20 Minuten köcheln lassen. Danach die Zwiebelhälften und das Zitronengras wieder entfernen.

Das Huhn herausnehmen, Fleisch vom Knochen lösen, die Haut abziehen und das Fleisch in kleine Stücke schneiden. Die Suppe mit Sojasauce, Limettensaft und Pfeffer würzen. Jeweils die Hälfte Suppe und Fleisch einfrieren oder für Coq au blanche (S. 210) verwenden. Die restliche Suppe mit Fleisch in einem tiefen Teller anrichten.

CHILI CON TOFU

ZUTATEN/PERSON:

½ Zwiebel | 1 Knoblauchzehe

1 TL Rapsöl | 200 g Bio-Tofu

200 g stückige Tomaten (aus der Dose)

200 ml Gemüsebrühe | ½ TL gemahlener Kreuzkümmel | je ¼ TL

Chilipulver und Oregano | 50 g rote

Paprikaschote | 80 g Mini-Maiskolben

Salz | Pfeffer aus der Mühle

2 Stiele Petersilie

30 g Naturjoghurt (1,5 % Fett)

Zubereitungszeit ca. 40 Minuten
Eiweiß 38 g • **Fett** 19 g • **Kohlenhydrate** 24 g • **Brennwert** 425 kcal

ZUBEREITUNG:

Zwiebel und Knoblauch schälen und in feine Würfel schneiden. Öl in einem Topf erhitzen und Zwiebel und Knoblauch darin andünsten. Den Tofu mit einer Gabel zerbröseln und mit andünsten. Die Dosentomaten und die Brühe dazugeben und alles aufkochen lassen. Den Kreuzkümmel, das Chilipulver und den Oregano hinzufügen.

Die Paprika entkernen, waschen und klein schneiden. Die Maiskölbchen in Stücke schneiden und mit der Paprika zum Tofu dazugeben. Alles zugedeckt bei schwacher Hitze 10 bis 15 Minuten köcheln lassen. Mit Salz und Pfeffer würzen.

Die Petersilie waschen, trocken tupfen und die Blätter abzupfen. Das Chili con Tofu auf einem Teller anrichten und mit dem Joghurt, der Petersilie und nach Belieben ½ Limette garnieren. Für ein veganes Gericht tauschst du den Naturjoghurt gegen Sojajoghurt aus.

RUMPSTEAK
mit Reissalat und Petersilienpesto

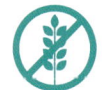 

ZUTATEN/PERSON:

150 g Rinderlende (ca. 1½ cm dick;
ohne Fettrand)
Salz | Pfeffer aus der Mühle
2 TL Rapsöl
35 g Vollkornreis
1 Bund Petersilie
50 ml Gemüsebrühe
1 EL Walnussöl
10 g gehackte Mandeln
½ TL abgeriebene Bio-Zitronenschale
½ TL Dijon-Senf
250 g gemischte Pilze (nach Saison)
frisch geriebene Muskatnuss
60 g junger Spinat

Zubereitungszeit ca. 1 Stunde
Eiweiß 51 g • Fett 25 g
Kohlenhydrate 34 g
Brennwert 562 kcal

ZUBEREITUNG:

Den Backofen auf 85 °C vorheizen. Ein Ofengitter auf die mittlere Schiene und darunter ein Abtropfblech schieben. Die Rinderlende mit Salz und Pfeffer würzen. In einer Pfanne 1 TL Öl erhitzen und das Fleisch auf jeder Seite 1 Minute anbraten.

Die Rinderlende aus der Pfanne nehmen und auf dem Ofengitter im Ofen 25 bis 30 Minuten rosa garen.

Inzwischen den Reis in einem Topf mit der doppelten Menge Wasser zugedeckt bei schwacher Hitze etwa 20 Minuten garen.

Die Petersilie waschen und trocken schütteln, die Blätter abzupfen und in kochendem Salzwasser 10 Sekunden blanchieren. Kalt abschrecken, gut ausdrücken und mit Brühe, Walnussöl, Mandeln, Zitronenschale, Senf, Salz und Pfeffer mit dem Stabmixer fein pürieren.

Die Pilze putzen, falls nötig, mit Küchenpapier trocken abreiben und in Scheiben schneiden. Das restliche Öl in einer Pfanne erhitzen und die Pilze darin 2 bis 3 Minuten anbraten. Den Reis unterheben, kurz erwärmen und alles mit Salz, Pfeffer und Muskatnuss abschmecken.

Den Spinat verlesen, waschen und trocken schleudern. Den Spinat unter den Reis mischen und alles auf einen Teller geben. Das Rumpsteak in dünne Scheiben schneiden und mit dem Petersilienpesto daneben anrichten.

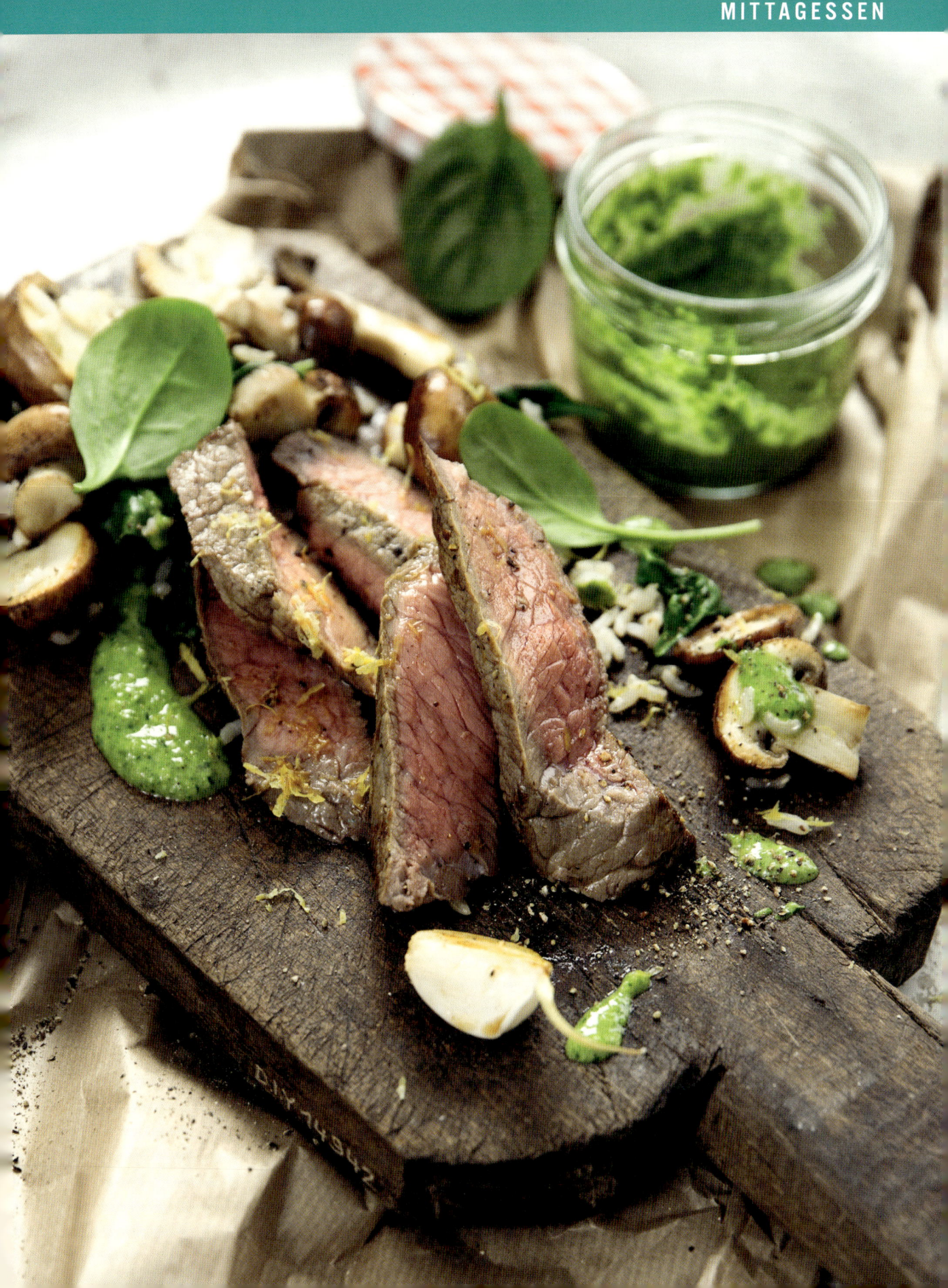

LACHSFILET
mit buntem Quinoasalat und Mango

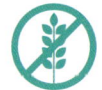

ZUTATEN/PERSON:

1 Lachsfilet (150 g)

Salz | Pfeffer aus der Mühle

3 TL Rapsöl

30 g Quinoa Tricolore

50 g Mangofruchtfleisch

100 g Cocktailtomaten

½ rote Chilischote

1 TL Ahornsirup

1 EL Limettensaft

2 Stiele Minze (oder Basilikum)

15 g geröstete Sojakerne

Zubereitungszeit ca. 40 Minuten
Eiweiß 38 g ● **Fett** 31 g
Kohlenhydrate 32 g
Brennwert 558 kcal

ZUBEREITUNG:

Den Backofen auf 85°C vorheizen. Ein Ofengitter auf die mittlere Schiene und darunter ein Abtropfblech schieben. Das Lachsfilet waschen, trocken tupfen und mit Salz und Pfeffer würzen.

In einer Pfanne 1 TL Öl erhitzen und den Lachs auf jeder Seite 1 bis 2 Minuten anbraten. Den Fisch herausnehmen und auf dem Gitter im Ofen 20 bis 25 Minuten garen.

Inzwischen den Quinoa nach Packungsanweisung garen. Das Mangofruchtfleisch in dünne Scheiben schneiden. Die Tomaten waschen und halbieren. Die Chilischote entkernen, waschen und in feine Würfel schneiden.

Die Chili mit dem Ahornsirup, dem restlichen Öl und dem Limettensaft verrühren. Die Marinade mit dem Quinoa, der Mango und den Tomaten gut mischen. Den Salat mit Salz und Pfeffer würzen.

Das Lachsfilet mit dem Salat auf einem Teller anrichten. Die Minze waschen und trocken tupfen, die Blätter abzupfen und mit den Sojakernen über den Quinoasalat streuen.

FÜR BESSERESSER!

Lachs ist reich an Omega-3-Fettsäuren und den Vitaminen A, D und E. Beim Kauf solltest du auf eine Eins-A-Qualität achten.
Super Knabberspaß: Geröstete Sojabohnen sind preiswert, unverarbeitet und tolle Proteinlieferanten. In einer Tasse Knabber-Sojabohnen stecken 17 Gramm wertvolles Eiweiß, B-Vitamine, Kupfer und Phosphor. Das bringt Power, unterstützt die Umwandlung von Essen in Energie und den Sauerstofftransport im Körper.

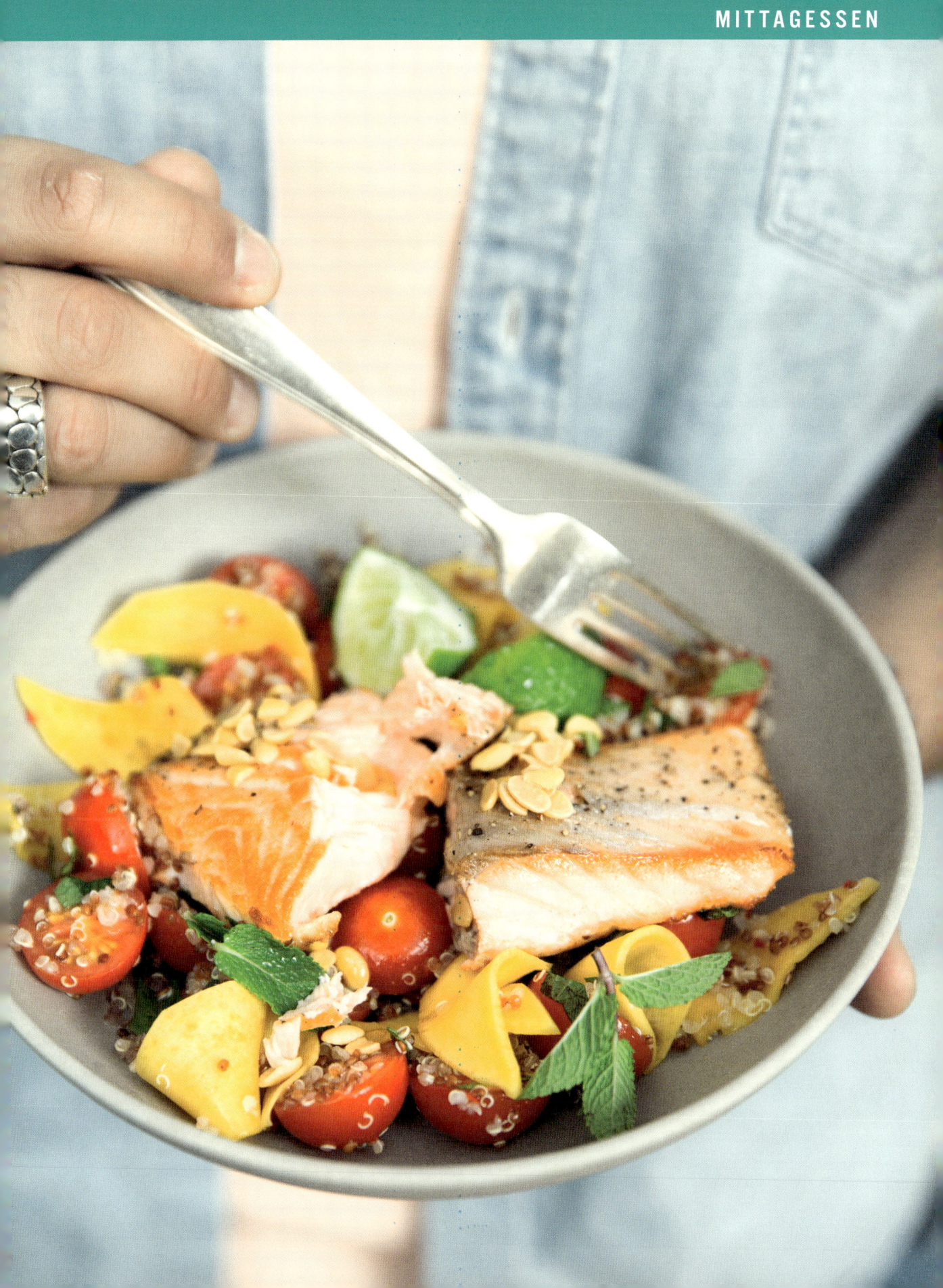

OFFENE FISCHBURGER
mit Reiswaffeln und Avocadocreme

ZUTATEN/PERSON:

150 g Kabeljaufilet

1 Eiweiß

1 TL Dijon-Senf

30 g Sojaflocken

1 EL gehackte Kräuter (z.B. Estragon, Petersilie oder Schnittlauch)

½ TL abgeriebene Bio-Zitronenschale

Salz | Pfeffer aus der Mühle

1 Handvoll Schnittmangold (oder junger Spinat oder Portulak)

80 g Avocadofruchtfleisch

Saft von ½ Zitrone

Chiliflocken

1 Tomate (50 g)

1 TL Rapsöl

2 Reiswaffeln mit Meersalz

½ Schale Gartenkresse

Zubereitungszeit ca. 40 Minuten
Eiweiß 52 g • **Fett** 24 g
Kohlenhydrate 18 g
Brennwert 523 kcal

ZUBEREITUNG:

Den Kabeljau waschen, trocken tupfen und in Würfel schneiden. Die Kabeljauwürfel mit dem Eiweiß, Senf und Sojaflocken im Blitzhacker fein hacken und die Masse in eine Schüssel geben. Die Kräuter und die Zitronenschale unterkneten und alles mit Salz und Pfeffer würzen.

Die Mangoldblätter putzen, waschen, trocken tupfen und in feine Streifen schneiden. Das Avocadofruchtfleisch mit einer Gabel in einer Schüssel fein zerdrücken. Mit Salz, Pfeffer, Zitronensaft und Chiliflocken würzen.

Die Tomate waschen, halbieren und entkernen, dabei den Stielansatz entfernen. Die Tomatenhälften in Scheiben schneiden. Aus der Fischmasse mit angefeuchteten Händen zwei 1½ cm dicke Burger formen.

Das Öl in einer Pfanne erhitzen und die Fischburger darin bei schwacher Hitze auf jeder Seite 2 bis 3 Minuten goldgelb braten.

Die Reiswaffeln jeweils mit etwas Avocadocreme bestreichen, mit den Mangoldblättern und Tomatenscheiben belegen. Die Fischfrikadellen darauflegen und die restliche Avocadocreme daraufstreichen. Die Kresse vom Beet schneiden, waschen, trocken tupfen und auf die Burger streuen.

FÜR BESSERESSER!

Für diesen Fischburger kannst du alle Arten von Weißfischen verwenden, wie z.B. Dorsch, Seelachs oder Rotbarsch.
Du solltest immer darauf achten, reife Avocados zu kaufen. Unreife Früchte können daheim nicht wirklich gut nachreifen und verderben oft von innen nach außen.

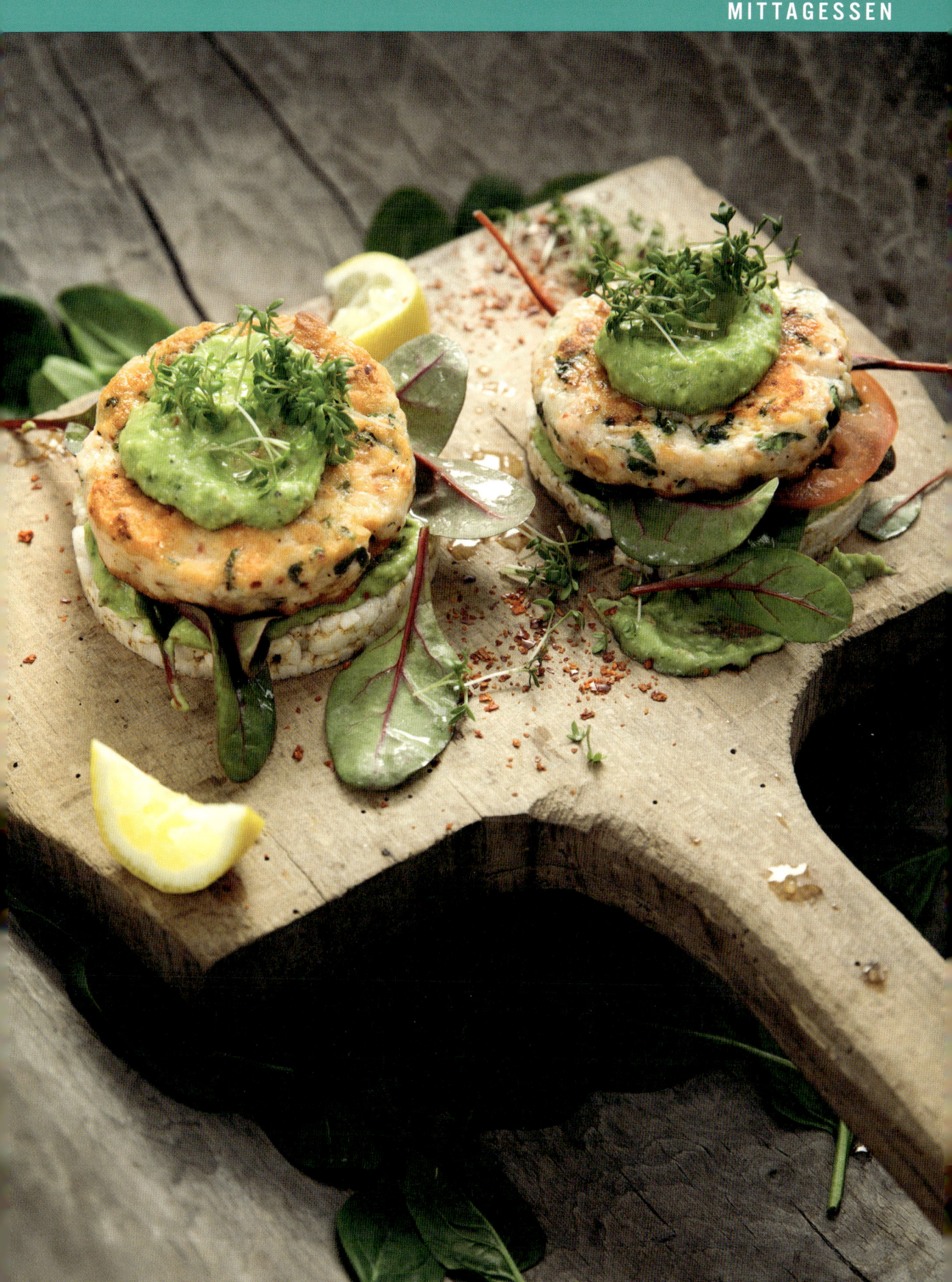

FISCH
mit Kokossauce und grünem Spargel

ZUTATEN/PERSON:

30 g Zwiebel

1 TL Rapsöl

¼ TL rote Currypaste

40 ml Kokosmilch (fettarm)

150 ml Gemüsebrühe

1 TL Maisstärke

300 g grüner Spargel

150 g Fischfilet (z.B. Kabeljau,
Rotbarsch oder Seelachs)

50 g Sojabohnen (tiefgekühlt;
z.B. Edamame)

Saft von ½ Limette

Salz | Pfeffer aus der Mühle

1–2 Kräuterstiele (z.B. Basilikum,
Koriander oder Estragon)

Zubereitungszeit ca. 30 Minuten
Eiweiß 47 g ● **Fett** 26 g
Kohlenhydrate 20 g
Brennwert 510 kcal

ZUBEREITUNG:

Die Zwiebel schälen und in feine Würfel schneiden. Das Öl in einem Topf erhitzen und die Zwiebel darin andünsten. Die Currypaste dazugeben und 1 Minute mitdünsten. Mit der Kokosmilch und der Brühe ablöschen und alles zugedeckt bei schwacher Hitze 5 Minuten köcheln lassen.

Die Stärke mit 1 EL kaltem Wasser glatt rühren und in die Kokossauce einrühren, bis sie bindet.

Den Spargel waschen und im unteren Drittel schälen, die holzigen Enden abschneiden. Die Spargelstangen schräg in 2 cm große Stücke schneiden, zur Kokossauce geben und 1 Minute mitgaren.

Das Fischfilet waschen und trocken tupfen. Mit den Sojabohnen zum Spargel geben und zugedeckt bei schwacher Hitze 2 bis 3 Minuten garen. Wenn sich der Fisch mit einer Gabel in kleine Stücke zerteilen lässt, ist er gar. Alles mit Limettensaft, Salz und Pfeffer würzen.

Die Kräuter waschen, trocken tupfen und die Blätter abzupfen. Den Fisch mit der Kokossauce und dem grünen Spargel in einem tiefen Teller anrichten und mit den Kräuterblättern bestreuen.

FÜR BESSERESSER!

Im Winter kannst du den Spargel einfach durch Schwarzwurzeln oder Spitzkohl ersetzen. Viele Kräuter und der Limettensaft geben dem Gericht Frische und Leichtigkeit.

ZANDERFILET
mit süßsaurem Linsen-Mangold-Gemüse

ZUTATEN/PERSON:

200 g grüner Schnittmangold
(oder bunter Mangold)
Salz
1 Schalotte
100 g Cocktailtomaten
80 g Linsen (aus der Dose)
2 TL Rapsöl
100 ml Gemüsebrühe
4 Zweige Thymian
1 EL Aceto balsamico
1 TL Ahornsirup
Pfeffer aus der Mühle
1 Zanderfilet (150 g)
1 angedrückte Knoblauchzehe
1 Bio-Zitronenspalte
Chiliflocken

Zubereitungszeit ca. 40 Minuten
Eiweiß 43 g • **Fett** 32 g
Kohlenhydrate 35 g
Brennwert 611 kcal

ZUBEREITUNG:

Den Mangold waschen und in kochendem Salzwasser 2 Minuten blanchieren. In ein Sieb abgießen, kalt abschrecken und grob in Stücke schneiden.

Die Schalotte schälen und in feine Würfel schneiden. Die Tomaten waschen und halbieren. Die Linsen auf einem Sieb abbrausen und abtropfen lassen. In einer Pfanne 1 TL Öl erhitzen und die Schalottenwürfel darin kurz andünsten. Die Linsen und die Brühe dazugeben. Den Mangold und die Tomaten hinzufügen und alles kurz aufkochen lassen.

Den Thymian waschen und trocken schütteln, von 2 Zweigen die Blättchen abzupfen und fein hacken. Den Essig, den Ahornsirup und den gehackten Thymian verrühren und unter die Linsen-Mangold-Mischung heben. Alles mit Salz und Pfeffer würzen.

Das Zanderfilet waschen, trocken tupfen und mit Salz und Pfeffer würzen. Das restliche Öl in einer Pfanne erhitzen und den Fisch darin bei mittlerer Hitze auf jeder Seite 2 bis 3 Minuten braten. Den Knoblauch und den übrigen Thymian dazugeben und alles kurz schwenken.

Das Zanderfilet mit dem Linsen-Mangold-Gemüse und der Zitronenspalte anrichten und mit Chiliflocken bestreuen.

FÜR BESSERESSER!

Wenn du mehr Zeit hast und etwas vorplanst, kannst du auch getrocknete Linsen verwenden. Es ist ganz egal, welche Sorte Linsen du nimmst, du solltest nur darauf achten, ob du sie sofort verwenden kannst oder vorher einweichen musst. Die Einweichzeit kann je nach Sorte 12 Stunden betragen.

TERIYAKI-CHICKEN
mit Wassermelonen-Reis-Salat

ZUTATEN/PERSON:

200 g Hähnchenbrustfilet

2 cm Ingwer (5 g)

2 EL helle Bio-Sojasauce (10 g)

1 TL Ahornsirup (5 g)

Saft von ¼ Limette

1 TL Rapsöl

250 g Wassermelonenfruchtfleisch

100 g junger Spinat

30 g Sprossen (z.B. Erbsen-, Radies-
chen- oder Rote-Bete-Sprossen)

40 g gekochter Basmatireis

Zubereitungszeit ca. 35 Minuten
Eiweiß 55 g • **Fett** 8 g
Kohlenhydrate 36 g
Brennwert 444 kcal

ZUBEREITUNG:

Das Hähnchenbrustfilet waschen und trocken tupfen. Den Ingwer schälen und fein reiben. Mit Sojasauce, Ahornsirup und Limettensaft verrühren.

Den Backofen auf 120 °C vorheizen. Ein Ofengitter auf die mittlere Schiene schieben. Das Öl in einer ofenfesten Pfanne erhitzen und die Hähnchenbrust darin auf jeder Seite 1 bis 2 Minuten anbraten. Das Hähnchen mit der Ingwermarinade ablöschen und kurz einkochen lassen. In der Pfanne auf dem Gitter im Ofen 15 bis 20 Minuten fertig garen.

Das Melonenfruchtfleisch in 1½ cm große Würfel schneiden. Den Spinat verlesen, waschen und trocken schleudern. Die Sprossen waschen und trocken tupfen. Wassermelone, Spinat und Sprossen mit dem Basmatireis in einer Schüssel mischen.

Den Salat auf einen Teller geben. Die Hähnchenbrust in dünne Scheiben schneiden und auf dem Wassermelonen-Reis-Salat anrichten. Mit der restlichen Marinade aus der Pfanne beträufeln.

FÜR BESSERESSER!

Klassisch ist Teriyaki eine Würzmarinade aus Sojasauce, Reiswein oder Sake mit Honig. In unserem Rezept besteht sie aus Ingwer, Sojasauce, Limettensaft und Ahornsirup.
Je nach Saison kannst du statt Spinat auch Portulak, Feldsalat oder jeden anderen Salat verwenden.

MAISTACOS
mit Rumpsteak und Bohnenmus

ZUTATEN/PERSON:

150 g Rinderlende (ca. 1½ cm dick; ohne Fettrand)

Salz | Pfeffer aus der Mühle

½ TL Rapsöl

2 Stiele Koriander (oder Petersilie)

50 g weiße Bohnen (aus der Dose)

15 ml Gemüsebrühe

½ kleine geriebene Knoblauchzehe

2–3 Salatblätter

1 EL Ajvar

50 g Naturjoghurt (1,5 % Fett)

1 Frühlingszwiebel

2 Maistortillas (Bioqualität)

Zubereitungszeit ca. 40 Minuten
Eiweiß 43 g ● **Fett** 17 g
Kohlenhydrate 34 g
Brennwert 458 kcal

ZUBEREITUNG:

Den Backofen auf 85 °C vorheizen. Ein Ofengitter auf die mittlere Schiene und darunter ein Abtropfblech schieben. Die Lende mit Salz und Pfeffer würzen. Das Öl in einer Pfanne erhitzen und das Fleisch auf jeder Seite 1 Minute anbraten. Herausnehmen und auf dem Gitter im Ofen 25 bis 30 Minuten rosa garen.

Den Koriander waschen und trocken tupfen, die Blätter abzupfen. Die Bohnen auf einem Sieb abbrausen und abtropfen lassen. Die Bohnen mit der Brühe, dem Koriander und dem Knoblauch mit dem Stabmixer fein pürieren. Mit Salz und Pfeffer würzen.

Die Salatblätter waschen, trocken tupfen und in Streifen schneiden. Den Ajvar mit dem Joghurt verrühren und mit Salz und Pfeffer würzen. Die Frühlingszwiebel putzen, waschen und in feine Ringe schneiden. Das Rumpsteak aus dem Ofen nehmen und in dünne Scheiben schneiden.

Die Maistortillas mit dem Bohnenmus bestreichen, mit Salatstreifen und Steakscheiben belegen. Den Joghurtdip daraufgeben und mit Frühlingszwiebelringen bestreuen. Die Maistacos zusammenklappen.

FÜR BESSERESSER!

Für ein laktosefreies Gericht tauschst du den Naturjoghurt gegen Sojajoghurt aus.

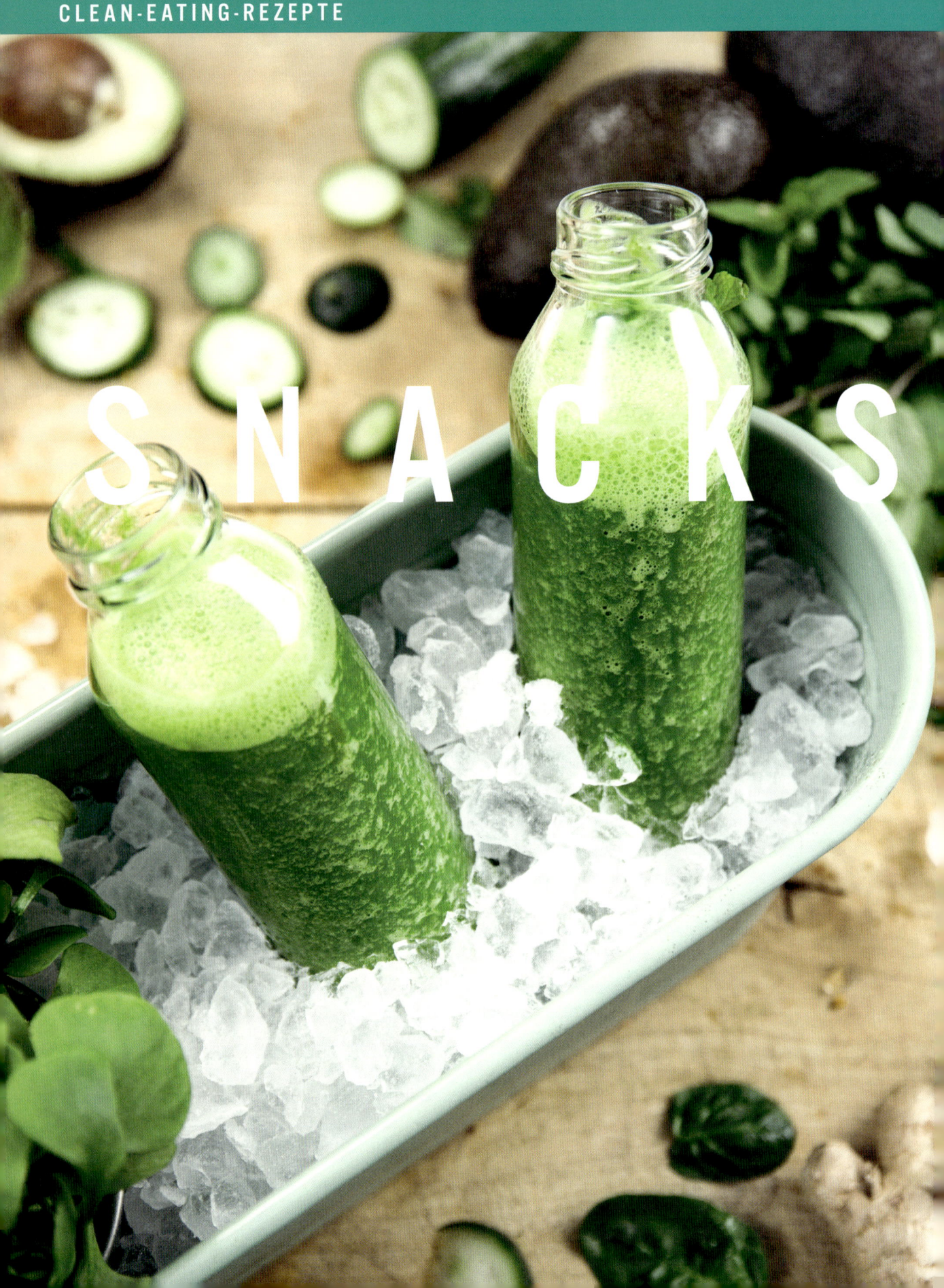

SNACKS

POWERSMOOTHIE mit Avocado

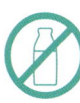

ZUTATEN/PERSON:

30 g junger Spinat | 40 g Birne
20 g Avocadofruchtfleisch
7 g Ingwer (geschält)
Saft von ¼ Zitrone | 20 g Sojaflocken
1 EL Chiasamen (10 g)
1 EL Gerstengraspulver (10 g)

Zubereitungszeit ca. 20 Minuten
Eiweiß 20 g ● **Fett** 11 g
Kohlenhydrate 9 g
Brennwert 223 kcal

ZUBEREITUNG:

Den Spinat verlesen und waschen. Die Birne waschen, ggf. das Kerngehäuse entfernen und die Birne klein schneiden.

Spinat, Birne, Avocado, Ingwer, Zitronensaft, Sojaflocken, Chiasamen und Gersterngraspulver in einen hohen Rührbecher geben. 200 ml bis 250 ml Wasser hinzufügen und alles mit dem Stabmixer fein pürieren. Den Powersmoothie in ein Glas füllen (Foto links).

PROTEINBOOST mit Beeren

ZUTATEN/PERSON:

50 g Beeren (z.B. Erdbeeren, Heidelbeeren, Himbeeren; frisch oder tiefgekühlt) | 50 g Magerquark
30 g Süßlupinenmehl
1 EL Mandelmus (10 g)
1 EL Ahornsirup (7 g)

Zubereitungszeit ca. 10 Minuten
Eiweiß 19 g ● **Fett** 12 g
Kohlenhydrate 11 g
Brennwert 232 kcal

ZUBEREITUNG:

Frische Beeren putzen bzw. verlesen und waschen. Tiefgekühlte Beeren auftauen lassen.

Die Beeren mit dem Quark, dem Lupinenmehl, dem Mandelmus und dem Ahornsirup in einen hohen Rührbecher geben. 200 ml Wasser hinzufügen und alles mit dem Stabmixer fein pürieren.

Den Proteinboost in ein Glas füllen und nach Belieben mit Beeren garnieren.

CLEAN-YOUR-LIFE-EGGMUFFINS

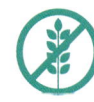 

ZUTATEN/6 MUFFINS:

1 rote Paprikaschote
1 Strauchtomate
½ Bund Frühlingszwiebeln
½ Bund Basilikum | 100 g Bio-Räuchertofu | ca. 2 Eier (S; 100 g)
ca. 7 Eiweiß (M; 240 g)
Salz | Pfeffer aus der Mühle
frisch geriebene Muskatnuss

Zubereitungszeit ca. 25 Minuten
Backzeit 20–25 Minuten
Pro Muffin:
Eiweiß 9 g ● **Fett** 3 g
Kohlenhydrate 3 g
Brennwert 74 kcal

ZUBEREITUNG:

Den Backofen auf 160°C vorheizen. In die Vertiefungen einer Muffinform Papierförmchen setzen.

Die Paprikaschote mit dem Sparschäler schälen, längs halbieren, entkernen und in ½ cm große Würfel schneiden. Die Tomate waschen, halbieren und entkernen, dabei den Stielansatz entfernen. Tomate ebenfalls in ½ cm große Würfel schneiden. Die Frühlingszwiebeln putzen, waschen und in feine Ringe schneiden. Das Basilikum waschen und trocken schütteln, die Blätter abzupfen und fein hacken. Den Räuchertofu mit einer Gabel zerbröseln. Alles in einer Schüssel mischen.

Die Eier und die Eiweiße verquirlen und mit Salz, Pfeffer und Muskatnuss würzen. Die Eimasse in die Vertiefungen der Muffinform füllen. Die Gemüse-Tofu-Mischung daraufgeben. Die Muffins im Ofen auf der mittleren Schiene 20 bis 25 Minuten goldgelb backen. Herausnehmen, abkühlen lassen, dann aus der Form lösen.

INDISCHER LINSENAUFSTRICH
mit Curry

ZUTATEN/3 PORTIONEN:

200 g rote Linsen
50 ml Kokosmilch (fettarm)
1 EL Kokosöl
50 g Süßlupinenschrot
1 TL Currypulver
Zimtpulver
½ TL gemahlener Kreuzkümmel
Saft von ½ Limette
Salz | Pfeffer aus der Mühle

Zubereitungszeit ca. 35 Minuten
Pro Portion:
Eiweiß 25 g ● **Fett** 12 g
Kohlenhydrate 36 g
Brennwert 358 kcal

ZUBEREITUNG:

Die Linsen auf einem Sieb gründlich mit kaltem Wasser waschen. In einem Topf mit 400 ml Wasser zugedeckt bei schwacher Hitze 15 bis 20 Minuten weich garen. In ein Sieb abgießen.

Die Linsen mit Kokosmilch, Kokosöl, Süßlupinenschrot, Currypulver, 1 Prise Zimtpulver, Kreuzkümmel und Limettensaft in einem hohen Rührbecher mit dem Stabmixer fein pürieren. Nach Bedarf noch etwas Wasser hinzufügen, bis die gewünschte Konsistenz erreicht ist. Den Aufstrich mit Salz und Pfeffer abschmecken.

Den Linsenaufstrich für das Powerbrot (siehe S. 171) verwenden und nach Belieben mit gehacktem Koriander garnieren. Der indische Linsenaufstrich hält sich luftdicht verschlossen im Kühlschrank etwa 1 Woche.

QUINOA-ERDNUSS-PRALINEN
mit Aprikosen

ZUTATEN/12 PRALINEN

20 g Erdnusskerne
30 g getrocknete Aprikosen
¼ Vanilleschote | 100 g Erdnuss-
butter | 50 g Quinoapuff
80 g Süßlupinenschrot
1 EL Ahornsirup

Zubereitungszeit ca. 25 Minuten
Pro Portion (2 Stück):
Eiweiß 10 g • **Fett** 6 g
Kohlenhydrate 12 g
Brennwert 217 kcal

ZUBEREITUNG:

Die Erdnüsse und die Aprikosen fein hacken. Die Vanilleschote längs halbieren und das Mark mit einem spitzen Messer herauskratzen.

Die Erdnüsse, die Aprikosen und das Vanillemark mit Erdnussbutter, Quinoapuff, Süßlupinenschrot, 50 ml Wasser und Ahornsirup in einer Schüssel mischen.

Aus der Masse mit angefeuchteten Händen 12 walnussgroße Kugeln formen. Die Quinoa-Erdnuss-Pralinen sind luftdicht verschlossen im Kühlschrank 1 Woche haltbar.

SOJAKERN-RIEGEL mit getrockneten Kirschen

ZUTATEN/20 RIEGEL:

100 g Quinoa
1 Ei (S; 50 g) | 2 Eiweiße (S; 100 g)
200 g Honig | 160 g Erdnussbutter
1 TL Zimtpulver
100 g Vollkornhaferflocken
100 g Cashewkerne
200 g Sojaflocken
200 g geröstete Sojakerne
100 g getrocknete Kirschen
60 g Leinsamen

Zubereitungszeit ca. 20 Minuten
Backzeit 30–35 Minuten
Pro Riegel:
Eiweiß 13 g • **Fett** 9 g
Kohlenhydrate 20 g
Brennwert 254 kcal

ZUBEREITUNG:

Den Backofen auf 180 °C vorheizen. Eine Auflaufform (25 x 32 cm) mit Backpapier auslegen. Den Quinoa auf einem Sieb gründlich mit kaltem Wasser waschen und abtropfen lassen.

Ei, Eiweiße, Honig, Erdnussbutter und Zimtpulver in einer großen Schüssel mischen.

Die Haferflocken und den Quinoa in einer großen Pfanne 3 bis 4 Minuten anrösten. Die Haferflocken-Quinoa-Mischung mit Cashewkernen, Sojaflocken, Sojakernen, Kirschen und Leinsamen in die Schüssel zur Ei-Honig-Mischung geben und alles gut mischen. Die Masse in die Auflaufform geben und glatt streichen.

Im Ofen auf der mittleren Schiene 30 bis 35 Minuten backen. Herausnehmen und abkühlen lassen. Aus der Form lösen und auf einem Küchenbrett in 20 gleich große Riegel schneiden.

SALATWRAPS
mit Putenbrust und Hummus

ZUTATEN/PERSON:

50 g Kichererbsen (aus der Dose)
1 Msp. abgeriebene Bio-Zitronen-
schale | 1 TL Zitronensaft
gemahlener Kreuzkümmel
Paprikapulver (edelsüß)
Salz | Pfeffer aus der Mühle
½ dünne Salatgurke
4 Eisbergsalatblätter
100 g geräucherte Putenbrust
(in Scheiben)

Zubereitungszeit ca. 20 Minuten
Eiweiß 27 g • **Fett** 4 g
Kohlenhydrate 13 g
Brennwert 193 kcal

ZUBEREITUNG:

Die Kichererbsen auf einem Sieb mit kaltem Wasser abbrausen und abtropfen lassen.

Die Kichererbsen mit der Zitronenschale und dem -saft, je 1 Prise Kreuzkümmel und Paprikapulver, Salz und Pfeffer in einem hohen Rührbecher mit dem Stabmixer fein pürieren. Nach Bedarf etwas Wasser hinzufügen, bis die gewünschte Konsistenz erreicht ist.

Die Gurke waschen und längs in 4 dünne Scheiben schneiden. Die Salatblätter waschen und trocken tupfen. Jeweils 1 Salatblatt auf 1 Gurkenscheibe legen, mit etwas Hummus bestreichen und mit Putenbrust belegen. Die Salatwraps einrollen und mit Zahnstochern feststecken (Foto rechts).

KAROTTEN-WALNUSS-RIEGEL

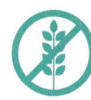

ZUTATEN/12 RIEGEL:

100 g Cashewkerne | 100 g Wal-
nusskerne | 30 g Möhre | 50 g Soja-
flocken | 80 g Datteln (entsteint)
40 g Rosinen | 25 g Kokosraspel
½ TL Zimtpulver | Salz
1 EL Kokosöl | 1 EL Kokosmilch
1 EL Ahornsirup | 1 TL Zitronensaft
Mark von ¼ Vanilleschote

Zubereitungszeit ca. 20 Minuten
Einweichzeit 4 Stunden
Kühlzeit 1–2 Stunden
Pro Riegel: Eiweiß 5 g • **Fett** 13 g
Kohlenhydrate 11 g
Brennwert 178 kcal

ZUBEREITUNG:

Die Cashewkerne mit kochendem Wasser übergießen und 4 Stunden einweichen.

Eine Auflaufform (etwa 18 x 12 cm) mit Backpapier auslegen. Die Wal-nüsse im Blitzhacker grob zermahlen. Die Möhre putzen und auf der Gemüsereibe raspeln. Möhre, Sojaflocken, Datteln, Rosinen, Kokos-raspel, Zimtpulver und 1 Prise Salz im Blitzhacker pürieren, bis eine homogene Masse entsteht. Die Masse in die Auflaufform geben und glatt streichen.

Cashewkerne abgießen und mit Kokosöl, Kokosmilch, Ahornsirup, 1 Prise Salz, Zitronensaft und Vanillemark mit dem Stabmixer 1 bis 2 Minuten fein pürieren. Die Creme auf der Möhrenmasse verteilen und alles im Kühlschrank 1 bis 2 Stunden kühl stellen.

Herausnehmen, nach Belieben mit gehackten Walnusskernen bestreuen. Aus der Form lösen und auf einem Küchenbrett in 12 Riegel schneiden.

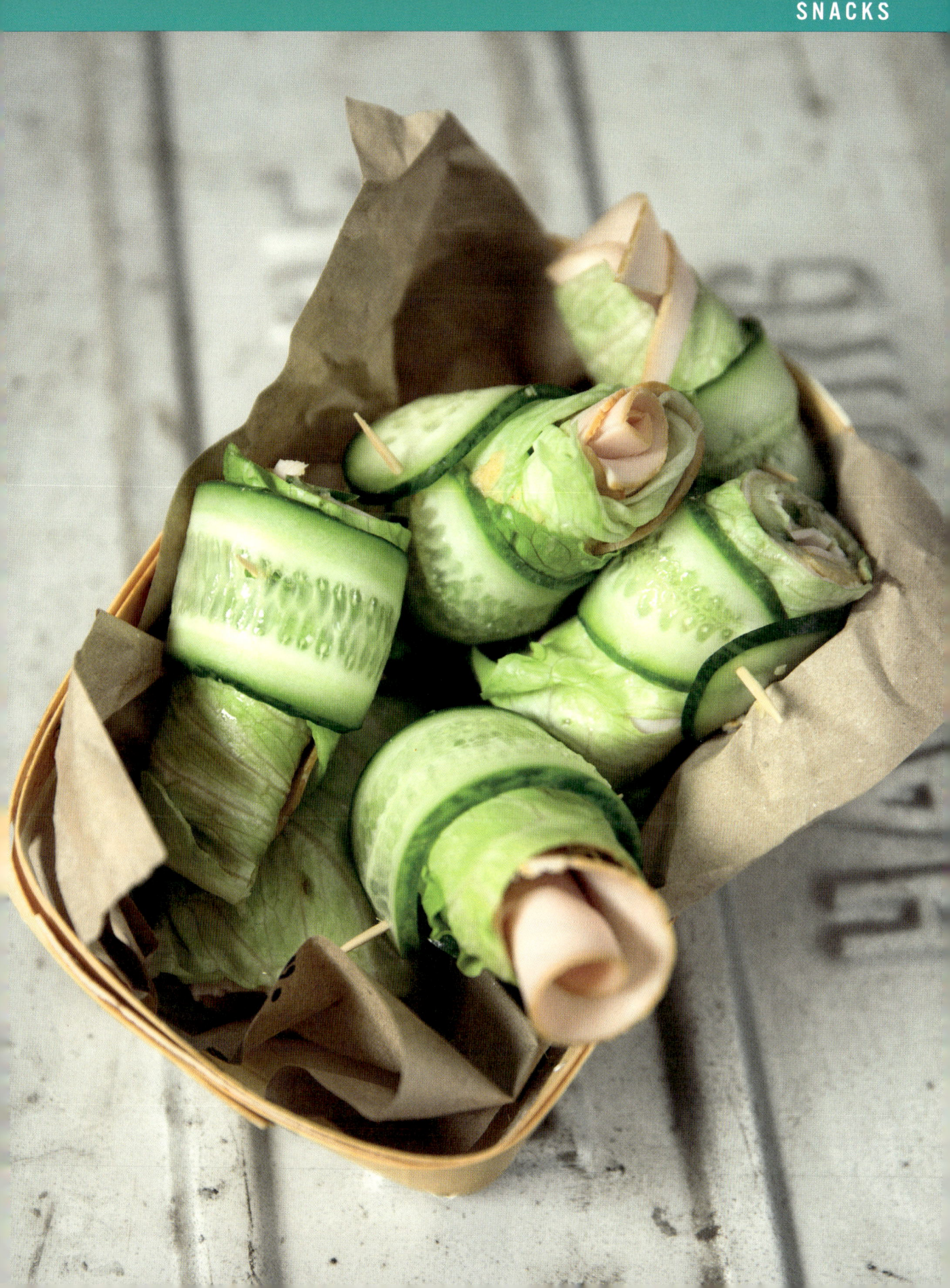

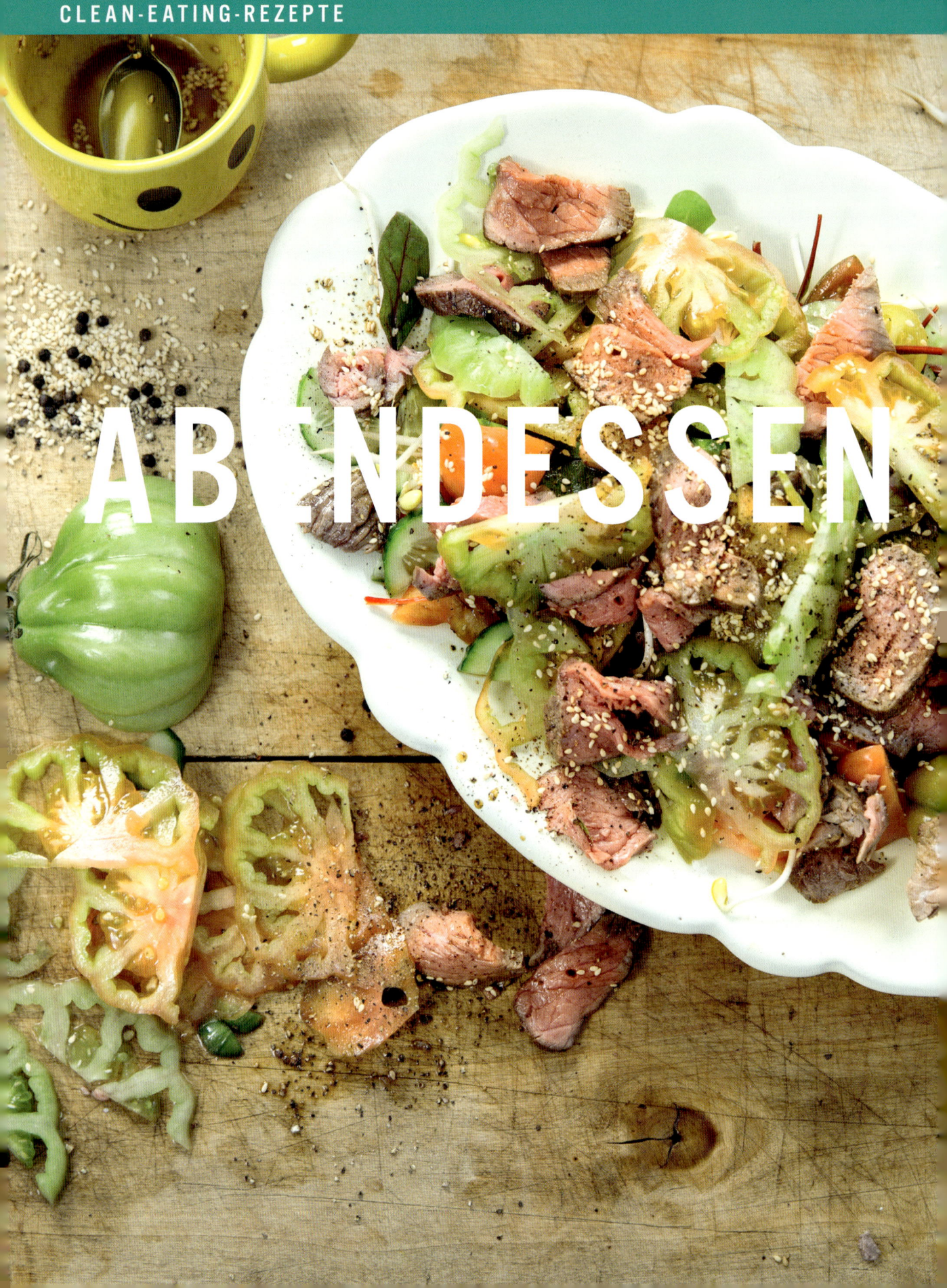

ABENDESSEN

ROASTBEEFSALAT
mit Radieschen, Ingwer und Sesam

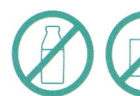

ZUTATEN/PERSON:

Für den Roastbeefsalat:

150 g Rinderlende (ca. 1½ cm dick; ohne Fettrand)

Salz | Pfeffer aus der Mühle

1 TL Rapsöl

1 EL helle Sesamsamen

80 g Staudensellerie

50 g Radieschen | 80 g Salatgurke

1 Tomate (50 g)

30 g Sojabohnen (tiefgekühlt; z.B. Edamame) | 30 g Sprossen (z.B. Rettich-, Soja- oder Spargelsprossen)

Für das Dressing:

½ rote Chilischote

Saft von ½ Zitrone | 1 TL Sesamöl

1 EL Bio-Sojasauce

½ TL geriebener Ingwer

Außerdem:

einige Korianderblätter

Zubereitungszeit ca. 35 Minuten
Garzeit 20–25 Minuten
Eiweiß 43 g • **Fett** 20 g
Kohlenhydrate 13 g
Brennwert 407 kcal

ZUBEREITUNG:

Für den Roastbeefsalat den Backofen auf 100 °C vorheizen. Ein Ofengitter auf die mittlere Schiene und darunter ein Abtropfblech schieben. Das Fleisch mit Salz und Pfeffer würzen. Das Öl in einer Pfanne erhitzen und das Fleisch darin auf jeder Seite 1 Minute anbraten. Aus der Pfanne nehmen uns auf dem Gitter im Ofen 20 bis 25 Minuten rosa garen.

Sesam in einer Pfanne ohne Fett goldbraun rösten. Sellerie und Radieschen putzen und waschen, die Gurke schälen. Sellerie, Radieschen und Gurke in feine Scheiben schneiden. Die Tomate waschen und halbieren, dabei den Stielansatz entfernen. Die Tomatenhälften klein schneiden. Sojabohnen kurz in kochendem Salzwasser blanchieren, in ein Sieb abgießen und kalt abschrecken. Sprossen waschen und trocken tupfen.

Für das Dressing die Chilischote entkernen, waschen und in feine Würfel schneiden. Mit Zitronensaft, Sesamöl, Sojasauce und Ingwer verrühren. Sesam, Sellerie, Radieschen, Gurke, Sojabohnen und Sprossen mit dem Dressing mischen.

Koriander waschen und trocken tupfen. Das Fleisch aus dem Ofen nehmen, in dünne Scheiben schneiden und auf dem Salat anrichten. Den Roastbeefsalat mit Koriander bestreuen.

KABELJAU-BORSCHTSCH mit Joghurt

ZUTATEN/PERSON:

Für den Borschtsch:

100 g Blumenkohl

80 g Möhren

80 g Rote Bete (vorgegart und vakuumiert)

100 g Spitzkohl

400 ml Gemüsebrühe

1 Lorbeerblatt

gemahlener Kümmel

150 g Kabeljaurücken (oder -filet)

Salz | Pfeffer aus der Mühle

Für den Joghurtdip:

½ Bio-Zitrone

gemahlener Kümmel

50 g Naturjoghurt (1,5 % Fett)

Salz | Pfeffer aus der Mühle

Außerdem:

2–3 Stiele Dill

Zubereitungszeit ca. 40 Minuten

Eiweiß 41 g ● **Fett** 4 g

Kohlenhydrate 23 g

Brennwert 322 kcal

ZUBEREITUNG:

Für den Borschtsch den Blumenkohl putzen, waschen und in Röschen teilen. Die Möhren putzen, schälen und mit der Roten Bete in 1 cm große Würfel schneiden. Vom Spitzkohl ggf. die äußeren Blätter und den Strunk entfernen. Den Kohl waschen und in 2 cm große Stücke schneiden.

Die Brühe mit dem Lorbeerblatt und 1 Prise Kümmel in einem Topf aufkochen. Den Blumenkohl und die Möhren darin zugedeckt 10 Minuten köcheln lassen. Die Rote Bete und den Spitzkohl dazugeben und weitere 5 Minuten köcheln lassen.

Den Kabeljau waschen, trocken tupfen und auf das Gemüse legen. Alles zugedeckt 3 bis 4 Minuten weitergaren. Mit Salz und Pfeffer würzen.

Für den Joghurtdip die Zitrone heiß waschen und trocken reiben, die Schale fein abreiben und den Saft auspressen. Die Zitronenschale mit 1 Prise Kümmel und dem Joghurt in einer Schüssel mischen. Mit Salz und Pfeffer würzen.

Den Dill waschen und trocken tupfen, die Spitzen abzupfen und fein hacken. Den Zitronensaft über den Fisch träufeln, den Kabeljau-Borschtsch mit dem Dill bestreuen und mit dem Joghurtdip anrichten.

FÜR BESSERESSER!

Viel regionales Gemüse und frischer Fisch als Eiweißlieferant machen dieses Gericht zum optimalen Botschafter für Clean Eating.
Je nach Jahreszeit kannst du das Gemüse variieren: Im Sommer greifst du zu Bohnen, Brokkoli, Kohlrabi oder Zucchini, im Winter dann zu Lauch, Pastinaken und Schwarzwurzeln.
Für eine laktosefreie Variante ersetzt du den Naturjoghurt durch Sojajoghurt.

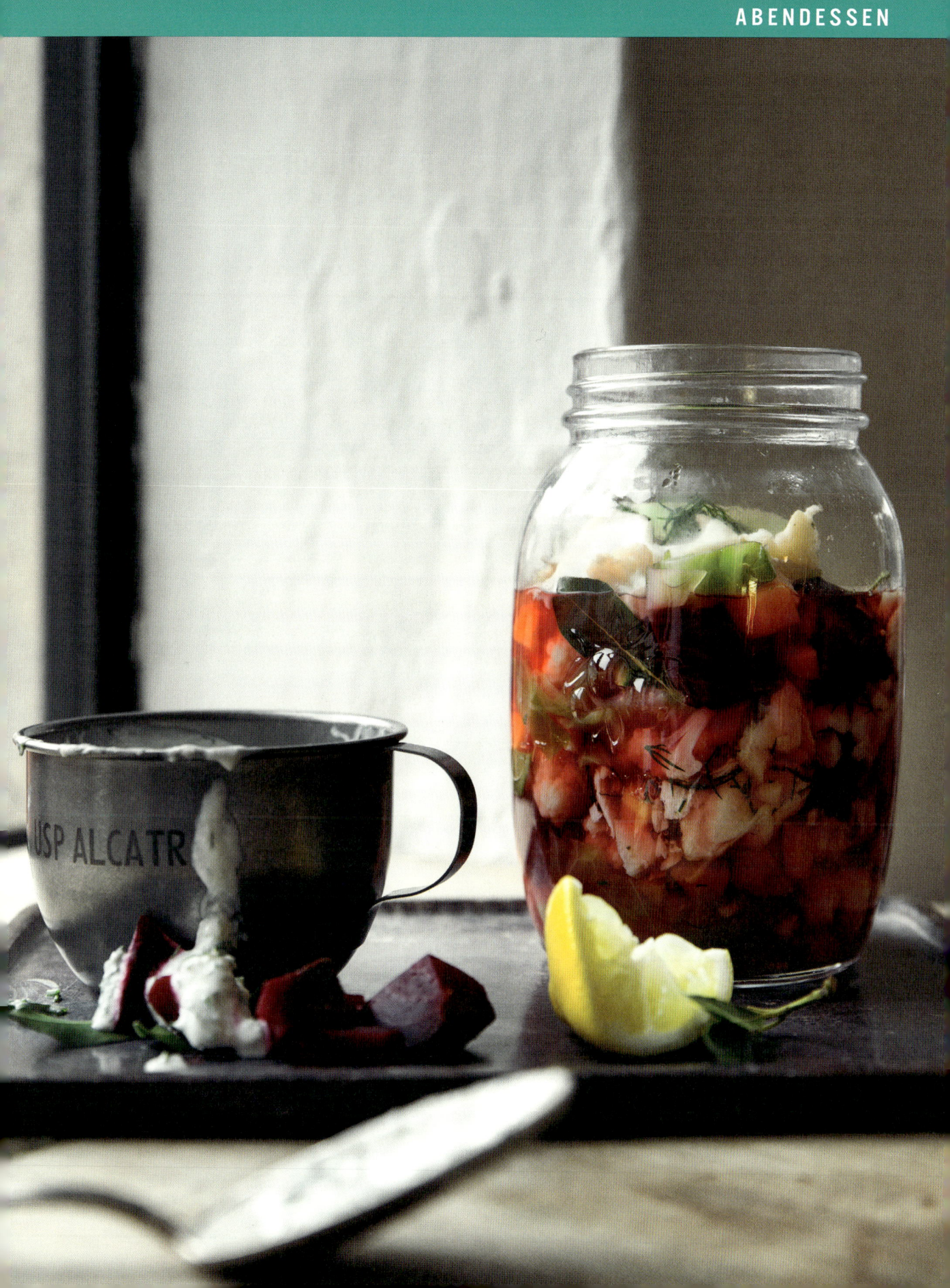

NIZZASALAT mit Lachsforelle und Quinoa

 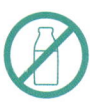

ZUTATEN/PERSON:

150 g Lachsforellenfilet
2 TL Olivenöl | ½ TL gehackter
Zitronenthymian | 20 g Quinoa
100 g Strauchtomaten (oder bunte
Cocktailtomaten) | 80 g grüne
Bohnen | Salz | ½ kleine rote Zwiebel
1 Ei (M; 60 g) | 1 EL Rotweinessig
1 TL Senf | 2 EL Gemüsebrühe
Pfeffer aus der Mühle
15 g schwarze Oliven | 1 EL Kapern
(10 g) | 1–2 Stiele Basilikum

Zubereitungszeit ca. 40 Minuten
Garzeit 15–20 Minuten
Eiweiß 44 g • **Fett** 25 g
Kohlenhydrate 24 g
Brennwert 495 kcal

ZUBEREITUNG:

Den Backofen auf 100 °C vorheizen und ein Ofengitter auf die mittlere Schiene schieben. Das Filet waschen, trocken tupfen, mit 1 TL Olivenöl einreiben und mit Thymian bestreuen. Auf einem Teller mit Frischhaltefolie zugedeckt im Ofen 15 bis 20 Minuten garen.

Quinoa nach Packungsanweisung garen. Die Tomaten waschen, halbieren und entkernen, dabei die Stielansätze entfernen. Tomatenhälften in kleine Würfel schneiden. Die Bohnen putzen, waschen und in kochendem Salzwasser 3 bis 4 Minuten garen. In ein Sieb abgießen, kalt abschrecken und abtropfen lassen. Die Bohnen längs halbieren. Die Zwiebel schälen und in feine Streifen schneiden. Das Ei in kochendem Wasser 5 Minuten wachsweich garen, kalt abschrecken und pellen.

Essig mit restlichem Olivenöl, Senf und Brühe verrühren. Mit Salz und Pfeffer würzen. Quinoa, Tomaten, Bohnen, Zwiebel, Oliven und Kapern mit der Marinade mischen und auf einen Teller geben. Basilikum waschen, trocken tupfen und die Blätter abzupfen. Das Lachsfilet mit Salz und Pfeffer würzen und in grobe Stücke teilen. Mit Basilikum und Ei auf dem Nizzasalat anrichten.

ANGEBRATENES CARPACCIO mit Salat und Ei

ZUTATEN/PERSON:

120 g Rinderfilet (4 cm dick; gut
abgehangen) | Salz | Pfeffer aus der
Mühle | 1 TL Öl | 1 Ei (M; 60 g)
80 g Salat (z.B. gemischte Blattsalate,
junger Spinat) | 40 g saure Sahne
1 TL Weißweinessig
1 TL Dijon-Senf | 2 EL Gemüsebrühe
20 g geröstete Sojakerne

Zubereitungszeit ca. 20 Minuten
Garzeit 15–20 Minuten
Eiweiß 43 g • **Fett** 27 g
Kohlenhydrate 5 g
Brennwert 430 kcal

ZUBEREITUNG:

Den Backofen auf 100 °C vorheizen. Ein Ofengitter auf die mittlere Schiene und darunter ein Abtropfblech schieben. Das Filet mit Salz und Pfeffer würzen und mit dem Öl einreiben. Eine Pfanne erhitzen und das Filet darin rundum 1 bis 2 Minuten anbraten. Aus der Pfanne nehmen und auf dem Gitter im Ofen 15 bis 20 Minuten rosa garen.

Das Ei in kochendem Wasser 5 Minuten wachsweich garen, kalt abschrecken und pellen. Salat putzen, waschen und trocken schleudern. Saure Sahne, Essig, Senf und Brühe verrühren. Mit Salz und Pfeffer würzen.

Das Filet in sehr feine Scheiben schneiden und zwischen zwei Lagen Frischhaltefolie mit einer Pfanne flachklopfen. Die Scheiben auf einem Teller dachziegelartig verteilen und nochmals würzen. Salat und Sojakerne darauf verteilen. Das Ei mittig daraufsetzen und den Deckel abschneiden. Das Carpaccio mit dem Dressing beträufeln.

TOFUBOLOGNESE mit Zucchininudeln

ZUTATEN/4 PORTIONEN:

600 g Bio-Tofu | 100 g Zwiebeln
2 Knoblauchzehen
150 g Möhren | 150 g Staudensellerie
2 EL Olivenöl
30 g Tomatenmark
800 g stückige Tomaten (aus der Dose)
400 ml Gemüsebrühe
1 Bund Basilikum | 100 g Sojaflocken
Salz | Pfeffer aus der Mühle
300 g Zucchini

Zubereitungszeit ca. 45 Minuten
Pro Portion:
Eiweiß 43 g • **Fett** 20 g
Kohlenhydrate 22 g
Brennwert 457 kcal

ZUBEREITUNG:

Tofu mit einer Gabel zerbröseln. Zwiebeln und Knoblauch schälen und in feine Würfel schneiden. Möhren putzen und schälen, Sellerie putzen und waschen. Möhren und Sellerie in kleine Würfel schneiden.

Das Olivenöl in einem großen Topf erhitzen und den Tofu darin etwa 5 Minuten unter häufigem Rühren anbraten. Zwiebeln, Knoblauch, Möhren und Sellerie dazugeben und alles 4 Minuten weiterbraten. Das Tomatenmark hinzufügen und kurz unter Rühren anrösten. Dosentomaten und Brühe dazugeben, alles bei schwacher Hitze 25 bis 30 Minuten köcheln lassen.

Basilikum waschen und trocken schütteln, die Blätter abzupfen und fein hacken. Mit den Sojaflocken unter die Sauce mischen. Alles mit Salz und Pfeffer würzen.

Zucchini putzen, waschen und mit dem Sparschäler längs in feine Streifen schneiden. In kochendem Salzwasser 1 Minute garen und in ein Sieb abgießen. Ein Viertel der Tofubolognese mit den Zucchininudeln servieren. Die restliche Tofubolognese portionsweise einfrieren.

SPITZKOHL mit Räuchertofu und Nüssen

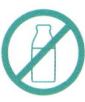

ZUTATEN/PERSON:

120 g Bio-Räuchertofu
250 g Spitzkohl
100 ml Mandelmilch
100 ml Gemüsebrühe
5 g Misopaste (1 TL)
20 g Süßlupinenmehl (oder -schrot)
Salz | Pfeffer aus der Mühle
1 EL Petersilienblätter (5 g)
1 EL Walnüsse (10 g)

Zubereitungszeit ca. 25 Minuten
Eiweiß 29 g • **Fett** 21 g
Kohlenhydrate 19 g
Brennwert 385 kcal

ZUBEREITUNG:

Den Tofu mit einer Gabel zerbröseln. Vom Spitzkohl die äußeren Blätter und den Strunk entfernen. Den Kohl waschen und in etwa 2 cm große Stücke schneiden.

Die Mandelmilch mit der Brühe in einer tiefen Pfanne aufkochen. Die Misopaste und das Mehl unterrühren. Den Spitzkohl und den Tofu dazugeben und 6 bis 8 Minuten garen. Nach Bedarf noch etwas Wasser hinzufügen, falls die Sauce zu dick wird. Alles mit Salz und Pfeffer würzen.

Die Petersilienblätter waschen, trocken tupfen und mit den Walnüssen grob hacken. Den Spitzkohl mit dem Tofu in einen tiefen Teller geben und mit der Petersilie und den Walnüssen bestreuen.

LAMMLACHSE mit Bohnen-Kräuter-Dip

ZUTATEN/PERSON:

Für die Lammlachse:

2 Zweige Rosmarin | 150g Lammlachse | Salz | Pfeffer aus der Mühle
1TL Rapsöl | ½ Knoblauchzehe
50g gekochte grüne Bohnen | Salz

Für den Salat und den Dip:

200g Fenchelknolle | 15ml Orangensaft | 1TL Essig | 1TL Walnussöl
Salz | Pfeffer aus der Mühle
50g Cocktailtomaten | 50g weiße Bohnen (aus der Dose) | 4 Stiele
Basilikum | 2–3EL Gemüsebrühe

Zubereitungszeit ca. 20 Minuten
Garzeit 20–25 Minuten
Eiweiß 43g ● **Fett** 16g ● **Kohlenhydrate** 22g ● **Brennwert** 412kcal

ZUBEREITUNG:

Für die Lammlachse den Backofen auf 100°C vorheizen. Ein Ofengitter auf die mittlere Schiene und darunter ein Abtropfblech schieben. Rosmarin waschen und trocken tupfen. Die Lammlachse mit Salz und Pfeffer würzen. Das Öl in einer Pfanne erhitzen und die Lammlachse darin rundum kurz anbraten. Den Knoblauch schälen, mit dem Rosmarin dazugeben und kurz mitbraten. Die Lammlachse aus der Pfanne nehmen und im Ofen auf dem Gitter im Ofen 20 bis 25 Minuten rosa garen.

Für den Salat den Fenchel putzen, waschen und halbieren, den harten Strunk entfernen. Das Fenchelgrün fein hacken. Fenchel in feine Scheiben hobeln und mit Orangensaft, Essig, Walnussöl und Fenchelgrün mischen. Mit Salz und Pfeffer würzen. Die Tomaten waschen, halbieren und unter den Salat mischen.

Für den Dip Bohnen abbrausen und abtropfen lassen. Basilikum waschen, trocken schütteln und die Blätter abzupfen. Beides mit der Brühe pürieren, mit Salz und Pfeffer würzen. Die Lammlachse in Scheiben schneiden und mit den Bohnen, dem Salat und dem Dip anrichten.

TANDOORI-WILDLACHS mit Spinatsalat

 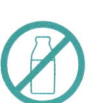

ZUTATEN/PERSON:

150g Wildlachsfilet
1TL Tandooripaste (5g)
110ml Gemüsebrühe | 50g Kichererbsen (aus der Dose) | 5g geriebener Ingwer | ½ Knoblauchzehe
(geschält) | 1TL Kreuzkümmel
1TL Zitronensaft | Salz | Pfeffer aus der Mühle | 100g junger Spinat
3–4 Stiele Minze | 30g Granatapfelkerne | 1TL Essig | 1TL Rapsöl

Zubereitungszeit ca. 40 Minuten
Eiweiß 41g ● **Fett** 13g ● **Kohlenhydrate** 18g ● **Brennwert** 361kcal

ZUBEREITUNG:

Den Backofen auf 100°C vorheizen und ein Ofengitter auf die mittlere Schiene schieben. Das Lachsfilet waschen und trocken tupfen. Die Tandooripaste mit 1 EL Brühe glatt rühren und das Filet damit einreiben. Lachs auf einem Teller mit Frischhaltefolie zugedeckt auf dem Gitter im Ofen 15 bis 20 Minuten garen.

Die Kichererbsen auf einem Sieb abbrausen und abtropfen lassen. Mit der restlichen Brühe, Ingwer, Knoblauch, Kreuzkümmel und Zitronensaft in einem hohen Rührbecher mit dem Stabmixer fein pürieren. Mit Salz und Pfeffer würzen.

Den Spinat verlesen, waschen und trocken schleudern. Minze waschen und trocken schütteln, die Blätter abzupfen und mit Spinat, Granatapfelkernen, Essig und Öl mischen. Den Tandoori-Wildlachs mit der Kichererbsencreme und dem Spinatsalat anrichten.

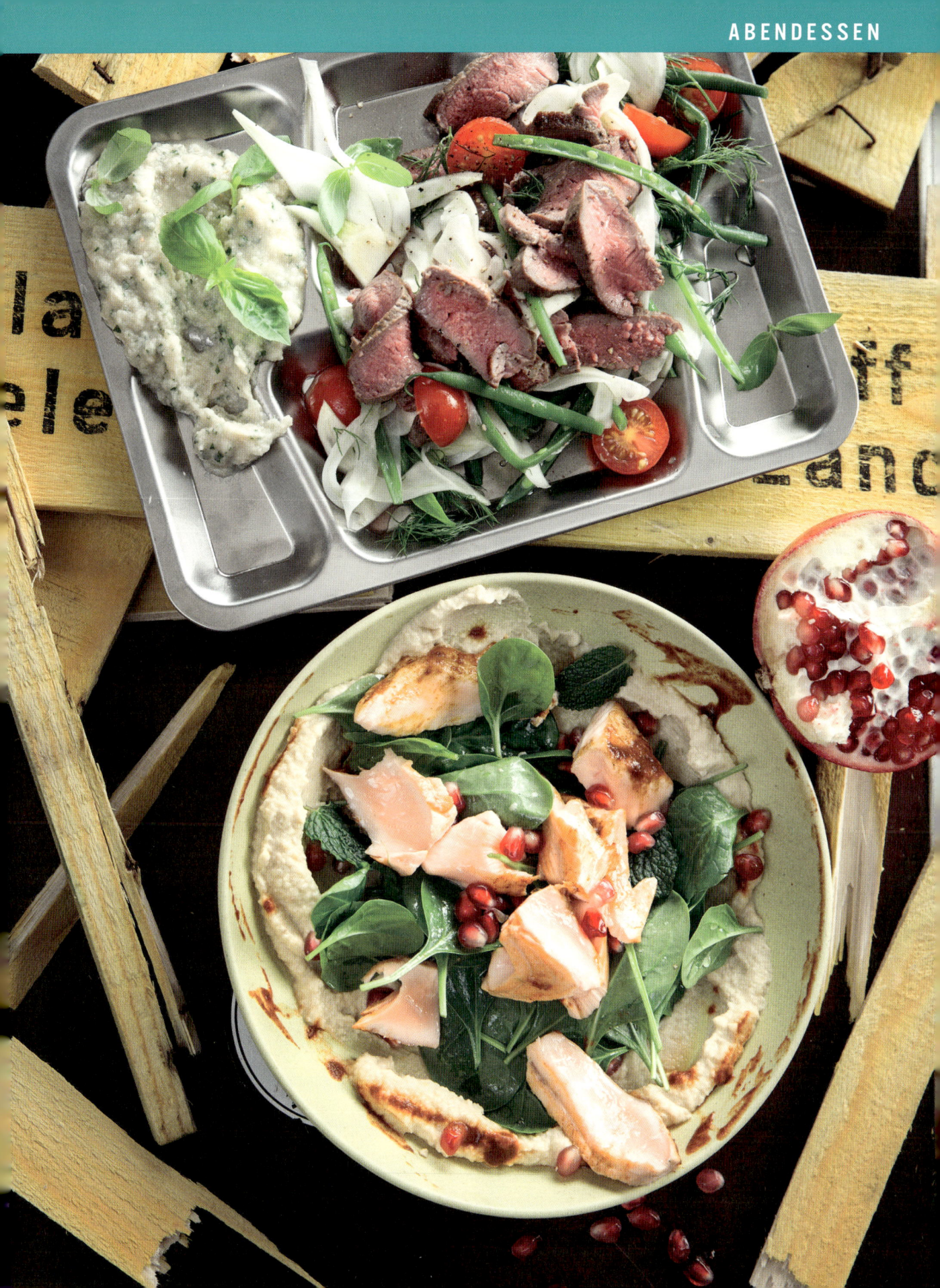

REHRÜCKEN
mit Nusshummus und Petersilienwurzeln

ZUTATEN/PERSON:

Für den Rehrücken:

150 g Rehrücken

Salz | Pfeffer aus der Mühle

2 Zweige Thymian

1 Lorbeerblatt

1 TL Rapsöl

½ Knoblauchzehe (geschält)

**Für den Nusshummus und
die Petersilienwurzeln:**

60 g Kichererbsen (aus der Dose)

1 Msp. abgeriebene Bio-Orangenschale

2 EL Orangensaft

1 EL Haselnussmus

Salz | Pfeffer aus der Mühle

200 g Petersilienwurzeln (geschält)

1 TL Rapsöl

1 TL gehackte Petersilie

Zubereitungszeit ca. 30 Minuten

Garzeit 30–40 Minuten

Eiweiß 57 g ● **Fett** 21 g

Kohlenhydrate 27 g

Brennwert 528 kcal

ZUBEREITUNG:

Für den Rehrücken den Backofen auf 100°C vorheizen. Ein Ofengitter auf die mittlere Schiene und darunter ein Abtropfblech schieben. Den Rehrücken mit Salz und Pfeffer würzen. Den Thymian waschen und trocken tupfen.

Das Öl in einer Pfanne erhitzen und den Rehrücken darin rundum 1 bis 2 Minuten anbraten. Den Thymian, das Lorbeerblatt und den Knoblauch dazugeben und alles kurz schwenken. Den Rehrücken aus der Pfanne nehmen und auf dem Gitter im Ofen 30 bis 40 Minuten rosa garen.

Für den Nusshummus die Kichererbsen auf einem Sieb abbrausen und abtropfen lassen. Mit der Orangenschale, dem Saft und dem Haselnussmus in einem hohen Rührbecher mit dem Stabmixer fein pürieren. Mit Salz und Pfeffer würzen. Nach Bedarf noch etwas Wasser hinzufügen.

Für die Petersilienwurzeln die Petersilienwurzeln in kochendem Salzwasser 15 Minuten weich garen und in ein Sieb abgießen. Das Öl in einer Pfanne erhitzen und die Petersilienwurzeln darin rundum goldgelb braten. Die Petersilie dazugeben, alles schwenken und mit Salz und Pfeffer würzen.

Den Rehrücken aus dem Ofen nehmen, in feine Scheiben schneiden und mit dem Nusshummus und den Petersilienwurzeln anrichten.

FÜR BESSERESSER!

Wildfleisch wie Reh oder Hirsch ist sehr gesund und fettarm. Dass die Tiere in der Natur aufwachsen, sich natürlich ernähren und im bestenFall auch noch aus der Region kommen, sind im Vergleich zu Fleisch aus Massentierhaltung große Vorteile.

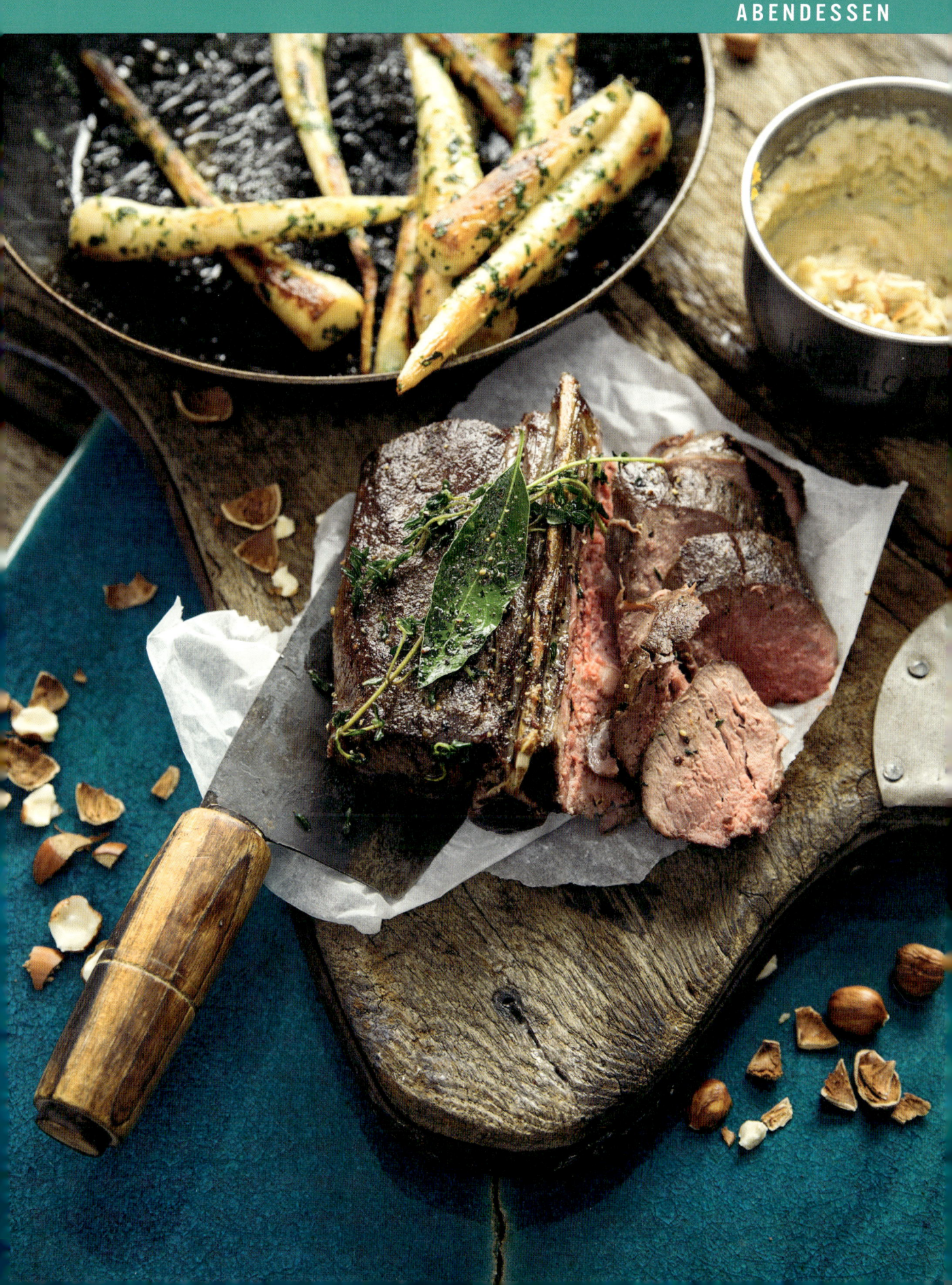

COQ AU BLANCHE mit Champignons

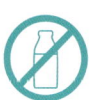

ZUTATEN/PERSON:

450 ml Hühnerbrühe (am besten selbstgemacht; siehe Rezept Hühnersuppe, S. 183)
100 ml Mandelmilch | 1 Lorbeerblatt
150 g Lauch | 150 g Kohlrabi
80 g Champignons | 150 g Hähnchenfleisch (gekocht und in Würfeln; siehe S. 183) | 1 TL Maisstärke
½ Bio-Zitrone | Salz | Pfeffer aus der Mühle | frisch geriebene Muskatnuss | 2–3 Stiele Petersilie

Zubereitungszeit ca. 35 Minuten
Eiweiß 48 g ● **Fett** 5 g
Kohlenhydrate 16 g
Brennwert 314 kcal

ZUBEREITUNG:

Die Brühe in einem Topf und auf etwa 300 ml einkochen lassen. Die Mandelmilch und das Lorbeerblatt hinzufügen und alles aufkochen lassen.

Lauch putzen, waschen, längs halbieren und in 2 cm breite Streifen schneiden. Kohlrabi putzen, schälen und in 1 cm große Würfel schneiden. Champignons putzen, falls nötig, trocken abreiben und halbieren oder vierteln. Den Lauch und den Kohlrabi in der Sauce 6 bis 8 Minuten köcheln lassen. Die Champignons und das Hähnchenfleisch dazugeben und alles nochmals aufkochen lassen.

Die Maisstärke mit 1 EL kaltem Wasser glatt rühren und in die Sauce rühren, bis sie bindet. Die Zitrone heiß waschen und trocken reiben, die Schale fein abreiben und den Saft auspressen. Zitronenschale und -saft zur Sauce geben. Alles mit Salz, Pfeffer und Muskatnuss würzen.

Petersilie waschen und trocken tupfen, die Blätter abzupfen und grob hacken. Das Coq au blanche in einem tiefen Teller anrichten und mit Petersilie bestreuen.

RINDERTATAR mit Ei und grünem Spargel

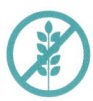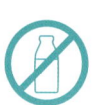

ZUTATEN/PERSON:

½ Schalotte | 100 g Rinderfilet
1 TL Kapern | 20 g Gewürzgurken
1 EL Schnittlauchröllchen
1 TL Tomatenmark | 2 TL Olivenöl
Salz | Pfeffer aus der Mühle
150 g grüner Spargel | 1 frisches Ei (M; 60 g) | 20 g Sojaflocken
1 EL Mandelmilch | 40 g junger Spinat (oder Portulak) | Chiliflocken

Zubereitungszeit ca. 35 Minuten
Eiweiß 41 g ● **Fett** 22 g
Kohlenhydrate 8 g
Brennwert 406 kcal

ZUBEREITUNG:

Die Schalotte schälen und mit dem Filet in feine Würfel schneiden. Kapern und Gewürzgurken fein hacken. Rinderfilet, Schalotte, Kapern, Gewürzgurken, Schnittlauch, Tomatenmark und 1 TL Olivenöl mischen. Mit Salz und Pfeffer würzen. Den Spargel waschen und im unteren Drittel schälen, die holzigen Enden abschneiden. In Salzwasser 2 Minuten blanchieren und warm halten.

Das Ei trennen. Eiweiß mit Sojaflocken und Mandelmilch verrühren. Mit Salz und Pfeffer würzen. Restliches Olivenöl in einer Pfanne erhitzen und die Eiweißmasse darin 1 bis 2 Minuten stocken lassen, dann auf einen Teller geben. Das Tatar in eine Tasse drücken und auf das gebratene Eiweiß stürzen. Den Spargel in 4 bis 5 cm lange Stücke schneiden. Den Spinat waschen und trocken schleudern. Mit dem Spargel um das Tatar herum anrichten. Das Eigelb auf das Rindertatar geben und mit 1 Prise Chiliflocken bestreuen.

TAFELSPITZ mit Selleriecreme

ZUTATEN/4–5 PORTIONEN:

Für den Tafelspitz:

1,2 kg Kalbs- oder Rindertafelspitz
1 Bund Suppengemüse
1 Lorbeerblatt
3 Wacholderbeeren
1 TL Pfefferkörner | Salz

Für die Selleriecreme:

150 g Knollensellerie (geschält)
100 ml Tafelspitzbrühe
Salz | Pfeffer aus der Mühle
frisch gemahlene Muskatnuss

Außerdem:

1 Bund Frühlingszwiebeln
20 g Kürbiskerne
1 TL Rapsöl | 3–4 Stiele Petersilie
½ TL grobes Meersalz

Zubereitungszeit ca. 140 Minuten
Pro Portion:
Eiweiß 37 g • **Fett** 15 g
Kohlenhydrate 14 g
Brennwert 337 kcal

ZUBEREITUNG:

Für den Tafelspitz das Fleisch waschen und in einem Topf mit Wasser bedecken. Das Suppengemüse putzen und waschen bzw. schälen. Mit dem Lorbeerblatt, den Wacholderbeeren, den Pfefferkörnern und Salz dazugeben und alles zugedeckt bei schwacher Hitze 1½ bis 2 Stunden weich garen. Dann das Fleisch aus dem Topf nehmen und warm halten. Die Brühe durch ein Sieb gießen.

Für die Selleriecreme den Sellerie in 1 cm große Würfel schneiden und mit der Brühe in einem Topf zugedeckt 15 bis 20 Minuten weich garen. Dann mit dem Stabmixer fein pürieren und mit Salz, Pfeffer und Muskatnuss würzen.

Die Frühlingszwiebeln putzen, waschen und in 6 cm lange Stücke schneiden. Die Kürbiskerne in einer Pfanne ohne Fett 1 bis 2 Minuten goldbraun rösten und herausnehmen. Das Öl in der Pfanne erhitzen und die Frühlingszwiebeln darin bei schwacher Hitze 3 bis 4 Minuten anbraten.

Die Petersilie waschen und trocken schütteln, die Blätter abzupfen und mit dem Meersalz im Mörser fein zermahlen.

Etwa 240 g Tafelspitz in dünne Scheiben schneiden und mit der Selleriecreme anrichten. Mit den Frühlingszwiebeln, den Kürbiskernen und dem Petersiliensalz garnieren. Restlichen Tafelspitz mit etwas Brühe portionsweise einfrieren (siehe Tipp).

FÜR BESSERESSER!

Mit diesem Rezept bereitest du den Tafelspitz auf Vorrat für 4 bis 5 Portionen zu und kannst ihn so portionsweise einfrieren.

SÜSSKARTOFFEL-KUGELN mit Datteln

ZUTATEN/10 STÜCK:

250 g Süßkartoffeln | Salz
30 g Datteln (entsteint)
30 g Leinsamenschrot
50 g Vollkorn-Quinoapuff
40 g Süßlupinenmehl (oder Eiweißpulver)
½ TL Zimtpulver
30 g Honig
20 g geröstete Sojakerne

Zubereitungszeit ca. 40 Minuten
Pro Kugel:
Eiweiß 4 g ● **Fett** 3 g
Kohlenhydrate 14 g
Brennwert 98 kcal

ZUBEREITUNG:

Die Süßkartoffeln putzen, schälen und in 2 cm große Würfel schneiden. In reichlich Salzwasser weich garen. In ein Sieb abgießen und ausdampfen lassen. Die Süßkartoffeln mit dem Stabmixer fein pürieren oder durch die Kartoffelpresse drücken.

Die Datteln fein hacken. Das Süßkartoffelpüree mit Datteln, Leinsamen, Quinoapuff, Lupinenmehl, Zimtpulver, Honig und Sojakernen in einer Schüssel verkneten.

Aus der Masse mit den Händen 10 gleich große Kugeln formen. Die Süßkartoffelkugeln sind gut verschlossen und im Kühlschrank gelagert 1 Woche haltbar.

PROTEINBROWNIES mit Sojakernen

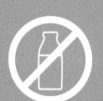

ZUTATEN/10 STÜCK:

100 g Dinkelvollkornmehl
60 g Süßlupinenmehl (oder Eiweißpulver)
20 g Kakaopulver (stark entölt)
1 gestr. EL Weinsteinbackpulver
1 Ei (M; 60 g) | 2 Eiweiß (M; 80 g)
50 g Honig
240 g Apfelmus
40 g geröstete Sojakerne

Zubereitungszeit ca. 20 Minuten
Backzeit 15–20 Minuten
Pro Portion:
Eiweiß 8 g ● **Fett** 3 g
Kohlenhydrate 14 g
Brennwert 115 kcal

ZUBEREITUNG:

Den Backofen auf 170 °C vorheizen. Beide Mehlsorten, das Kakaopulver und das Backpulver in einer Schüssel mischen.

Ei, Eiweiße, Honig und Apfelmus in einer Schüssel gut verquirlen. Die Eimasse mit der Mehlmischung zu einem Teig verrühren.

Eine Form (20 x 20 cm) mit Backpapier auslegen. Den Brownieteig darin verteilen und glatt streichen. Mit den Sojakernen bestreuen und den Teig im Ofen auf der mittleren Schiene 15 bis 20 Minuten backen.

Herausnehmen und abkühlen lassen. Die Proteinbrownies in 10 gleich große Quadrate schneiden. Die Proteinbrownies sind gut verschlossen und im Kühlschrank gelagert 1 Woche haltbar.

SCHOKOLADEN-QUINOA-RIEGEL

ZUTATEN/10 STÜCK:

50 g zarte Haferflocken
50 g Vollkorn-Quinoapuff
20 g Chiasamen
60 g Süßlupinenmehl (oder
Eiweißpulver) | 20 g Leinsamen-
schrot | 150 g Apfelmus
40 g Eiweiß | 20 g Kakaopulver
(stark entölt) | ½ TL Zimtpulver
80 g Erdnussbutter | 70 g Honig
20 g Zartbitterschokotropfen

Zubereitungszeit ca. 25 Minuten
Backzeit 15–20 Minuten
Pro Riegel:
Eiweiß 7 g ● **Fett** 5 g
Kohlenhydrate 16 g
Brennwert 173 kcal

ZUBEREITUNG:

Den Backofen auf 170°C vorheizen. Haferflocken, Quinoapuff, Chiasamen, Lupinenmehl und Leinsamen in einer Schüssel mischen.

In einer zweiten Schüssel Apfelmus, Eiweiß, Kakaopulver, Zimtpulver,
Erdnussbutter und Honig mischen. Die Masse mit der Haferflocken-
mischung verrühren.

Eine Auflaufform (20 x 20 cm) mit Backpapier auslegen. Die Masse
darin verteilen und glatt streichen. Mit den Schokotropfen bestreuen
und den Teig im Ofen auf der mittleren Schiene 15 bis 20 Minuten
backen.

Herausnehmen, abkühlen lassen und in 10 gleich große Riegel schneiden. Die Schokoladen-Quinoa-Riegel sind gut verschlossen 1 bis 2 Wochen haltbar.

KOKOS-CRANBERRY-RIEGEL

ZUTATEN/10 STÜCK:

50 g getrocknete Cranberrys
180 g Hirse- oder Amaranthflocken
40 g Süßlupinenmehl (oder
Eiweißpulver)
40 g Kokosraspel | 50 ml Kokosöl
90 g Honig

Zubereitungszeit ca. 25 Minuten
Kühlzeit 1–2 Stunden
Pro Riegel:
Eiweiß 5 g ● **Fett** 10 g
Kohlenhydrate 21 g
Brennwert 190 kcal

ZUBEREITUNG:

Die Cranberrys fein hacken. Die Hälfte der Hirse- oder Amaranthflocken im Blitzhacker fein mahlen und mit den restlichen Hirse- oder
Amaranthflocken, den Cranberrys, dem Lupinenmehl und den Kokosraspeln mischen.

Das Kokosöl mit dem Honig in einem Topf erwärmen und 60 ml
Wasser unterrühren. Dann mit der Cranbeerymischung verkneten.
Eine Auflaufform (20 x 20 cm) mit Backpapier auslegen. Die Masse
gleichmäßig darin verteilen und glatt streichen. Im Kühlschrank 1 bis
2 Stunden fest werden lassen.

Herausnehmen und in 10 gleich große Riegel schneiden. Die Kokos-
Cranberry-Riegel sind gut verschlossen 10 Tage haltbar.

REFEED

LACHSTATAR mit Avocado

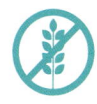

ZUTATEN/PERSON:

Für das Lachstatar:

120 g Wildlachsfilet

1 Schalotte | 20 g Kapern

½ Bio-Limette | 1 TL Olivenöl

Salz | Pfeffer aus der Mühle

Chiliflakes | 1 Msp. Currypulver

60 g Avocadofruchtfleisch

Für den Gurken-Tomaten-Salat:

80 g kleine Gärtnergurke

30 g Cocktailtomaten | 1 TL Olivenöl

1 TL Balsamico bianco

Salz | Pfeffer aus der Mühle

Außerdem:

20 g Sojabohnen (tiefgekühlt; z.B. Edamame; oder geröstete Sojakerne)

10 g Cashewkerne

einige Halme Schnittlauch

85 g gekochter Reis

Zubereitungszeit ca. 30 Minuten
Eiweiß 40 g ● **Fett** 27 g
Kohlenhydrate 79 g
Brennwert 727 kcal

ZUBEREITUNG:

Für das Lachstatar den Lachs waschen, trocken tupfen und in feine Würfel schneiden. Die Schalotte schälen und in feine Würfel schneiden. Die Kapern grob hacken. Die Limette heiß waschen und trocken reiben, die Schale abreiben und den Saft auspressen.

Lachsfilet, Schalotte, Kapern, Limettenschale, -saft und Olivenöl mischen. Mit Salz, Pfeffer, Chiliflakes und Currypulver würzen. Das Avocadofruchtfleisch in kleine Würfel schneiden und sofort unter das Tatar heben.

Für den Gurken-Tomaten-Salat die Gurke waschen und längs in feine Scheiben schneiden. Die Cocktailtomaten waschen und halbieren. Gurke und Cocktailtomaten mit dem Olivenöl und dem Essig marinieren. Mit Salz und Pfeffer würzen.

Die Sojabohnen kurz in kochendem Wasser blanchieren. Die Cashewkerne grob hacken. Den Schnittlauch waschen, trocken tupfen und etwas kleiner schneiden. Das Lachstatar mit dem Gurken-Tomaten-Salat anrichten und mit Sojabohnen, Cashewkernen und Schnittlauch bestreuen. Den Reis dazu genießen.

STREMELLACHSFRITTATA mit Tomatensalat

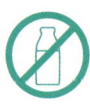

ZUTATEN/PERSON:

250 g vorwiegend festkochende Kartoffeln | Salz | 100 g Stremellachs (oder Räucherlachs)
1 Ei (S; 50 g) | 1 Eiweiß (M; 40 g)
Pfeffer aus der Mühle | ½ Bund Schnittlauch | 1 TL geriebener Meerrettich | 1 TL Rapsöl
½ Beet Gartenkresse | 2 Stiele Minze
30 g Cocktailtomaten
10 g geriebener Parmesan
75 g Vollkornbrötchen (Bioqualität)

Zubereitungszeit ca. 1 Stunde
Eiweiß 50 g • **Fett** 26 g • **Kohlenhydrate** 81 g • **Brennwert** 763 kcal

ZUBEREITUNG:

Die Kartoffeln mit der Schale gründlich waschen und in Salzwasser weich garen. Die Kartoffeln abgießen, ausdampfen lassen und möglichst heiß pellen. Die Kartoffeln in Scheiben schneiden. Den Backofen auf 180 °C vorheizen. Den Lachs in kleine Stücke zupfen. Ei und Eiweiß verquirlen und mit Salz und Pfeffer würzen. Den Schnittlauch waschen, trocken tupfen und in feine Ringe schneiden. Mit dem Meerrettich unter die Eiermasse rühren.

Das Öl in einer ofenfesten Pfanne erhitzen und die Kartoffelscheiben darin 1 bis 2 Minuten anbraten. Die Eiermasse daraufgeben und die Lachsstücke darauflegen. Die Eier in der Pfanne im Ofen auf der mittleren Schiene 15 bis 20 Minuten stocken lassen.

Kresse vom Beet schneiden, waschen und trocken tupfen. Minze waschen, trocken tupfen und die Blätter abzupfen. Tomaten waschen und halbieren. Alles mischen. Die Stremellachsfrittata mit Parmesan bestreuen und mit dem Tomatensalat und dem Brötchen genießen.

FALAFEL mit Joghurtdip und Gurken

ZUTATEN/2 PORTIONEN:

260 g Kichererbsen (aus der Dose)
½ Knoblauchzehe | 2 cm Ingwer
3–4 Stiele Petersilie | 40 g Frischkäse (0,2 % Fett) | 40 g Sojaflocken
1 Ei (S; 50 g) | 20 g Kokosmehl
Salz | Pfeffer | gemahlener Kreuzkümmel | ½ l Öl | 5 g helle Sesamsamen | 1 TL Sesamöl | 80 g Naturjoghurt (0,1 % Fett) | Chiliflakes
½ TL abgeriebene Bio-Zitronenschale
200 g Gärtnergurken
150 g Vollkornbrot (Bioqualität)

Zubereitungszeit ca. 25 Minuten • **Pro Portion: Eiweiß** 33 g • **Fett** 21 g • **Kohlenhydrate** 62 g • **Brennwert** 563 kcal

ZUBEREITUNG:

Die Kichererbsen auf einem Sieb abbrausen und abtropfen lassen. Die Kichererbsen im Küchenmixer oder mit dem Stabmixer pürieren. Den Knoblauch und den Ingwer schälen und fein reiben. Die Petersilie waschen und trocken tupfen, die Blätter abzupfen und – bis auf einige Blätter – fein hacken. Das Kichererbsenpüree mit Knoblauch, Ingwer, gehackter Petersilie, Frischkäse, Sojaflocken, Ei und Kokosmehl in einer Schüssel verkneten. Mit Salz, Pfeffer und Kreuzkümmel würzen.

Das Öl in einem Topf auf 180 °C erhitzen. Es ist heiß genug, wenn sich an einem hineingehaltenen Holzlöffelstiel Blasen bilden. Mit zwei Esslöffeln aus der Masse Nocken abstechen und im Öl 4 Minuten goldgelb ausbacken. Auf Küchenpapier abtropfen lassen.

Sesam in einer Pfanne ohne Fett goldbraun rösten, mit Sesamöl, Joghurt, Chiliflakes und Zitronenschale mischen. Mit Salz und Pfeffer würzen. Gurken waschen, in Würfel schneiden. Falafel mit Gurken, Joghurtdip und Vollkornbrot anrichten, mit Petersilienblättern bestreuen.

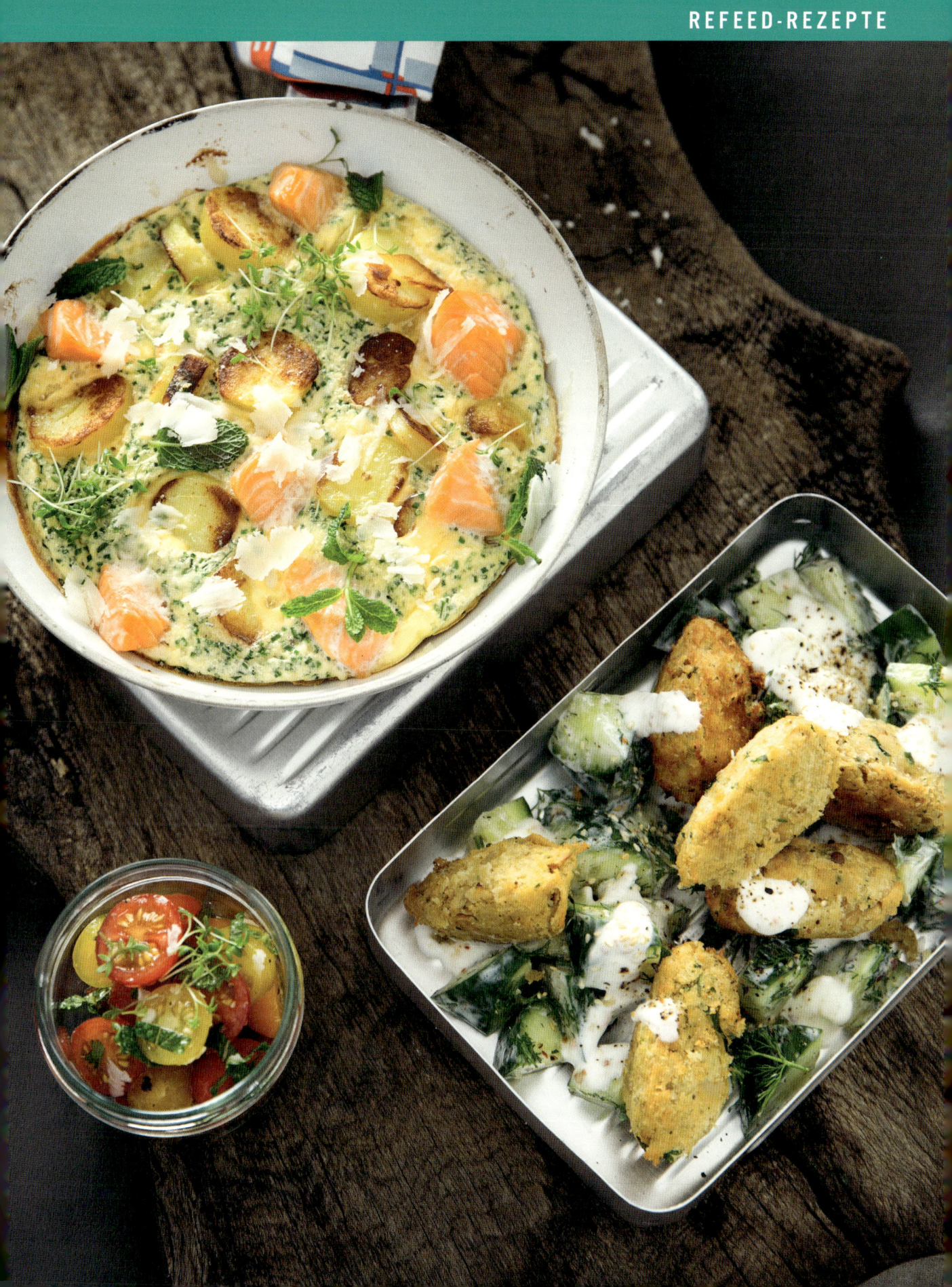

GRILLHÄHNCHEN mit Bulgursalat

ZUTATEN/PERSON:

Für das Grillhähnchen:
160 g Hähnchenbrustfilet
1 TL Sonnenblumenöl
½ TL Grillgewürz

Für den Bulgursalat:
90 g Bulgur
ca. 160 ml Hühnerbrühe
80 g Cocktailtomaten
1 Frühlingszwiebel
80 g Gärtnergurke
40 g rote Paprikaschote
1 TL Sonnenblumenöl
Saft von ½ Zitrone
Salz | Pfeffer aus der Mühle
je 2 Stiele Petersilie und Minze

Für den Harissajoghurt:
40 g Naturjoghurt (0,1 % Fett)
½ TL Harissapaste
Salz | Pfeffer aus der Mühle

Zubereitungszeit ca. 35 Minuten
Garzeit 20–25 Minuten
Eiweiß 56 g • **Fett** 15 g
Kohlenhydrate 70 g
Brennwert 650 kcal

ZUBEREITUNG:

Für das Grillhähnchen den Backofen auf 120 °C vorheizen. Ein Ofengitter auf die mittlere Schiene und darunter ein Abtropfblech schieben.

Die Hähnchenbrust waschen, trocken tupfen und mit dem Öl einreiben. Eine Grillpfanne erhitzen und das Fleisch darin auf jeder Seite 1 Minute anbraten. Mit dem Grillgewürz würzen. Die Hähnchenbrust aus der Pfanne nehmen und auf dem Gitter im Ofen 20 bis 25 Minuten fertig garen.

Für den Bulgursalat den Bulgur in der Brühe nach Packungsanweisung garen. Die Tomaten waschen und halbieren. Die Frühlingszwiebel putzen, waschen und in Ringe schneiden. Die Gurke waschen. Die Paprikaschote ggf. entkernen und waschen. Gurke und Paprika in kleine Würfel schneiden und mit dem Bulgur und der Frühlingszwiebel mischen. Das Öl und den Zitronensaft unterrühren. Mit Salz und Pfeffer würzen.

Die Kräuter waschen und trocken tupfen, die Blätter abzupfen und grob hacken. Unter den Bulgursalat mischen.

Für den Harissajoghurt den Joghurt mit der Harissapaste verrühren. Mit Salz und Pfeffer würzen. Die Hähnchenbrust in Scheiben schneiden und mit dem Bulgursalat und dem Harissajoghurt anrichten.

FÜR BESSERESSER!

Zum Anbraten nimmst du am besten immer eine beschichtete Pfanne, dann brauchst du nur wenig Fett.
Bulgur ist ein ballaststoffreiches Getreide und hat somit einen großen Sättigungseffekt. Außerdem ist er reich an Vitamin B, Kalium, Eisen und Magnesium.

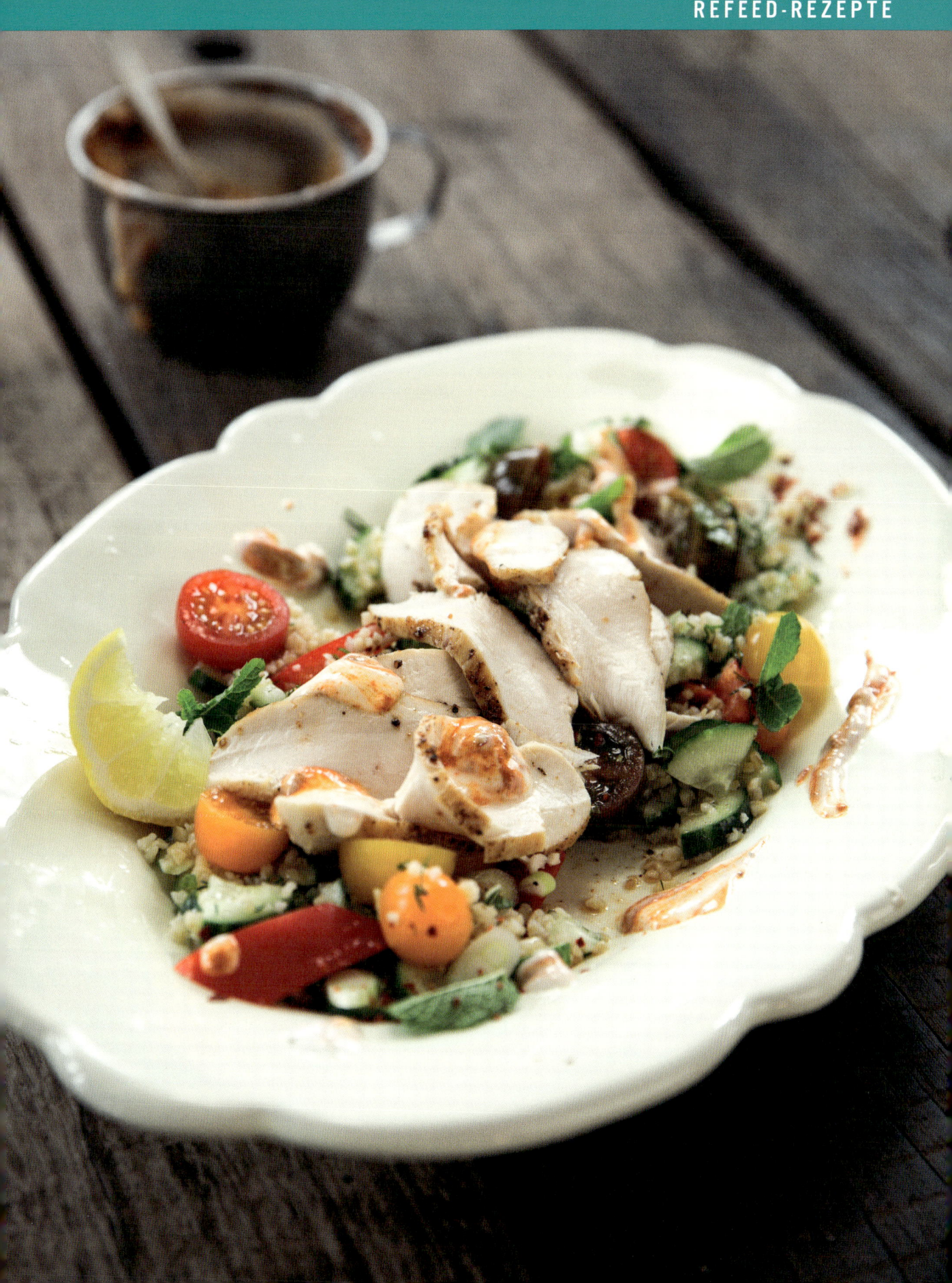

TOFU mit Brokkoli-Bohnen-Gemüse

ZUTATEN/PERSON:

80 g Basmati- oder Naturreis

150 g Bio-Tofu

1 EL Sonnenblumenöl

200 g Brokkoli

80 g grüne Bohnen

Salz

2 Frühlingszwiebeln

50 g Pilze (z.B. Champignons, Kräuterseitlinge oder Shiitakepilze)

1 Knoblauchzehe

2 cm Ingwer

½ rote Chilischote

20 ml Bio-Austernsauce

1–2 EL Gemüsebrühe

20 g geröstete Sojakerne

Zubereitungszeit ca. 40 Minuten
Eiweiß 51 g • **Fett** 25 g
Kohlenhydrate 81 g
Brennwert 753 kcal

ZUBEREITUNG:

Den Reis mit der doppelten Menge Wasser garen. Den Tofu in 1½ cm große Würfel schneiden. In einer Pfanne ½ EL Öl erhitzen und den Tofu darin rundum anbraten. Herausnehmen und mit Küchenpapier trocken tupfen.

Den Brokkoli putzen, waschen und in Röschen teilen. Die Bohnen putzen und waschen. Brokkoli und Bohnen getrennt in kochendem Salzwasser 3 bis 4 Minuten bissfest garen. In ein Sieb abgießen und kalt abschrecken. Die Bohnen längs halbieren.

Die Frühlingszwiebeln putzen, waschen und in 2 cm breite Stücke schneiden. Die Pilze putzen, falls nötig, trocken abreiben und je nach Größe halbieren oder vierteln. Den Knoblauch und den Ingwer schälen. Die Chilischote entkernen und waschen. Knoblauch, Ingwer und Chili in feine Würfel schneiden.

Das restliche Öl in einer großen Pfanne erhitzen. Brokkoli, Bohnen und Pilze darin 3 bis 4 Minuten anbraten. Knoblauch, Ingwer und Chili dazugeben. Die Austernsauce und Brühe untermischen.

Den Tofu mit dem Brokkoli-Bohnen-Gemüse und dem Reis auf einem Teller anrichten. Mit den Sojakernen und nach Belieben mit feinen Ingwerstreifen bestreuen.

FÜR BESSERESSER!

Am besten kaufst du immer Bio-Tofu, denn dann kannst du sicher sein, dass er mit Sojabohnen aus biologischem Anbau hergestellt wurde. Tofu ist kalorienarm, reich an hochwertigen Proteinen und eine gute Alternative zu tierischen Produkten, insbesondere Käse und Quark.

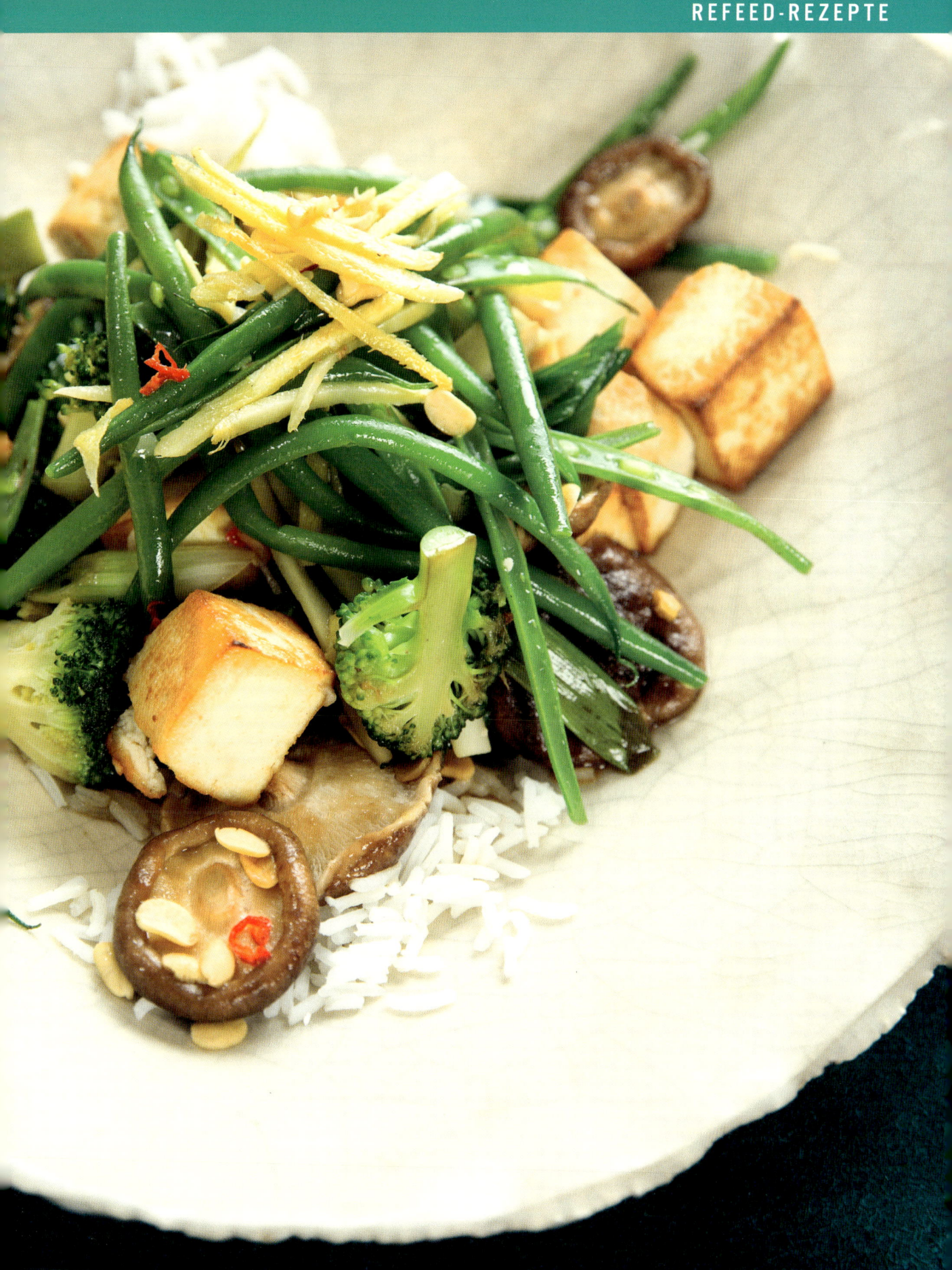

KABELJAU-BLUMENKOHL-CURRY mit Kokossambal

ZUTATEN/PERSON:

80 g Basmatireis | Salz
200 g Blumenkohl | 100 g Tomaten
1 kleine Zwiebel
1 Knoblauchzehe | 2 cm Ingwer
1½ TL Sonnenblumenöl
1 TL Currypulver
50 ml Kokosmilch (fettarm)
100 ml Gemüsebrühe
125 g Kabeljaurücken (oder -filet)
Pfeffer aus der Mühle
1 TL Sambal Oelek
1 EL Kokosraspel | ½ Limette

Zubereitungszeit ca. 30 Minuten
Eiweiß 40 g ● **Fett** 25 g
Kohlenhydrate 78 g
Brennwert 713 kcal

ZUBEREITUNG:

Reis nach Packungsanweisung in Salzwasser garen. Den Blumenkohl putzen, waschen und in kleine Rösschen teilen. Die Tomaten waschen, vierteln und entkernen, dabei die Stielansätze entfernen. Tomaten in 2 cm große Würfel schneiden. Die Zwiebel, den Knoblauch und den Ingwer schälen. Zwiebel und Knoblauch in feine Würfel schneiden, den Ingwer fein hacken.

Das Öl in einem Topf erhitzen und Zwiebel, Knoblauch und Ingwer darin 1 Minute andünsten. Das Currypulver dazugeben und kurz anrösten. Alles mit der Kokosmilch und der Brühe ablöschen. Blumenkohl und Tomaten dazugeben und zugedeckt 3 bis 4 Minuten köcheln lassen.

Den Fisch waschen und trocken tupfen, auf das Gemüse geben und zugedeckt 4 bis 5 Minuten garen. Mit Salz und Pfeffer würzen.

Sambal Oelek mit Kokosraspeln mischen und das Fischcurry mit Kokossambal beträufeln. Das Kabeljau-Blumenkohl-Curry mit der Limette und nach Belieben mit Korianderblättern garnieren und Reis dazu anrichten.

LACHSTATAKI mit grünen Bohnen und Wasabijoghurt

ZUTATEN/PERSON:

90 g Sobanudeln
150 g grüne Bohnen | Salz
½ Limette | ¼ – ½ TL Wasabipaste
50 g Naturjoghurt (1,5 % Fett)
125 g Lachsfilet
Pfeffer aus der Mühle
1 EL Bio-Sojasauce | ½ TL Sesamöl
20 g geröstete Sojakerne
1 EL Gartenkresse

Zubereitungszeit ca. 30 Minuten
Eiweiß 49 g ● **Fett** 24 g
Kohlenhydrate 76 g
Brennwert 721 kcal

ZUBEREITUNG:

Sobanudeln nach Packungsanweisung garen. Die Bohnen putzen, waschen und in kochendem Salzwasser 3 bis 4 Minuten garen. In ein Sieb abgießen, kalt abschrecken und längs halbieren.

Die Limette auspressen und den Saft mit der Wasabipaste und dem Joghurt verrühren.

Das Lachsfilet waschen, trocken tupfen und mit Salz und Pfeffer würzen. Eine Pfanne erhitzen und das Filet darin auf jeder Seite 10 Sekunden anbraten, herausnehmen und die Pfanne vom Herd nehmen. Die Bohnen in die Pfanne geben und darin erwärmen. Sojasauce und Sesamöl dazugeben.

Das Lachsfilet in dünne Scheiben schneiden und mit den Bohnen, dem Wasabijoghurt, den Sojakernen, den Sobanudeln und der Kresse anrichten. Nach Belieben mit Koriander- oder Minzeblättern bestreuen.

GEGRILLTES KALBSKOTELETT mit Schmorsalat

ZUTATEN/PERSON:

2 Zweige Rosmarin | 125 g Kalbs-
oder Schweinekotelett (ca. 1½ cm;
küchenfertig) | Salz | Pfeffer aus
der Mühle | 2½ TL Sonnenblumenöl
½ Knoblauchzehe (geschält)
ca. 350 g gegarte Kartoffeln
1 EL gehackte Petersilie
2 Mini-Romanasalate | 30 g Cock-
tailtomaten | 100 ml Gemüsebrühe
frisch gemahlene Muskatnuss

Zubereitungszeit ca. 20 Minuten
Garzeit 20–25 Minuten
Eiweiß 36 g • **Fett** 18 g
Kohlenhydrate 59 g
Brennwert 546 kcal

ZUBEREITUNG:

Den Backofen auf 100 °C vorheizen. Ein Ofengitter auf die mittlere
Schiene und darunter ein Abtropfblech schieben. Rosmarin waschen
und trocken tupfen. Das Kotelett mit Salz und Pfeffer würzen. ½ TL Öl
in einer Grillpfanne erhitzen und das Kotelett darin auf jeder Seite
1 bis 2 Minuten anbraten. Knoblauch und Rosmarin kurz mitbraten.
Das Kotelett auf dem Gitter im Ofen 20 bis 25 Minuten rosa garen.

Die Kartoffeln in Scheiben schneiden. In einer Pfanne 1 TL Öl erhitzen
und die Kartoffelscheiben darin goldgelb braten. Mit der Petersilie bestreuen und warm halten. Die Salate putzen, waschen, trocken tupfen
und mit dem Strunk vierteln. Die Tomaten waschen und halbieren.

Restliches Öl in einer Pfanne erhitzen und die Salatviertel darin auf
der Schnittseite 1 bis 2 Minuten anbraten. Mit Brühe ablöschen.
Die Tomaten dazugeben und alles zugedeckt bei schwacher Hitze 3 bis
4 Minuten schmoren. Mit Salz, Pfeffer und 1 Prise Muskatnuss würzen. Das Kotelett mit den Bratkartoffeln und dem geschmorten Salat
anrichten.

POCHIERTES EI mit Spargel-Bulgur-Salat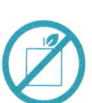

ZUTATEN/PERSON:

50 g Bulgur | 3–4 Stiele Petersilie
½ TL grobes Meersalz
200 g grüner Spargel
Salz | Pfeffer aus der Mühle
Chiliflakes
gemahlener Kreuzkümmel
5 EL Weißweinessig
1 frisches Ei (L; 70 g) | 1 TL Leinöl

Zubereitungszeit ca. 30 Minuten
Eiweiß 20 g • **Fett** 13 g
Kohlenhydrate 39 g
Brennwert 361 kcal

ZUBEREITUNG:

Bulgur nach Packungsanweisung garen. Petersilie waschen und trocken tupfen, die Blätter abzupfen und mit dem Salz im Mörser zermahlen. Spargel waschen und im unteren Drittel schälen, die holzigen
Enden abschneiden. In 3 cm lange Stücke schneiden und in kochendem Salzwasser 1 bis 2 Minuten garen. In ein Sieb abgießen und kalt
abschrecken. Den Spargel mit dem Bulgur mischen und mit Pfeffer,
Chiliflakes, Kreuzkümmel und 1 TL Essig würzen.

Den restlichen Essig mit 800 ml Wasser aufkochen. Das Ei in den
Schöpflöffel schlagen. Das Wasser mit einem Kochlöffel in eine Richtung rühren, das Ei hineingleiten und zugedeckt 4 Minuten ziehen
lassen. Mit dem Schaumlöffel kurz in eine Schüssel mit kaltem Wasser
geben.

Das Ei auf dem Spargel-Bulgur-Salat anrichten, mit Petersiliensalz
bestreuen und mit Leinöl beträufeln.

BEEFBURGER
mit Avocadocreme, Bohnen und Salat

ZUTATEN/PERSON:

175 g Süßkartoffeln (geschält)
½ TL Sonnenblumenöl
Salz | Pfeffer aus der Mühle
50 g Avocadofruchtfleisch
20 g Süßlupinenmehl
1 Msp. Wasabipaste
Saft von ½ Limette
Chiliflakes
4 g helle Sesamsamen
40 g grüne Bohnen
120 g Rinderhackfleisch
1 Vollkorntoastbrötchen (70 g; oder
Vollkornbrötchen; Bioqualität)
20 g Salatblätter nach Saison (z.B.
Rucola, junger Spinat, Portulak, etc.)
2–3 Cocktailtomaten

Zubereitungszeit ca. 30 Minuten
Eiweiß 46 g • **Fett** 25 g
Kohlenhydrate 78 g
Brennwert 734 kcal

ZUBEREITUNG:

Den Backofen auf 200 °C vorheizen. Die Süßkartoffeln in Spalten schneiden und mit etwas Öl, Salz und Pfeffer mischen. Auf einem Backblech verteilen und im Ofen auf der mittleren Schiene 20 bis 25 Minuten goldgelb backen.

Das Avocadofruchtfleisch mit einer Gabel zerdrücken und mit dem Lupinenmehl, der Wasabipaste und dem Limettensaft mischen. Mit Salz, Pfeffer und Chiliflakes würzen.

Den Sesam in einer Pfanne ohne Fett goldbraun rösten. Die Bohnen putzen, waschen und in kochendem Salzwasser 4 bis 5 Minuten bissfest garen. In ein Sieb abgießen, abtropfen lassen und mit dem Sesam in einer Schüssel mischen. Mit Salz und Pfeffer würzen.

Das Hackfleisch zu einer 1 bis 1½ cm dicken Frikadelle formen und mit Salz und Pfeffer würzen. Das restliche Öl in einer Pfanne erhitzen und die Frikadelle darin auf jeder Seite 2 bis 3 Minuten braten.

Das Vollkorntoastbrötchen waagerecht halbieren und die Hälften kurz auf der Schnittseite in der Pfanne anrösten. Die Salatblätter waschen und trocken tupfen. Die Tomaten waschen und halbieren.

Die untere Brötchenhälfte mit der Avocadocreme bestreichen. Die Frikadelle, die Bohnen, die Tomatenhälften und den Salat darauflegen. Die andere Brötchenhälfte daraufsetzen.

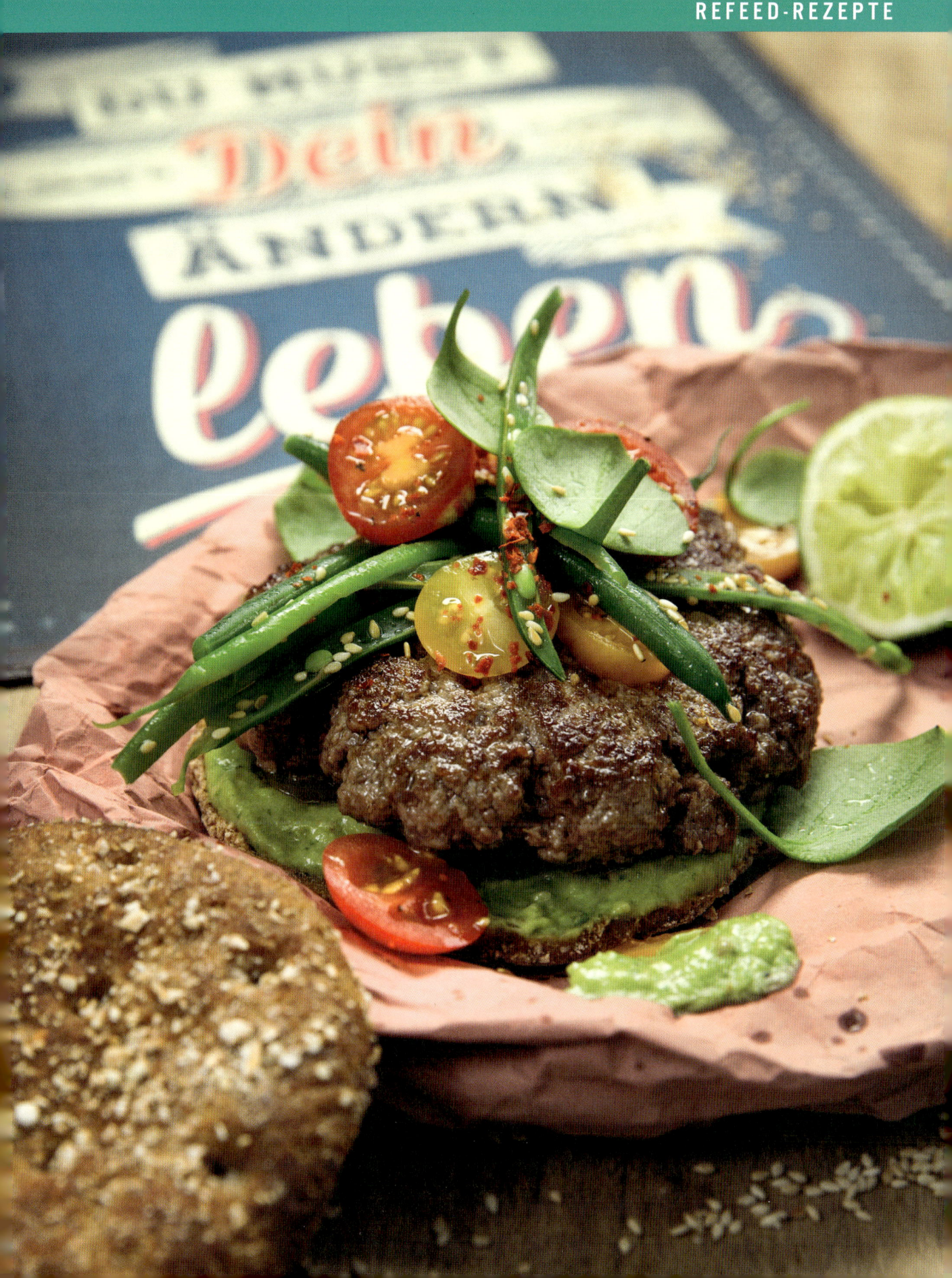

HIRSCHMEDAILLONS mit Walnusspolenta

ZUTATEN/PERSON:

125 g Hirschrückenmedaillons (ca. 1½ cm)
Salz | Pfeffer aus der Mühle
2 Zweige Thymian
1 TL Sonnenblumenöl
½ Knoblauchzehe (geschält)
3 zerdrückte Wacholderbeeren
1 TL grobkörniger Senf
400 ml Hühnerbrühe
65 g Maisgrieß (Polenta)
10 g gehackte Walnüsse
250 g Wirsing (oder Rosenkohl)
frisch geriebene Muskatnuss

Zubereitungszeit ca. 30 Minuten
Garzeit 20–25 Minuten
Eiweiß 43 g ● **Fett** 16 g
Kohlenhydrate 61 g
Brennwert 569 kcal

ZUBEREITUNG:

Den Backofen auf 100°C vorheizen. Ein Ofengitter auf die mittlere Schiene und darunter ein Abtropfblech schieben. Die Hirschrückenmedaillons auf beiden Seiten mit Salz und Pfeffer würzen. Den Thymian waschen und trocken tupfen.

Das Öl in einer Grillpfanne erhitzen und die Medaillons darin auf jeder Seite 1 Minute anbraten. Den Thymian, den Knoblauch und die Wacholderbeeren dazugeben und kurz mitbraten. Etwas Senf auf die Medaillons streichen, das Fleisch aus der Pfanne nehmen und auf dem Gitter im Ofen 20 bis 25 Minuten rosa garen.

Die Brühe in einem Topf aufkochen, den Maisgrieß hineinrühren und zugedeckt bei schwacher Hitze unter gelegentlichem Rühren je nach Sorte 15 bis 20 Minuten quellen lassen. Die Walnüsse dazugeben und alles mit Salz und Pfeffer würzen.

Den Wirsing putzen, in einzelne Blätter teilen, diese halbieren und dabei die Blattrippe entfernen. Die Blätter waschen und in 1 cm breite Streifen schneiden. In kochendem Salzwasser 3 bis 4 Minuten bissfest garen. In ein Sieb abgießen und mit Salz, Pfeffer und Muskatnuss würzen.

Die Hirschrückenmedaillons mit dem Wirsing und der Walnusspolenta anrichten.

FÜR BESSERESSER!

Noch schneller geht's mit Instantpolenta, diese muss nur 5 Minuten quellen.

BANANASPLIT mit Quinoapuff

ZUTATEN/PERSON:

80 ml Mandelmilch

20 g Süßlupinenmehl

20 g Kakaopulver (stark entölt)

10 g Erdnussbutter

1 kleine Banane (ca. 140 g)

20 g Quinoapuff

50 g griechischer Joghurt (10 % Fett)

Zubereitungszeit ca. 15 Minuten

Eiweiß 21 g ● **Fett** 13 g

Kohlenhydrate 48 g

Brennwert 446 kcal

ZUBEREITUNG:

Die Mandelmilch, das Mehl, das Kakaopulver und die Erdnussbutter in einem Topf mischen und kurz erhitzen, bis eine homogene Masse entsteht.

Die Banane auf einen Teller geben, längs etwas einschneiden und mit der Kakao-Erdnuss-Sauce beträufeln.

Den Bananasplit mit dem Quinoapuff bestreuen und mit dem Joghurt genießen.

FÜR BESSERESSER!

Süßlupinen – auch Wolfsbohnen genannt – gehören wie Erbsen, Erdnüsse und Kichererbsen zur Familie der Hülsenfrüchte. Zu Süßlupinenmehl oder -schrot verarbeitet, lassen sie sich gut aufbewahren. Ihr großes Gesundheits-Plus: Sie enthalten reichlich hochwertiges Eiweiß: Auf 100 g Lupinen kommen 40 g Eiweiß – und das bei nur 300 Kilokalorien.

LITERATURVERZEICHNIS

Bücher

Alexander, Joe: Fang den Pfeil – Ein Extremcoach zeigt, wie Sie Unmögliches erreichen, Verlag Solibro, Oktober 2013

Prof. Dr. Hamm, Michael: Kann denn Essen Sünde sein?, Goldmann, 2011

Prof. Dr. Hamm, Michael: Knaurs Handbuch Ernährung, München 2003

Prof. Dr. Hamm, Michael und Neuberger, Dirk: Omega-3 aktiv, Schlütersche Verlagsgesellschaft, 2008

Souci, Fachmann, Kraut: Lebensmitteltabelle für die Praxis: Der kleine Souci/Fachmann/Kraut, Wissenschaftliche Verlagsgesellschaft Stuttgart, Stuttgart, 2011

Studien

Schacky, v. C. et al.: Low Omega-3 Index in 106 German Elite Winter Endurance Athletes. A Pilot Study. Intern. Journal of Sport Nutrition and Exercise Metabolism (2014) 24: 559–564

Schubert, D.: Sehnen und Leistungsfähigkeit. Sportler profitieren von Nährstoffkombinationen. medical-sports network 07.2014, S. 48–49

Simopoulos, A.P.: Omega-3 fatty acids and athletics. Curr. Sports Med. Rep. (2007) 6: 230–236

Adressen, die weiterhelfen

www.was-wir-essen.de
Viele nützliche Fakten über Lebensmittel – von der Erzeugung bis zum Verbraucherschutz

www.saeure-basen-forum.de
Hier findest du aktuelle Informationen und Studien zum Thema Säure-Basen-Haushalt aus Medizin und Forschung

www.ugb.de
Der Verband für unabhängige Gesundheitsberatung (UGB) informiert und berät kompetent über Gesundheitsfragen und Lebensmittelqualität.

www.verbraucherportal-bw.de
Das Verbraucherportal Baden-Württemberg vermittelt Fachwissen zu Gesundheitsthemen, Lebensmittelsicherheit oder Verbraucherschutz.

SCHLAGWORTREGISTER

REZEPTREGISTER

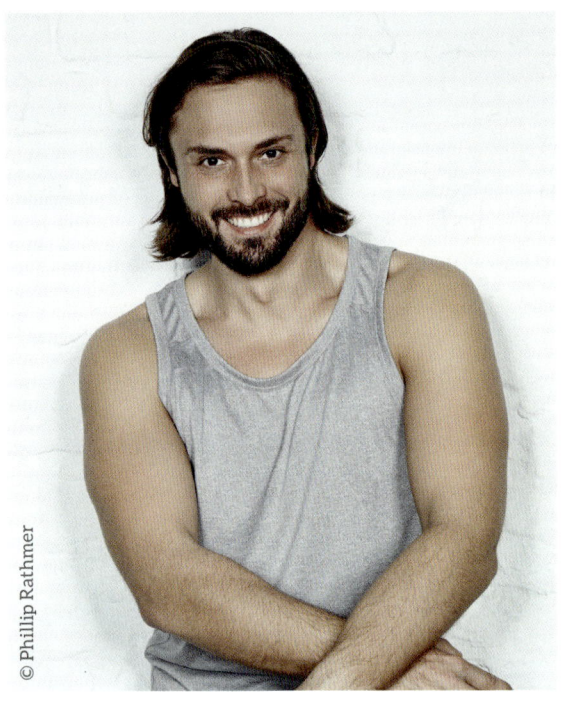

© Phillip Rathmer

DIPL. OEC. TROPH. ACHIM SAM

Der Ernährungswissenschaftler wuchs mit vollen Tellern auf – und das sah man ihm auch an. Bereits in seiner Jugend hatte er mit Gewichtsproblemen zu kämpfen: »Ich fühlte mich wie eine wandelnde Problemzone, konnte im Sportunterricht keine 1000 Meter am Stück joggen und wurde in der Schule immer als Letzter gewählt.« Dann hatte Achim das Dicksein dicke und speckte mit einem besonderen Mix aus Bewegung und Ernährung über 20 Kilo ab. Er wurde Leistungssportler, studierte Ernährungswissenschaften, ist Autor mehrerer Sport- und Food-Ratgeber, arbeitet als Journalist und ist Gründer und Autor der 24STUNDEN**DIÄT** – die in kürzester Zeit sowohl als Printbuch, eBook und App Bestsellerstatus erreichte und mit der Silbermedaille im Literarischen Wettbewerb der Gastronomischen Akademie Deutschlands ausgezeichnet wurde.

THANKS...

... Mum & Dad (für alles und noch viel mehr. Ich liebe euch). Herzstück: Vigdis Heisler (für die Inspiration und deine unfassbare Unterstützung. Du bist echt stark). Freunde fürs Leben: Dennis Muhl (für all die Sternstunden. Ohne dich gäbe es das alles nicht. Ein Herz und eine Seele); Gregor Gujral (du Teufelskerl, ABC, Tel Aviv Baby, Buddy); Christian Sandmann (du warst immer schneller am Berg – jetzt hast du's endlich schwarz auf weiß); Johannes (dass du mich mit an Bord genommen hast – Schiff ahoi). Hamburg zur Heimat machen: Claudia & Michael Hamm (immer für mich da, immer ein offenes Ohr); Jessica Widenmann (eine wie keine). Glaube, Liebe, Hoffnung, Heiterkeit: Alex & Reg (ihr seid bestimmt mal die ersten auf dem Mars); Anna & Lea (für gutes Recht und Ordnung); Anni Rammrath (weil dort die Sonne scheint, wo du bist – auch beim Workout bei minus vier Grad); Christian Frommert (durch dick und dünn); David Knower (mein Lieblings-Ami – wir rocken das Ding); Franziska (du Perle); Gulliver Theis (ein Bild von einem Mann); Jan Prill (weil du durchhältst); Michael Koch (für deinen guten Geschmack); Oleg Ernst (du Maschine); Pit & Steff (auf die große Tour); Stephan Geisler (burn, Bizeps, burn); ZS-Team (nur mit euch! Was für eine Truppe); ihr Spezialisten des AK-Altona (good job); Olivera Lolicia (let things happen); Rocky (you get the punch). Hamburg, meine Perle (für die herzliche Ein-Nordung). Ihr fehlt mir hier unten: Toni, Loni, Alfred & Otto. Und ich danke allen Lesern (für das Vertrauen und den Willen – zieht es durch!).

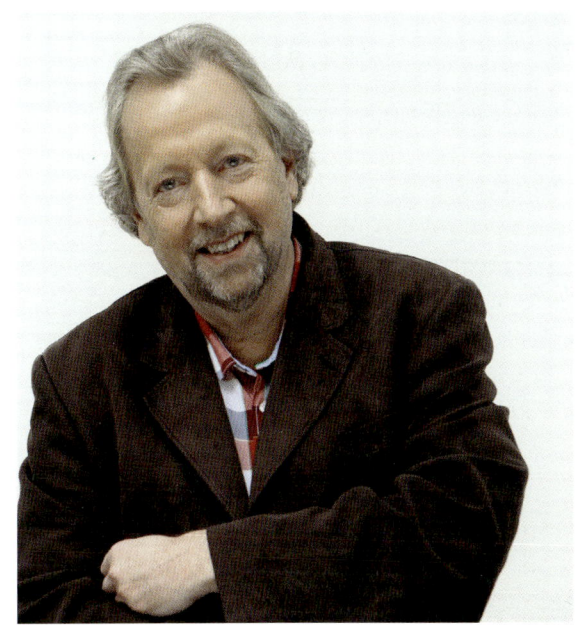

PROF. DR. TROPH. MICHAEL HAMM

Der renommierte Ernährungswissenschaftler ist Autor vieler erfolgreicher Sport- und Diätratgeber (u.a. des Bestsellers 24STUNDEN**DIÄT** und »Die richtige Ernährung für Sportler«), die auch in Fachkreisen höchste Anerkennung fanden. Seine Arbeitsgebiete sind Ernährungsphysiologie, Sportlerernährung und Diätetik. Außerdem ist Prof. Dr. Hamm Mitglied im wissenschaftlichen Beirat der Deutschen Herzstiftung, des Arbeitskreises »Omega-3« und Leiter des Kompetenzbereichs Ernährung beim interdisziplinären Adipositas-Programm M.O.B.I.L.I.S. e.V. in Freiburg. Er ist darüber hinaus Mitglied der Deutschen Akademie für Ernährungsmedizin sowie in verschiedenen internationalen Arbeitskreisen zur Sportlerernährung.

PROF. DR. STEPHAN GEISLER

Stephan Geisler ist Professor für Fitness and Health Management an der IST-Hochschule in Düsseldorf und Dozent für Gewichtheben und Krafttraining an der Deutschen Sporthochschule (DSHS) Köln. Er studierte Sportwissenschaft mit dem Schwerpunkt Rehabilitation und Prävention in Köln, leitet die Fitnesstrainerausbildung der DSHS und hat dort einen eigenen Zertifikatsstudiengang »DSHS Kraft- und Konditionscoach« entwickelt. Stephan Geisler ist Autor verschiedener Publikationen, Referent auf nationalen und internationalen Kongressen und als »wissenschaftlicher Reviewer« für das Fachjournal »Jorunal of Strength and Conditioning Research« aktiv. Außerdem verfasst er Kurzbeiträge zum Thema Fitness im Videoformat, die auf dem Youtube-Channel »Der Fitnessprofessor« zu sehen sind.

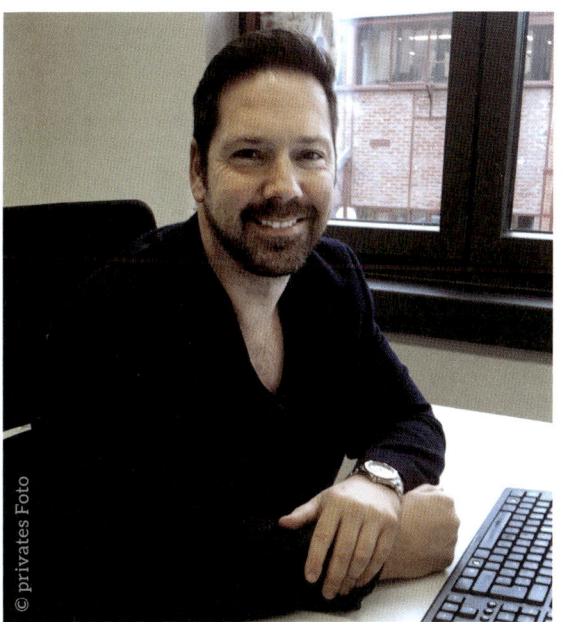

© privates Foto